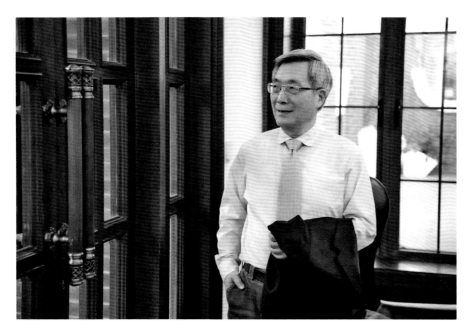

胡国华近照

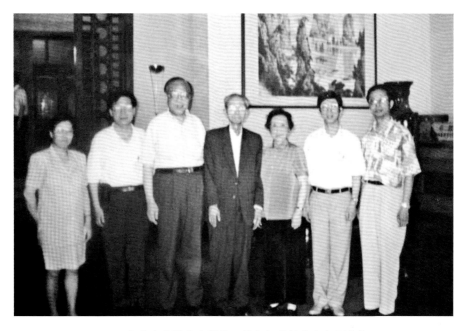

1994 年北京人民大会堂第一批拜师总结大会胡国华与
国医大师朱南孙、裘沛然、颜德馨教授等人合影

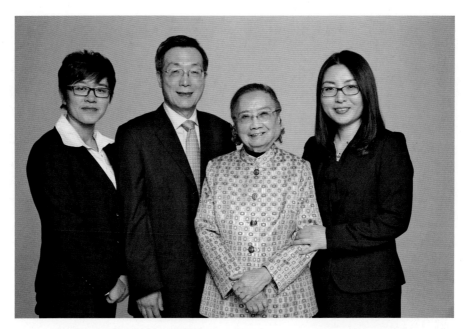

胡国华携学生王春艳、陈静与恩师国医大师朱南孙教授师徒三代合影

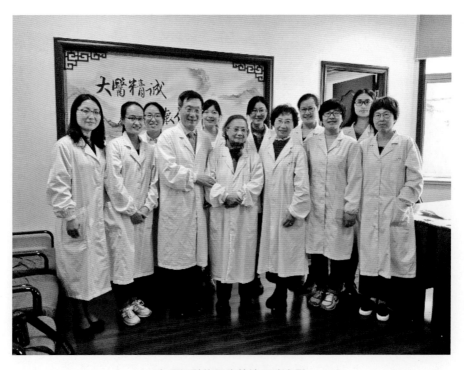

朱氏妇科传承分基地团队合影

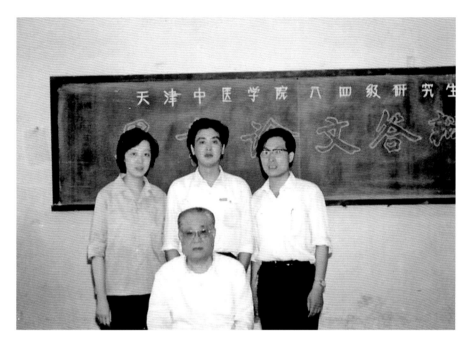

胡国华与研究生导师哈荔田教授在天津中医学院(现天津中医药大学)合影

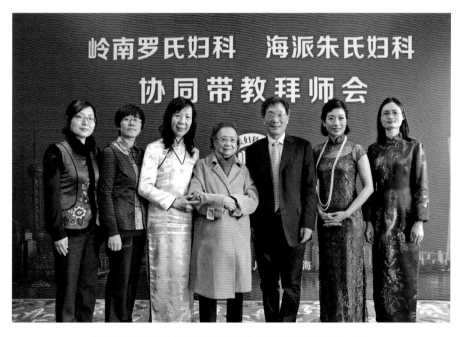

海派朱氏妇科与岭南罗氏妇科协同带教拜师会师生合影

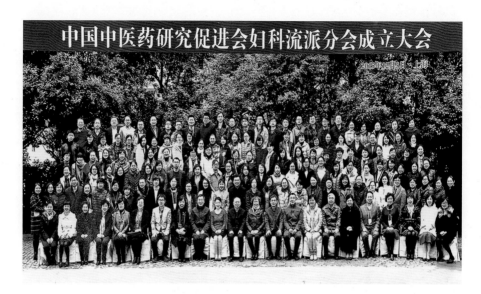

2015 年 12 月在上海召开中国中医药研究促进会妇科流派分会成立大会

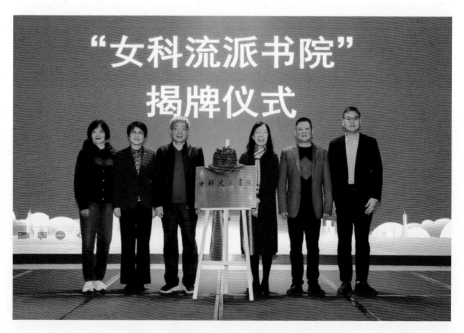

2023 年 12 月在上海成立"女科流派书院"

华泽众坤

七秩强歌 杏林芳华

上海市中医医院名医学术传薪系列

名中医

胡国华

学术传承集

总主编 执行总主编 主编

陆嘉惠 李勇 陈静

钟力炜 王春艳

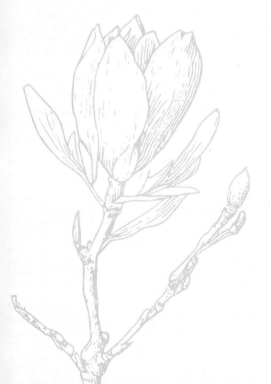

上海科学技术出版社

图书在版编目（ＣＩＰ）数据

名中医胡国华学术传承集 / 陈静，王春艳主编. --
上海：上海科学技术出版社，2024.6
（七秩弦歌 杏林芳华：上海市中医医院名医学术
传薪系列）
ISBN 978-7-5478-6596-5

Ⅰ. ①名… Ⅱ. ①陈… ②王… Ⅲ. ①中医临床－经
验－中国－现代 Ⅳ. ①R249.7

中国国家版本馆CIP数据核字(2024)第070239号

名中医胡国华学术传承集
主编 陈 静 王春艳

上海世纪出版(集团)有限公司 出版、发行
上海科学技术出版社
(上海市闵行区号景路 159 弄 A 座 9F－10F)
邮政编码 201101 www.sstp.cn
上海雅昌艺术印刷有限公司印刷
开本 787×1092 1/16 印张 15.25 插页 2
字数 240 千字
2024 年 6 月第 1 版 2024 年 6 月第 1 次印刷
ISBN 978－7－5478－6596－5/R·2996
定价：108.00 元

内容提要

本书是"上海市中医医院名医学术传薪系列"丛书之一,介绍了名中医胡国华的从医之路、学术影响和临证经验。胡国华,上海市名中医,海派朱氏妇科第四代学术继承人。临证上,胡国华融合海派朱氏妇科重肝肾和津门哈氏妇科重脾胃的特色,强调肝脾肾并调,疏利冲任,气血同治,主张慢性病扶正为要,药食并举。崇尚经典,善于传承,秉承朱氏妇科"动静结合,以平为期",提出妇科"三调"理论,即调体、调经、调神。

本书分为从医掠影篇、学术探析篇、心得集锦篇、医案荟萃篇、匠心传承篇五个部分,从胡国华成才之路、跟师历程等分析其学术思想的形成与发展。在医案荟萃篇,以中医病名为纲,按经、带、胎、产、杂病顺序排列,系统整理了其临证典型医案,归纳总结了其学术经验和临证心得。书中亦介绍了胡国华对海派妇科和全国中医妇科流派所作的研究和贡献。

本书可供中医和中西医结合临床医师、中医院校师生及广大中医爱好者参考阅读。

丛书编委会

学术顾问

施 杞　严世芸　唐汉钧

顾 问

王翘楚　沈丕安　王霞芳　朱松毅　虞坚尔　胡国华

王羲明　顾乃芳　余莉芳　李 雁　苏 晓

总主编

陆嘉惠　钟力炜

执行总主编

李 勇

编 委（以姓氏笔画为序）

叶 茂　孙永宁　苏 晓　李 勇　李 萍　李毅平

吴建春　张树瑛　张雯静　陆嘉惠　陈 栋　陈 静

陈薇薇　宓轶群　封玉琳　赵凡尘　钟力炜　姚 蓁

徐军学　唐 烨　薛 征

编写秘书

钱卉馨

本书编委会

主　审

胡国华

主　编

陈　静　王春艳

副主编

毕丽娟　张亚楠　徐海霞

编　委（以姓氏首拼排序）

蔡颖超　付丽媛　谷灿灿　黄家宓　李小花　宋艳华
万怡婷　王佳云　张　静　左　玲

参　编（以姓氏首拼排序）

贝鹏剑　陈建凤　陈瑞银　程慧琴　郭慧宁　何　珏
黄彩梅　李　娟　李永恒　王　芬　王福菊　王莹莹
杨晨雪　余思云　岳瑶函　张蔚苓　张　旭　朱海润

总 序

杏林芳华,七秩峥嵘;守正创新,再谱华章

　　杏林芳华,跨越七十载风霜;守正创新,开启新世纪辉煌。上海市中医医院自 1954 年建院以来,始终秉承传承创新的精神砥砺前行。党的二十大报告明确指出,"促进中医药传承创新发展"。作为一家中医特色鲜明、人文底蕴深厚、名医大家辈出的三级甲等中医综合医院,上海市中医医院集医、教、研于一体,矢志不渝,不断进取,设有上海市名老中医诊疗所,以及上海市中医、中西医结合专家诊疗所等服务平台,聚集了大批沪上及长三角地区高水平的中医药名家,同时致力于海派中医流派传承与研究。全院目前拥有 5 名全国老中医药专家学术经验继承工作指导老师,4 个全国名老中医药专家传承工作室,11 名上海市名中医,11 个上海市名老中医学术经验研究工作室,1 个上海市中药专家传承工作室,4 个海派中医流派传承研究总(分)基地,5 个上海中医药大学名中医工作室。近年来,医院更是加大人才培养力度,不断涌现如国家中医药管理局青年岐黄学者、上海市领军人才、浦江人才、上海市优秀学科带头人等高层次人才。

　　中医药源远流长,作为植根于中华文明、汇聚先贤智慧的医学宝库,在历史长河中生生不息、薪火相传。医院立足上海市,辐射长三角,肩负"承前启后,继往开来"的中医药事业发展重任。值此建院七十周

年之际,我们特别呈现"上海市中医医院名医学术传薪"系列丛书,汇集我院历年来获"上海市名中医"殊荣的 11 位中医名家的生平事迹、学术成就与医学贡献,深入剖析这些名中医的成长经历和职业轨迹,展示他们的医德医风和人文情怀,他们在临床实践中勤勉求精,在学术研究中开拓创新,在教育传承中桃李天下。习近平总书记指出,中医药学是"祖先留给我们的宝贵财富",是"中华民族的瑰宝",是"打开中华文明宝库的钥匙","凝聚着深邃的哲学智慧和中华民族几千年的健康养生理念及其实践经验";中医药的发展要"遵循中医药发展规律,传承精华,守正创新"。本丛书的编纂出版,正是我们贯彻总书记对中医药重要论述的一次生动实践。

本丛书通过从医掠影、学术探析、方药心得、验案撷英、匠心传承等多个维度,展现名中医们在各自专业领域的精湛医术、从医心得、卓越成就及对中医药传承发展的积极贡献;展现他们坚守传承,继承"青松传承"之志;自强不息,恪守"厚德、博学、传承、创新"的初心。他们的人生阅历、学术成就及文化自信不仅展现了个人的精彩,更折射出中医学这门古老学科的蓬勃生命力和新时代价值。

本丛书不仅是我院历届上海市名中医的成果集锦,也是医院精神财富的重要组成,更是新时代中医文化的时代印记。把中医药这一祖先留给我们的宝贵财富继承好、发展好、利用好,增强民族自信、文化自信、历史自信,相信本丛书的出版将为新一代中医人提供学习的范式、文化的支撑和前进的方向。

承前启后,绘就新篇。我们诚挚地将本丛书献给所有热爱和支持中医药发展事业的朋友们。以匠心传承,向文化致敬,既是对中医药博大精深的文化敬仰,也是对其创新发展前景的坚定信念。希望它的智慧之光能照亮求知之路,激发大家对传统医学的深切热爱,让更多人了解中医药的丰富内涵和独特魅力,让中医文化自信坚实中华优秀传统文化的自信。

凡是过往,皆成序曲;所有未来,力铸华章。愿书中诸位医者"海纳百川,有容乃大"的胸怀,激励更多有志英才,投身于中医药的创新实践之中,共创未来。

丛书编委会

甲辰年正月廿二

序 言

海派朱氏妇科乃近代中医一大流派,自南山公声名鹊起,小南君蜚声杏林,南孙先生更是国医大师,德高望重。胡国华教授是海派朱氏妇科第四代传承人,古稀之年依旧孜孜以求,兢兢弗倦,时有著作问世。今其主持并由门人纂其平日所作医案医话等,撰写而成《名中医胡国华学术传承集》。书成,即将付梓,邀我作序。

中医药文化源远流长。中医药事业能够世代传承、经久不息,靠的是一代又一代中医人一点一滴的学术探讨、敝帚自珍的临床积累、全心全意的"传帮带"和毫无保留的奉献。

胡国华教授师承哈荔田、朱南孙两位中医大师,融合了哈氏妇科与朱氏妇科之所长。后又致力于中医妇科流派传承工作20载,博采众长,传承创新,积累了丰富的临床经验。且以传承为己任,带徒授业,著书育人。

中医的传承不仅局限于一张张药方,更重要的是从医者对于老一辈中医人在医德、医术、医风方面的领悟与追求。胡国华教授作为当代中医人,有坚持不懈地发展中医药事业的追求,有大医至诚的品德,有医者仁心的胸襟,有潜读中医药学经典的积淀,有师门中医方术和方药的独家妙用,有勤思医论医案的钻研,可谓弘扬中医药学之榜样。

基层是中医药服务相对薄弱的环节,也是群众需求中医药最旺盛的地方,是建设"健康中国"的根基所在。胡国华教授先后发起海派中医妇科流派专科联盟,整合资源组建妇科流派名中医专家团队,培训带教基层医生,提升基层中医专科服务能力,开创了中医妇科基层人才培养的新模式。胡国华教授与我和罗颂平教授发起创建全国中医妇科流派联盟,又成立了妇科流派分会,他是全国妇科学术流派研究的积极推动者。

党的十八大以来,中医药的发展面貌焕然一新,发展成就振奋人心。习近平总书记指出:"中医药是中华民族的瑰宝,一定要保护好、发掘好、发展好、传承好。"每一位中医药薪火传承者都应用敬畏与回馈延续中医药之命,用爱传承中医之情,以专注创新守护本草之魂,继续把医药仁心精神传承下去!

国医大师 肖承悰

2024 年 1 月

前 言

　　胡国华,主任医师,博士生导师,上海市名中医,全国第五、六、七批老中医药专家学术经验继承班指导老师,全国妇科名师。1987 年中医妇科学专业研究生毕业于天津中医学院,导师为哈荔田教授。1990 年作为全国首批名老中医药专家学术经验继承人拜师海派朱氏妇科第三代传承人、国医大师朱南孙教授,是国家级非遗项目朱氏妇科传承人。

　　胡国华从事中医妇科医、教、研工作近 50 年,对妇科痛证、血证、月经失调及不孕症治疗具有独特见解,在中医药协同辅助生殖技术治疗不孕症方面也有研究。胡国华善于融汇古今中医名家之所论,博采众长,从中医经典及历代妇科名著、名家、名言、名案、名流中充分吸取学术之精髓,再融合海派朱氏妇科重肝肾和津门哈氏妇科重脾胃的特色,强调肝脾肾并调,重视疏利冲任,气血同治,提出慢病调养重在扶正,药食并举。大道至简,提出妇科"三调"理论,即调体、调经、调神,传承发挥了朱氏妇科"动静结合,以平为期"的学术思想。临床注重疗效,诊断抓主证,突出中医思维,临床多应用历代经典方及朱氏妇科经验方化裁治疗各种妇科疾患,用药轻简灵动,纯正平和,强调轻可去实,不尚峻攻峻补、滋腻碍胃、大苦大寒、大热过燥之品。

　　本书按章节排序,分从医掠影、学术探析、心得集锦、医案荟萃、匠心传承等章节。在医案荟萃章节,以中医病名为纲,按经、带、胎、产、杂病的顺序排列,尤其加入近年来胡国华在中医药协同辅助生殖技术方面的验案,系统整理、归纳、总结了其学术经验和临证心得。另外,胡国华作为海派中医和国内妇科流派传承研究的开创者、组织者之一,为学术流派传承发展做出了创新举措,本书也予以记载。

由于编者水平和经验有限,本书恐难免有疏漏之处,冀望广大读者批评指正。

编者

2023 年 12 月

目 录

第一章

从医掠影篇

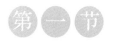

学习工作历程

　　胡国华,医学硕士,主任医师、教授、博士生导师。1952 年出生于上海,1969年毕业于上海市骊山中学,当年 5 月赴黑龙江建设兵团四师 41 团(密山金沙),经历 4 年农村艰苦环境磨炼,意志坚强,工作勤奋。1972 年加入中国共产党,并荣立三等功 1 次。1973 年 9 月经组织推荐进入黑龙江齐齐哈尔医士学校中医班学习,并以优异成绩毕业并留校。1975 年 9 月至 1980 年 10 月,于黑龙江齐齐哈尔医学专科学校从事中医教学及临床工作,教学相长,临床跟师,重在经典学习,获益匪浅,其间在哈尔滨医科大学进修医学日语。1980 年 10 月调入江苏省盐城纺织厂医院担任医师,后在盐城市中医院内科进修近两年。1984 年 9 月考取天津中医学院中医妇科学专业硕士研究生,师从天津中医学院院长、全国妇科大家哈荔田教授。3 年研究生刻苦研读,知识、能力、素质均得到提高。1987 年9 月毕业后,回沪进入上海市中医医院,1989 年 2 月始任妇科副主任。1990 年11 月参加全国首批名老中医药专家学术经验继承班,有幸师从海派朱氏妇科流派第三代传人朱南孙教授。经 3 年全脱产跟师侍诊,为胡国华日后学术主张的形成奠定了扎实基础,使胡国华成为朱氏妇科主要传承人。1993 年 10 月任上海市中医医院医务科科长。1995 年始任业务(含教学、科研)副院长,2005 年改任科教副院长,2013 年到龄卸任副院长。2013 年起担任全国老中医药专家学术经验继承班指导老师(第五、六、七批),2017 年被评为上海市名中医(第四届),近 10 余年退而不休,全身心组建工作室,继续投入到朱氏妇科学术传承和中医妇科学术流派创新发展中。

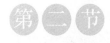

一生之师生情

　　"师者,传道授业也"。胡国华从医得到诸多恩师的教诲和帮助。在齐齐哈尔市医士学校留校任教得到著名肾病专家叶荣柏和妇科专家王文忠两位老师的悉心指导。尤其感动并影响胡国华一生的是研究生导师哈荔田教授和后拜师的朱南孙教授,两位老师成为胡国华一生做人为医的楷模。胡国华1982年考研失败,1983年改报考天津中医学院哈荔田教授,但考研再次失败,内心颇感压力。此时竟意外收到哈老的亲笔来信,勉励其不要泄气,争取成功。来信令胡国华非常感动,信心倍增,发奋复习,终于在1984年以优异成绩考取哈老的硕士研究生。哈老是天津中医学院第二任校长,他对奠基天津中医高等教育、贯彻中西医结合方针、繁荣中医妇科学术、开展中医对外交流都作出了卓越贡献,乃中医妇科之泰斗,受世人敬仰。哈老行政医务工作都十分繁忙,竟为外地不知名的落选考生写信鼓励,这段特殊经历让胡国华终生难忘,并化为事业的动力。哈老的学术思想,强调学有渊源,倡导勤于读书、博采众长;主张扶正固本,指导临床防病治病;重视整体观的妇科辨证基础;强调肝、脾、肾三脏在妇科生理病理上的重要意义;妇科诊法重视腹诊;独创心胃同治法治疗冠心病。这些思想经验都对胡国华产生了深远影响。胡国华与哈老师生情谊深厚,学习期间,胡国华的女儿出生,哈老嘱胡国华回沪探望,并致信遥为祝贺。三年寒窗,胡国华念及家中父母盼其归于沪上,哈老闻讯写信向上海朱南孙教授举荐,希望能得到朱老的关心指导。胡国华遂回沪供职于上海市中医医院,1991年全国第一批老中医药专家学术经验继承班招生,此时朱老没忘记哈老托付,欣然接纳了胡国华为徒,从此胡国华如愿以偿师从朱老。胡国华将这段难忘的经历以勉励之信、祝贺之信、铺路之信为题撰文发表在哈老百年诞辰的纪念册中。胡国华曾说:"研究生经历彻底改变了我的人生,而哈老的每一次帮助指导都给我毕业后的工作、成才奠定了基础。没有哈老的培育和帮助,就没有我事业上的成功和幸福美满的生活。"1989年哈老不幸过世,胡国华无比悲痛。哈老之书信及批文,胡国华精心保存至今,他常对学生感言,永远铭记哈老对他的培养之恩,永远学习哈老发奋苦读、潜心钻研、勇于创新的精神,学习哈老廉洁奉公、乐于助人、培养后人的优秀品格,做个有道德、有责任、对社会有贡献的人。

胡国华跟师朱老后,被朱老的德医双馨深深折服,尤其是朱老严谨的治学精神、待人宽厚的处世风格、爱国爱党的高尚情怀、传承中医的坚强信念深深影响了弟子们。朱老医术精湛、德高望重,全心培养提携胡国华,师徒二人,师慈徒尊,共同经历了20余年风雨历程。如晋代葛洪《勤求》所言:"明师之恩,诚为过于天地,重于父母多矣。"胡国华每念及其师,感恩之心无以言表,常说没有哈老和朱老的教诲与帮助,就没有他的今日。胡国华工作繁重,仍坚持有空就侍诊于朱老左右,虚心请教,也关心朱老的健康和生活。在胡国华身上,我们感受和学习到的不仅是对求知的永无止境,更有胡国华的尊师重道品质,所谓"事师之犹事父也"。

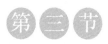

朱氏妇科简史

中医发展素来重视代代传承,千年以降,流派纷呈。胡国华所传承之朱氏妇科,乃近代江浙沪杏林妇科之名流,肇始于20世纪初,经朱南山、朱小南、朱南孙三代传承,名医辈出,德艺双馨。朱南山先生尤热衷医学团体及教育事业,在沪创办上海新中国医学院,其后朱小南先生继承父志,光大学府,至今沪上中医界诸多前辈名流多出其门下。声望之隆,饮誉海内外。朱氏尤擅妇科,曾制定《朱氏妇科十问要诀》,创立多个名方,并施仁术、怀仁心,专注于中医妇科百年,学验俱丰,历来为病家所推崇。第三代传人朱南孙,1921年生,教授,主任医师,上海市名中医,国医大师,上海中医药大学专家委员会委员、终身教授,上海市名老中医工作室首席专家。朱南孙教授继承祖业,享有"三代一传人"之美誉,毕业于上海新中国医学院,1941年随父襄诊。1952年与其父小南先生同入岳阳医院门诊部的前身上海市中医门诊所。并历任上海中医学院妇科教研组副主任、妇科副主任及妇科研究室主任,兼任中华全国中医学会妇科委员会委员,上海中医学会副理事长兼妇科学会主任委员,上海市中医文献馆馆员等社会职务。1991年被聘为首批全国老中医药专家学术经验继承工作指导老师。朱老学有渊源,其学术思想体现在从合守变,燮理阴阳;乙癸同源,肝肾为纲;注重冲任,贵在通盛;衷中参西,力求实效;处方精专,善于通变。朱老医术精湛,医德高尚,擅长诊治妇科疑难杂症,行医70余年,发表论文40余篇,主持完成多项国家、市级课题,担任《妇科手册》《中医妇科临床手册》的主编和副主编,编著《朱南孙妇科临床秘验》《中华名中医治病囊秘——朱南孙》《朱小南妇科经验选》等学术专著。耄耋之年仍孜孜不倦、亲力亲为任国家级朱南孙传承工作室顾问、海派朱氏妇科流派传承研究基地总负责人、全国朱氏妇科流派传承工作室负责人等。朱老于2023年12月20日仙逝,享年103岁。

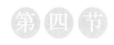

赓续朱氏妇科

中医历来以传承为基础,创新为动力,又以"跟名师""学名流"为成才之路。胡国华1990年底开始跟师朱南孙,勤奋好学,始终以挖掘、整理朱氏妇科学术思想和临床经验为己任。2012年又作为海派中医流派传承基地——朱氏妇科流派传承分基地负责人,与同门、学生一起推动朱氏妇科传承创新工作,同时也协同推动了沪、江、浙乃至全国妇科流派学术研究。此项工作一直得到朱南孙老师的热忱关心和支持。

一、传承朱氏妇科"家风"

朱氏妇科三世传人朱南孙为一代妇科大家,德高望重。其性格温文儒雅、平易近人;其精神睿智好学、发奋努力;对待晚辈学生谆谆善诱,培养后继人才不遗余力,尽心尽责,对学生悉心传授,家传秘方毫无保留,其门人众多,流源甚广。朱老对患者细心耐心,送去鼓励和良方;对中西同道永远是尊重,送去温馨的问候。让学生弟子看到现实中的"大医精诚",此乃朱氏妇科流派的"家风",是赓续朱氏妇科的基石,学医先做人,中医流派是以优秀文化为基础,所谓道术并存,以道为基。胡国华师承国医大师朱南孙先生,为朱氏妇科第四代传人,跟师朱老20多年间,始终以挖掘传承朱氏妇科学术思想和临床经验为己任,认真梳理朱氏妇科学术经验,研读朱氏妇科学术著作,认真总结朱氏妇科发展历程和学术思想。胡国华医术精湛、治学严谨,有仁心仁术的名医风范,秉承朱氏妇科大道至简、道正理明,从合守变、燮理阴阳,辨证精准、处方精简,用药轻灵、善用药对的学术思想特色,年已古稀仍勤耕于临床一线造福百姓,心系患者,不辞辛苦。繁忙的门诊之余又投入工作室研究,严于治学,勤于著作,投身于流派传承,重视培养学术继承人,弘扬国医。

二、凝炼朱氏妇科学术思想

朱氏妇科的学术思想最独特的就是"从合守变、燮理阴阳"。这是朱老临床执简驭繁的思维方法,抓住了临床最通常也是最要紧的辩证关系,即"整体、个体、动态",达到"以平为期"的健康目标。胡国华在朱老"从合守变、燮理阴阳"思想指导下,提出"妇科三调",即"调体、调经、调神"作为抓手贴近指导临床。

三、收集整理汇编成书

胡国华跟师后即规划将以往朱老的讲稿、文章以及学生撰写的文章、论文、自己跟师的点滴体会等一一整理,协助朱老于1992年出版了首部专著《朱南孙妇科临床秘验》,之后相续与同门一起出版了《朱南孙膏方经验选》《朱南孙药对药组精粹》等专著。

四、重视医案医话经验方的整理

临床中医案医话以及用药最能反映老中医的临床思维、诊治特色。胡国华撰写跟师心得"热瘀互结、房帏不慎""络道阻塞、勿忘补气""经行乳胀,非独肝郁""止血四法,通涩清养""宁神定志,顾护胎元"等,充分体现朱老辨证精准,用药精专的特点。朱老用药不超12味,善用药对,胡国华整理总结朱老药对百余对,又将朱老常用方组成经验方,相对固定下来,便于传承和方剂研发。

五、开展临床实验研究

由胡国华主持、2012年立项的上海市科委课题"验方朱氏盆炎汤治疗慢性盆腔炎性疾病后遗症的临床多中心研究"以及"紫草抗子宫内膜癌的实验研究",曾获得国家自然科学基金支持,并申请专利2项。2021年始又主持开展上海市科委项目"基于以平为期理论中医药联合辅助生殖技术治疗不孕症的多中心临床研究",以探索中医药在辅助生殖全过程中的临床作用。

六、创新引领全国妇科流派发展

著名中医流派代表人物除医术精湛外,多促进中医发展,有时堪称中流砥柱。朱氏妇科前辈创办学校、办杂志、积极推动中医学术活动,此优秀品质应得以传承和发扬。胡国华带领传承团队,以朱氏妇科传承为主线,也让他的学生跟朱老门诊,整理医案,撰写文章,培养了近40余位朱氏妇科新生力量。胡国华担任上海市中医药学会妇科分会主任委员和中华中医药学会妇科分会副主任委员以及中华中医药学会学术流派分会副会长以后,遵照朱老的教导:要团结包容同道,要学习其他流派的长处。胡国华以先辈为楷模,引领学术流派发展从个体妇科流派到区域、全国中医妇科流派,2005年起积极整合海派妇科流派、长三角妇科流派以及全国中医妇科流派活跃学术氛围,在推动引领妇科流派学术发展方面做了许多开创性工作。如在上海中医药大学支持下,2009—2014年每年在上海开设"妇科流派研究"研究生自选课程。2014年在上海举办了以妇科流派为主题的上海市教委中医妇科研究生暑期学校,连续10年开展了全国中医妇科流派研究生校际交流活动;2015年胡国华、罗颂平主编《全国中医妇科流派研究》获得中华中医药学会学术著作奖一等奖。2015年2月在上海举办了"海派朱氏妇科与岭南罗氏妇科协同带教拜师会",开创了跨地域的妇科流派融合传承模式。2017年胡国华携罗颂平教授在肖承悰教授带领下,成立了中国中医药研究促进会妇科派分会,这是全国唯一也是最早成立的专科中医学术流派分会。

胡国华认为"中医的学术流派是中医理论产生的土壤,是推动中医临床发展的动力,也是培养中医人才的摇篮",抓中医学术流派建设是推动中医事业发展的"牛鼻子"。主张中医学术流派的传承应以开放的胸怀接纳不同的流派(专家)的优势,容纳新知促发展。在同道们的支持下创新开展全国中医妇科流派研究,2023年12月在上海又成立了"女科流派书院",希望以"悟道、传道、同道"为宗旨,守正创新,以新形式团结同道,为提高中医人自身文化素养,传播中医精华而努力。

第二章

学术探析篇

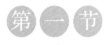

融古通今，自出机杼——论治学

胡国华对中医经典情有独钟，认为经典具有典范性、权威性，经过历史长河的考验而大浪淘沙流传至今，是经久不衰、最有价值的传世之作。经典最能表现精髓思想，经典阅读可让人回到本源，提升思考和分析、批判和总结、向善和修养水平，体会不同的文明和文化。中医经典是中医的"基因""根基"，中医传承则重在传承经典，而中医经典应该不限于"四大经典"，提出传承中医经典应以"六名"为抓手。

一、"六名"学习为根

1. **名著**　《黄帝内经》《伤寒论》《金匮要略》《温病条辨》等四大经典著作及《诸病源候论》《备急千金要方》《外台秘要》《医心方》等经典名著，中医妇科的《景岳全书·妇人规》《傅青主女科》《济阴纲目》《妇人大全良方》《妇科玉尺》等名著，胡国华认为这些书值得反复研读，名著里藏有丰富的内容待整理挖掘，要在原著中挖掘寻找中医理论的突破点和精华，用心体悟，在深入挖掘中医内涵的基础上才能有所创新，中医经典是中医的根基和源泉，有人称为"基因"，其重要性不言而喻。

2. **名医**　胡国认为名医是中医传承发展的"脊梁"，在治学中经常强调，对名家学术的学习，认为关键在"各"，"各"是指在特定历史环境和医疗条件下所产生的各类治则治法和临证经验，这些都各有千秋。区别在"家"，聚焦于"大家"如张仲景、孙思邈、李时珍、张景岳；"名家"如古代王冰、巢元方、陶弘景、王叔和、喻嘉言、"温病四大家"等，当代"大家"如萧龙友、施今墨、孔伯华等；古代各科"专家"如王焘、危亦林、宋慈、钱乙、吴又可、陈自明、傅青主等，当代妇科"名家"如罗元恺、哈荔田、朱南孙、蔡小荪、韩百灵、刘云鹏、裘笑梅、何子淮、班秀文、丁启后等；"杂家"如沈括、赵学敏等。专研在"学"，要真正把他们的学术独到之处领悟透彻，融汇贯通。名医不仅医术精湛，极富特色，而且有人格魅力，尤其是具有创新精神，是维护中医发展的"旗手"。

3. **名流** 名流即著名学术流派。由于学术主旨、学说观点、临证风格的差异,其学术团队中一批有较大影响的医学家发展传承、历史悠久,形成的群体为学术流派。这是中医学术发展中特有的文化现象,而地域文化是其产生的基础,名医辈出、师承授受是其传承的条件,学术探讨和百家争鸣则是其发展的动力。胡国华认为中医流派丰富了中医学临床经验,促进了中医理论的创新,推动了中医文化的发展,培育了中医人才,谓"中医名医的摇篮"。史上知名学术流派如伤寒、河间、易水、丹溪、攻邪、温补、温病等,都对中医发展起到了至关重要的作用。而地域性流派如新安、孟河、海派、岭南、吴门、钱塘等医派都有鲜明地域特色。胡国华除传承朱氏妇科,常借鉴妇科流派如天津哈氏妇科、海派蔡氏妇科、浙江何氏女科和陈木扇女科、岭南罗氏妇科、黑龙江韩氏妇科、黔贵丁氏女科、三晋平遥王氏女科、云南姚氏女科等学术流派特色技术,流派之间相互借鉴,无疑可以提升本流派学术水平和临证技能,使中医流派繁荣昌盛、底蕴深厚。

4. **名方** "方以载道,方以承术",古时跟师谓"抄方"。名方多为名医的"载体",是其经验的集中体现。作为中医临床专家,中医经典的阅读最后要落脚于临床,在熟读经典、四诊契合、精准辨证的基础上,能熟知历代名方之方义和化裁,方可临证成竹在胸、下笔有神。如妇科常用方剂四物汤及其类方、柴胡汤及其类方、温胆汤、温经汤、归脾汤、补中益气汤、参苓白术散、六味地黄丸、血府逐瘀汤、少腹逐瘀汤、逍遥散、丹栀逍遥散、五苓散、桂枝茯苓丸、艾附暖宫丸、寿胎丸、两地汤、失笑散、二至丸、完带汤、易黄汤、清肝止淋汤、生化汤、甘麦大枣汤、固冲汤、清经散、清热固经汤、大补元煎、滋肾育胎丸、五子衍宗丸、右归丸、右归饮、调肝汤、一贯煎、银翘红酱解毒汤等,胡国华都要求学生深入学习和临证体会,熟练掌握和综合化裁应用,认为这是选方用药之根基,出入之依据。

5. **名案** 医案是中医学重要组成部分。近代学者章太炎说:"中医之成绩,医案最著,欲求前人之经验心得,医案最有线索可寻,循此钻研,事半功倍。"从医案中可悟出医家学术思想,掌握其诊疗特色、临证思辨特色、理法方药要领、临证圆机活法,获得诸多启迪。胡国华常阅医案如《马培之医案》《临证指南医案》《续名医类案》《张聿青医案》《丁甘仁医案》《王旭高临证医案》《寓意草》《邵兰荪医案》《三家医案合刻》《何世英医案》《章次公医案》《泂溪医案》《旧德堂医案》等,在他分管医院教学期间曾组织学生学写老中医医案,编辑了《上海市中医医院医案集》。

6. **名言** 胡国华认为名言、名句是名医的思想智慧结晶,富有哲理,对中医思维、临床辨证各方面都十分有益。他平时注意搜集整理和记录中医名家名言名论,如孙思邈所言:"人命至重,有贵千金,一方济之,德逾于此。"《素问·宝命全形论》曰:"人以天地之气生,四时之法成。"《素问·举痛论》言:"百病生于气也,怒则气上,喜则气缓,悲则气消,恐则气下,寒则气收,炅则气泄,惊则气乱,劳则气耗,思则气结。"喻嘉言《寓意草》言:"治病必先识病,识病然后议药。"《景岳全书》言:"善补阳者,必于阴中求阳,则阳得阴助而生化无穷;善补阴者,必于阳中求阴,则阴得阳升而泉源不竭。"《丹溪心法·六郁》言:"气血冲和,万病不生,一有怫郁,诸病生焉。"胡国华从修身养性、大医精诚、论治大法、方剂药性等分类进行梳理,用于教学,也使学生从中受益。

二、学术传承为径

1. **意义深远** 胡国华作为全国第一批老中医经验继承班继承人和第五、六、七批继承班导师,对师承教育体会深刻。认为老中医经验是中医理论与实践相结合的结晶,继承工作意义重大。继承要以撷取学术思想、将神似化为形似、青出于蓝而胜于蓝、持之以恒学习临床各科精粹思想为己任。继承工作要同时提升继承人的素质、知识、能力,要能"想明白",即善于规划、开阔眼界、端正态度;"说清楚",提高逻辑表达能力,重视能力而非学历;"做正确",关注细节,明确思路,思路决定出路。

2. **跟师有法** 胡国华强调,继承人要在每次跟师时随时捕捉关键信息,诊务结束后及时整理和撰写心得,随身携带跟师笔记,不怕浅薄,随听随记、随想随记,重在积累。时间上可选导师情绪较佳的就餐时间详加询问,重在发现问题并深入挖掘,提出个人观点,请导师评论并用心记录;多阅读导师推荐的经典论著,精心整理导师心得笔记和著作;把以往和现在的病例按病种进行分类比较研究,发现共性规律和个性化特点;关注患者近期和远期疗效,关注疾病变化和用方用药的调整思路。整个传承工作有一个探究问题、思考分析、升华提炼、开拓创新的过程,如胡国华等人对朱氏妇科止血四法规律的提炼就是经过了这样一个数年跟师总结的过程而得出的规律性思想。

3. **临证技巧** 跟师要有所获,就要善于掌握学习要点。如辨证方面,重视其辨证关键点、独特诊法、思辨特色;用方用药方面,注重起承转合奥妙、经方时方选择、常用药物偏好、药物配伍原则、对药搭配经验、同类药物筛选等;医案整理方面,要做到求真以保证其真实性,求善以挖掘其特异性,润美以体现其文化性,升华以追求其规律性。如此才能将老师的经验融会贯通,以课题方式开展深入的研究。

4. **思想提炼** 对名老中医学术思想的提炼,可以着眼于从对中医理论及经典等提出的新见解、新观点;对诊疗风格、辨证分析与思维演绎过程的总结;组方思路、遣药心得的经验凝练;治病医人、传道授业中的人生感悟等诸多方面。要探寻渊源、分析轨迹、总结精髓、探索延伸、重视挖掘,以承前启后为宗旨,在总结真实经验基础上予以提高、形成具有历史价值的文献资料,这是中医学术传承的较高境界,也是继承人应致力追求的至高目标。

三、临证实践为本

1. **根基所在** "熟读王叔和,不如临证多"。中医的实践特色和思辨特色性决定了中医医生的成才之路绝对不可脱离临床,否则中医的发展就成了无源之水、无本之木,数千年的中医就是在不断实践和积累经验、学术传承创新中一步步过来的。将所学经验充分应用于临床是成才的关键环节。

2. **病治异同** 临证首先要掌握同病异治和异病同治的精髓。同病异治临床非常多见,如西医诊断为盆腔炎,治法单一,而中医辨证虽以湿热瘀滞为多,但兼症各有不同,用药自然有差异,而且不少慢性盆腔炎多属本虚标实,又以脾肾阳虚为主,治则需以温补之法为大法,兼顾疏利气机、清热利湿。而异病同治在妇科临床亦十分多见,如月经后期、闭经、月经量少、妊娠胎漏等虽属不同疾病,但常见肝肾亏虚证型,故补益肝肾乃基本治则。临床需确立中医的辨证思维,从整体而非仅从局部来看待疾病和疾病的治疗。

3. **中西协同** 现代妇科领域里的中西医结合研究,要坚持以中医思维为指导,再利用先进的科学技术和现代化手段如 B 超、宫腹腔镜、激素测定及其他实验室或仪器检测的微观指标,将整体、个体、动态的临床辨证优势与西医微观、可视检查有机结合,如在多囊卵巢综合征或卵巢早衰导致的闭经、慢性盆腔炎性疾病后遗症导致的腹痛、重症的功能失调性子宫出血导致的崩漏不止、妊娠胎漏、不孕,或开展辅助生殖时做到优势互补,充分发挥中医优势,形成中国式新医学。

4. **勤于积累** 临床要有所进步,就要注意平时的日积月累,如有效医案甚至是久治不效的病案都可以通过事后建立数据库、资料卡片、分类档案等文字梳理和总结形式,整理其规律性的东西,分析其原因所在。包括诊疗过程中通过变化而见到疗效的治则治法、用方用药、剂量变化或药物的协同作用或副作用、患者同时使用的其他疗法的有效性和冲突等,都可以不断使自己加深体会,为日后的科学研究积淀丰富的资料。

5. 善于反思 海涅说:"反省是一面镜子,它能将我们的错误清清楚楚地照出来,使我们有改正的机会。"反思和批判思维使我们根据患者不同病情,能更加灵活地开动脑筋,运用已有知识经验,对遇到的各种问题及其应对措施进行比较,进行有效分析判断,作出最佳的抉择。可参考错题集模式,建立一本自己的临证反思录,有针对性地积累不足并思考应对措施,有效避免之后再犯同样错误。

6. 行方智圆 孙思邈曾言:"行欲方而智欲圆,心欲小而胆欲大。"成为家喻户晓的千古名言。《医宗必读·行方智圆心小胆大论》曰:"宅心醇谨,举动安和,言无轻吐,目无乱视,忌心勿起,贪念罔生,毋忽贫贱,毋惮疲劳,检医典而精求,对疾苦而悲悯,如是者谓之行方。禀赋有厚薄,年岁有老少,身形有肥瘦,性情有缓急,境地有贵贱,风气有柔强,天时有寒热,昼夜有重轻,气色有吉凶,声音有高下,受病有久新,运气有太过不及,知常知变,能神能明,如是者谓之智圆。"此段论述可谓经典,胡国华引以为戒,时常提醒学生在临床既要胆大,不能一味温和平补,该用攻邪药只要抓住辨证要点、精准论治,该用则用,若以平和无虞为念,则关键时刻会误事,而平时则难见功。但另一方面,一定要心细如丝、观察入微、体察患者疾苦而感同身受,这样才能避免遗漏关键的细节而酿生祸端。

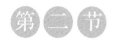

四诊合参,见微知著——论诊法

《外科大成·卷一》曰:"凡阅人之病,必先视其形色,而后与脉病相参,诚识于始,以决其终,百无一失矣。"朱丹溪言"欲知其内者,当以观乎外;诊于外者,斯以知其内。盖有诸内者形诸外。"中医四诊在实践中缺一不可,不可偏废。朱氏妇科认为女子疾患多隐蔽深奥、变化难测,故临证更强调四诊合参。胡国华强调四诊合参,需见微知著,透过现象探究证之本源。通过望诊辨识禀赋强弱及预后,闻诊以了解患者性格急缓、情绪变化,问诊详解病因病程,切诊不惟求脉,亦重视乳房、腹部等触诊。

一、望诊以观全局

望诊以望神、望形、望舌为重点。望神通过观察患者目光神采、形体形态,判断病情轻重缓急,望面色了解患者气血盛衰,望舌观测脏腑经络虚实。"望而知之谓之神",初涉临床一般难悟望诊之精髓,久方悟其重要性。

1. 望神　可通过观察色泽荣枯测脏腑气血的盛衰。而神色总以面部红润、明亮、含蓄隐隐为佳。再联系八纲掌握病变性质,如面见赤色,则面目红赤为实,两颧潮红、嫩红为虚;面见青色,则清冷灰暗为寒,面色青赤为热。望目之神,既要看两目有神无神,明亮还是浑暗,还要注意其形态色泽,如目胞浮肿多为风邪犯肺或脾虚湿阻,目赤充血多为心肝火旺,目睛及眼睑淡白少泽多为血虚,目眶黝黑多属寒凝、痰瘀、肾亏。

2. 望形　可判断虚实,如闭经患者形体肥胖多毛,多属痰湿阻滞;形体瘦弱多属肝肾气血不足;扶腰或按腹多有腰痛或腹痛。

3. 望舌　重在观察舌质、舌苔、润燥、舌体,从中观测脏腑虚实、气血盈亏、病邪性质及浅深。如舌质淡红为平人,淡白为气血亏虚,边尖红多为心肝火旺、热盛伤阴,舌下青紫为血瘀之象;舌苔薄白润为常人,白为寒,薄白而干为津伤,薄白而滑为寒湿,苔厚白为湿浊、痰饮,苔黄腻为湿热内蕴,黄厚腻为湿浊痰热胶着;黄而干燥为燥热伤津。同时要注意病机有错综间杂,如舌苔黄白相间多为寒热错杂或表里同病,舌质光红而少津多为气阴两伤。观察舌体形态亦是重要环节,如察老嫩可辨邪实或正虚,胖瘦可辨阴虚、阳虚或水湿,舌有裂纹为精血亏耗,舌边齿印为阳气不足、痰湿内蕴等。察舌须细致入微、综合分析判断,提高辨证准确性。

二、闻诊以佐辨证

胡国华常以闻诊来佐证判断,通过闻患者之声音、气息之变化,观察患者之性情偏好、病之轻重缓急。如听其声,突发嘶哑失音多为外感实邪;悲伤欲哭、语调低微或喃喃自语、善叹息多为心气耗损、肝气郁结;少气懒言或不足以息、声低气短多属气虚;呻吟不止多有痛证;常喉中痰鸣或咳痰阵作多有痰湿壅阻;口出酸腐臭气为胃肠积滞;言语急躁焦虑多有肝火偏旺;欲言又止必有隐情;声高气粗者多正气尚足;语声低微怯弱者多正气已虚。可见闻诊亦可辅佐以辨表里、虚实、寒热。

三、问诊辨证首务

朱氏妇科认为四诊以问诊为重,朱氏先祖曾仿照张景岳的"十问歌",制定妇科十问要诀。胡国华强调问诊需重视以下几点。

1. **问诊贵周详** 女性患者有诸多隐幽细微之疾患,不细问难以探索究竟。故要紧紧围绕主诉,有目的地重点探问,突出询问主要症状和体征,探究症状特点,如疼痛需要详细询问痛的部位、性质、发作的时间、痛的诱因及缓解因素等。同时兼症必问平素性情、睡眠、饮食、劳逸、大小便、白带、疼痛等情况,方能审证明了,辨证精准。

2. **询问有技巧** 妇科问诊尤其要讲究方法和技巧,女性多有不愿为外人所道的隐情和顾忌,故对初诊者需反复探究询问疾病之起因,言语要设身处地为患者考虑,亲切平和,避开无关之人,切忌误导和暗示,换位思考给患者以信任感,了解患者常用的避讳委婉用语,抓住其最关切处,使真实病情得以显露。

3. **因时有侧重** 对不同年龄患者的问诊要有所侧重,如室女经病重在了解其素体禀赋和月经情况,已婚妇人除经孕产乳外,尤应了解房事情况,尤其对月经后期、闭经或漏下不止的病因过程,要详加探究,结合西医检测,与早孕等相鉴别。更年期妇女除了解月经失调情况,还要详细了解情绪变化、潮热汗出、睡眠饮食等情况。

四、切诊脉触并参

1. **脉诊** 《素问·脉要精微论》曰:"切脉动静,而视精明,察五色,观五脏有余不足,六腑强弱,形之盛衰,以此参伍,决死生之分。"脉象可反映全身脏腑功能、气血、阴阳之情,古代临诊以脉为尊。王叔和云:"脉理精微,非言可尽论,心中了了,指下难明。"胡国华秉承朱氏妇科脉诊之精要,结合个人临证,提出脉诊以辨虚实、辨气血、辨脏腑、辨预后的思辨观点。

(1) 凭脉辨虚实:如经期将至或月经来潮脉多滑利,若脉见弦滑数者,则为实证血热,可见月经先期或过多;如脉弦紧或沉弦,则多寒滞或肝气不舒,亦为实证,可见于月经先后不定期;若关脉沉细或沉迟,多属血虚或阳虚之虚证,可见月经后期或量少。如带下,脉象滑数或弦数多属热、属实,脉沉迟者多属虚、属寒。妊娠尺脉必滑数而按之不绝,若孕妇虚弱,则脉象多细滑。

(2)凭脉辨气血:女子以血为养,经孕产乳皆由血所主,血气充盛方能经水通调,摄精成孕。女子诊脉,左为阴,右为阳,左属血,右属气。若两脉细缓,多属气血不足;若女子右手脉明显大于左手脉,多为气有余、血不足之象,宜疏肝养血。痛经见脉沉细,多属气血两虚,可补肾益气,温养气血冲任;若脉见细弦,多属瘀阻胞中、气血冲任瘀滞,治可活血化瘀,疏利冲任。

(3)凭脉辨脏腑:妇人两尺脉弱,重按则隐,多属肾虚血弱;若两尺脉弱,左手脉旺右手脉缓,则属肝旺肾虚之象;若见两尺脉盛,左关脉大于右关脉,多属肝旺脾虚;子宫肌腺症见脉细弦数,属肝旺血热,湿热夹瘀交阻;盆腔炎见脉细弦,属湿热蕴阻冲任,肝肾耗损;产后身痛见左脉弦细,右脉弦浮,属冲任损伤,肝肾耗损;崩漏见左寸关弦略数,右脉弦细,两尺重按则隐,多属肾虚肝旺,冲任固摄乏力。

(4)凭脉辨转归:强调脉诊不但“凭脉辨证”,还要认清疾病的演变与转归。察脉要审明疾病进退深浅。脉象变化可反映邪正力量之消长,在推断患者预后方面有重要意义。邪正消长所产生的虚实变化可以通过脉象的有力无力表现出来。脉由实变为虚而无力多为正气转为不足,而脉转实而有力则示正气渐充。若久病脉见虚弱之脉,乃脉证相符,病亦可逐渐向愈;若久病虚劳、失血或久泄久痢而反脉实有力,属脉证相悖,提示邪气亢盛,正气虚衰。妊娠脉象尤应重视尺脉,若妊娠脉弱,尺脉尤甚,应防其胎堕;妊娠脉滑从容和缓,若六脉俱全则胎安无事,若妊娠脉疾,多属胎热之象,宜及早滋肾清热,养血安胎。如治虚证闭经,脉象由沉细转为弦细或稍流利见滑,伴带下增多、双乳或小腹作胀,多为临经之兆,治可由静守转为通利。

2. **触诊** 妇科疾病隐微多变,切诊单凭切脉有时亦难全面判断病证。胡国华主张对痛经、腹痛、经行乳胀、子宫肌瘤、盆腔炎等患者应用乳房触诊、腹部触诊及进行妇科体检。如对乳房疾病触诊以辨虚实,乳胀一般经前为实,但触诊若扪之松软平坦,无结块,不拒按者仍多为虚;扪之硬实饱满,乳头坚硬,拒按多块,经行则减,多为冲任瘀滞之实证。腹诊可以手掌或手指切触腹壁,检查腹壁坚软、温凉、积块、压痛等情况。若觉腹中积块,应诊察小大、形状、硬度、活动度、喜按拒按等情况。如坚硬而推之不移、活动度差,多属恶疾;质柔软可移动、触痛不甚,多为气滞;妊娠腹痛按之腹皮绷急、压痛、反跳痛,多为宫外孕;脐中及其周围触之应手,动而无力,多属冲任气虚。总之,腹诊于妇科临床亦颇有意义。

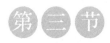

调体调经,兼顾调神——论三调

现代都市女性大多不是营养不足需要进补的问题,而是生活不规律、精神压力大、缺少体育运动和营养不均衡,在经、孕、产、乳等生理过程中,引起体内阴阳气血失衡处于亚健康状态,需要调整的问题。"药补相宜,治养结合",妇科膏方在其中可以发挥独特的功效。

调体、调经、调神,即"妇科三调",是胡国华在朱氏妇科"从合守变"临证思维方法基础上,结合中医强调整体、个体、动态辨证以及形与神俱提出的新理念,执简驭繁,贴近妇科临床,是妇科临证之抓手。

一、调体

调体,体即体质,体质相对于邪气,即人之正气、抵抗力。有专家认为,体质是个体在先天遗传和后天获得的基础上表现出的形态结构、生理功能以及心理状态等综合的特质。前人历来重视体质辨证,如清代石寿棠曰:"欲诊其人之病,须先辨其人之气质阴阳";清代薛生白曰:"拙见论病先究体质""凡看病必究体质,勿通套混治。"朱南孙教授也提出"妇人不孕,先辨虚实",虚实就指体质。胡国华认为,妇科诸病的发生、发展及转归,临证立法处方均与病患的体质密切相关。如何辨体质?有辨阴阳之体、辨气血盈亏、辨脏腑虚实,也有九种体质辨识等。如前人也有"肥人多痰湿""怪病多痰"之说,更多依据外在症候辨别体质或病邪,如"湿胜则濡泻""湿胜则阳微""因于湿,首如裹"。胡国华辨妇人体质,多以脏腑辨证为主,气血辨证为辅,再细究素体之痰、湿、浊、瘀之邪,如此则条理清晰。如痰湿体质、阳虚体质的女性,易患闭经、月经后期、经行水肿、经行腹泻、多囊卵巢综合征、肥胖等病症;气虚质女性则易患崩漏、月经过多、月经先期、经行感冒、滑胎、产后多汗等病症;偏阴虚内热体质的女性易患月经先期、经期延长、绝经前后诸症;偏血瘀体质又易患子宫肌瘤、卵巢囊肿、痛经等病症。同样病症而不同体质,中医论治显然不尽相同。妇科膏方须从整体入手,故胡国华常以"打底方"的形式先列出调理体质的方药。

调体多从脾肾入手,肾乃先天之本,脾为后天之本。肾藏精,主生殖及人之生长发育,脾主运化,为气血生化之源。精血同源,为女性生殖所必需。胡国华临证十分重视脾胃,认为"四季脾旺不受邪",汪绮石《理虚元鉴》曰"脾为百骸之母"。前人又曰"脾胃乃百病之源""胃气一败,百病难施""人之胃气受伤,则虚证蜂起"。中医强调"人以胃气为本""胃气壮,则五脏六腑皆壮",主张调脾胃以复正气,通过膏方提高人体的抵抗力、免疫力、自愈力。如妇科肾虚者可与左归丸、右归丸、一贯煎、龟鹿二仙等;气血虚弱则选参芪四物、人参养荣、十全大补、归脾丸之类;脾胃虚弱则多以香砂四君、补中益气等方打底,再结合体内实邪如湿、痰、瘀、浊,分别予健脾祛湿、化痰、化瘀、降浊之药。补虚泻实使人之体质恢复平衡。《素问·四气调神大论》曰:"故圣人不治已病治未病,不治已乱治未乱。"膏方是调体之剂,重在"治未病""正气复则邪自退"。

二、调经

调经,即调月经,月经是女性特有的生理现象,正常有排卵的月经是女性健康的标志。月经失调是其他妇科疾病的常见临床表现。古人谓:女科之法,首重调经。宋代陈自明《妇人大全良方》云:"凡医妇人,先须调经。"元代朱丹溪《丹溪心法》曰:"经候不调,不能成胎。"明代万全《万氏女科》曰"女子无子,多因经候不调……此调经为女子种子紧要也。"目前在IVF前中医配合调理治疗卵巢功能低下、子宫内膜容受性差致移植成功率低、反复生化流产方面均以调经的方式予以培本抑损。针对各种月经不调,胡国华坚持审证求因、病症结合,治则予调气血、补肾、健脾、疏肝、调冲任、调周疗法,具体治法推崇钱伯煊教授提出的调经六法:温经、清经、调经、通经、益经、摄经。常用方药如温经选金匮大温经汤、艾附暖宫丸、少腹逐瘀汤等;清经用芩连四物汤、良方固经丸等;调经首选逍遥散;通经用桃红四物汤、血府逐瘀汤、朱氏加味没竭汤等;益经多用参芪四物汤、八珍汤、青主调肝汤等;摄经常用固本止崩汤、归脾汤等,若虚实寒热夹杂则用朱氏经验方将军斩关汤。有排卵的月经才是正常月经,才能巩固疗效、有生育能力,调经复旧养卵促卵助孕常用朱氏补肾活血助孕方。

三、调神

调神,即调情志。负面情绪可引发诸多疾病,有资料表明70%的疾病都与情绪相关,七情所伤历来被医家所重视,中医认为,"喜伤心,怒伤肝,思伤脾,悲伤肺,惊恐伤肾"。现代社会女性面对各种压力,极易因情志不遂致机体失调而出现各种妇科疾病,而因病又会致郁,临床常见的月经失调、卵巢早衰、不孕症,尤其是进行辅助生殖前、移植失败、多次流产后心理压力更大,容易出现焦虑、失眠等症。清代陈修园《女科要旨·种子》曰:"妇人之病,多起于郁。"明代张景岳《景岳全书·妇人规》曰:"产育由于气血,气血由于情怀,情怀不畅则冲任不充,冲任不充则胎孕不受。"精神因素多与心、肝密切相关,在妇科更多责之于肝。如《柳州医话》云:"七情之病,必由肝起。"清代叶天士更提出"女子以肝为先天"之说,更是强调妇科从肝论治的重要性。调神重在宁心安神,疏肝解郁,耐心开导,改善情绪。《素问·汤液醪醴论》曰:"精神进,意志治,则病可愈。"胡国华继承朱南孙调肝怡情经验,开膏方调体医治妇科病将调神贯穿始终,常用的调神解郁方如百合地黄汤、甘麦大枣汤、黄连阿胶鸡子黄汤、交泰丸、酸枣仁汤、逍遥丸、朱氏妇科怡情更年汤等,旨在调畅气机、平衡寒热、燮理阴阳、以平为期。

调体、调经、调神三者分而论之,各有侧重,临床诊疗,尤其妇科膏方中更是融为一体,形神合一,不可分割。

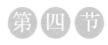

肝肾为纲,脾肾并重——论纲目

胡国华认为妇科之疾患与肝、脾、肾三脏关系最为密切,治疗应以肝肾为纲、重视脾肾并调。临床力求肝、脾、肾三脏的动态平衡,纲举目张,有章有法,从整体出发,探究疾病动态的病因病机,作出正确判断。

一、益肾为本

肾为先天之本、天癸之源,与妇女生理病理关系密切。冲任二脉源于肝肾,故肾气旺盛则女子生长发育、月经、孕育之生理正常。古人有"少年治肾、中年治肝、老年治脾"之说。因肾气之盛衰乃人体生长发育的根本,女子在青春前期和青春期,肾气未旺,冲任亦未盛,机体发育还未成熟,如受病邪侵袭则易伤肾气,影响冲任之脉的通利和充盈,引起月经诸疾,故青年女子一般以补肾为主。至于中年治肝、老年治脾,也是相对而言,有时也应兼顾及肾。

如肾阴不足、冲任失养,临床见月经后期、月经量少、闭经;若肾阴亏虚而生内热、虚火妄动,则胎漏、经行发热、经行吐血;若肾气虚衰、冲任失固,则崩漏、带下、胎漏、堕胎、不孕;若肾阳虚损、胞宫失于温煦,可见宫寒不孕、性欲淡漠或月经过多、妊娠水肿、带下清稀等症。故补肾应为妇科首要治法。

胡国华应用滋肾养阴、填精益髓之法,多用炙龟甲、阿胶、鳖甲、女贞子、鳖甲胶、桑椹子等;心肾不交则交通心肾,常用黄连、吴茱萸,养心安神常用夜交藤、合欢皮、百合、淮小麦、茯神、远志、石菖蒲等;温补肾阳常用淫羊藿、巴戟天、肉苁蓉、石楠叶、菟丝子、鹿角霜、补骨脂、制附片等;益肾强腰常用续断、杜仲、桑寄生、狗脊等。

二、调肝养肝

"女子以肝为先天",肝为藏血之脏,司血海而与冲脉相通。肝又主疏泄,体阴而用阳,喜条达而恶抑郁。如情怀不畅,肝气郁结,气机不畅,冲任受阻,则可导致痛经、闭经、经前乳胀痛及情志异常症状;肝郁则气结,郁久则化火,肝火上炎,迫血妄行,可致月经量多、月经先期、经行头痛、崩漏;肝血亏虚,肝阳上亢,致先兆子痫、产后痉症。因此,调肝养肝亦为妇科病重要治法之一。中年妇女由于经孕产乳等数伤于血,易致肝血偏虚、肝气偏盛,故调肝养肝就更为重要。

胡国华常用养肝调肝之法可归纳为以下九法。

若肝郁气滞、木失调达而致月经先后不定、痛经、恶露等病,伴有胸闷太息、双乳作胀、脘腹胀痛、心烦易怒诸症,常用疏肝解郁法,方以逍遥丸化裁,常用柴胡、青皮、八月札、广木香、制香附、川楝子、白蒺藜、乌药等。

若肝气郁结致乳房结块、胀痛等,常用疏肝散结之法,常用海藻、昆布、橘核、橘络、广郁金、陈皮等。

若肝经实热、肝火偏旺而致胁肋胀痛、头晕头痛、心烦易怒、口苦咽干、尿黄便秘等,治则清肝泻火,方多用龙胆泻肝汤、羚角钩藤汤之类,药用桑叶、野菊花、黄柏、栀子、黄芩、生地、牡丹皮、野菊花、地骨皮等。

若肝经湿热而致带下色黄、质黏稠、气味臭秽、口苦咽干、外阴瘙痒等,治宜清利肝经湿热,药用泽泻、黄柏、车前草、土茯苓、赤芍等。

若因肝阳上亢、肝风内扰而致头晕目眩、面红目赤、产后发痉、经行头痛等,治宜镇肝熄风,常用方为镇肝熄风汤,常用药生龙骨、生牡蛎、夏枯草、泽泻、白芍、石决明、制龟甲等。

若肝血不足、木失涵养而致月经过少、闭经、月经后期、经行头晕、滑胎、产后乳汁过少等,治宜养肝益肾,药用四物汤、调肝汤化裁,药用当归、生地、白芍、枸杞子、女贞子、鸡血藤、丹参、川芎等。

若因肝血不足而致的失眠多梦、月经量少、闭经、崩漏、滑胎、脏躁等,治宜滋养肝阴,方用杞菊地黄丸、一贯煎等,药用生地、天冬、麦冬、枸杞子、山茱萸、阿胶、怀牛膝、制首乌、女贞子、桑椹子等。

若因肝阳不足、阴寒凝滞,临床症见少腹冷痛、经行头痛、呕吐涎沫、痛经、闭经等,常选方为暖肝煎、温经汤等,常用药物吴茱萸、肉桂、小茴香、干姜、胡芦巴、巴戟天、乌药等。

若肝火犯胃而致妊娠恶阻、呕吐酸水、脉弦滑等,治宜清肝和胃,方用左归丸,药常用黄连、半夏、吴茱萸、淡竹茹等。

三、健脾和胃

脾胃为后天之本,气血生化之源,又主统血。妇女经、带、胎、产、乳均与脾胃有密切关系。妇女脾胃功能正常,则血海满而月经如期,胎孕正常。脾胃损伤,化源不足,气血虚弱,血海不盈,可致月经后期、月经量少、闭经、胎萎不长;脾气虚弱,不能运化水湿,水湿内停,可见经行泄泻、经行浮肿、妊娠水肿、带下;脾虚而为痰湿,阻塞冲任致闭经、不孕;脾气虚弱,统摄失职,冲任失固,致月经过多、经期延长、崩漏、胎漏。故健脾和胃亦为妇科病重要治法。特别老年妇女经断前后,肾气已衰,气血俱虚,全赖水谷滋养,此时补脾和胃以资化源,就更为重要。但具体治法应本虚者补之,滞者行之,寒者温之,热者清之,陷者升之,逆者平之等辨证施治。

若脾胃虚弱所致月经先期、崩漏、量多,伴神疲乏力、倦怠懒言、舌胖有齿印、苔薄白、脉细缓者,则健脾益气,常用四君子汤、参苓白术散等;若为脾虚湿盛所致的闭经、形体肥胖、呕恶痰多、胸胁满闷等,治宜健脾化湿,药用六君子汤加苍术、半夏、陈皮、茯苓、薏苡仁等,若夹积滞,则再配伍山楂、麦芽、谷芽等健胃消食之品。

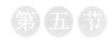

气机升降，气血同治——论治则

一、调和气血为要

1. **气血互根** 气为血之帅，血为气之母，血气相互资生、相互依存，血行气亦行，血脱气亦脱，反之亦然，气行则血行，气滞则血瘀。故有"血之与气异名而同类也"。女子因经带胎产乳而常处于气血虚弱之状态，气血相互影响，气滞则血滞，血瘀亦会导致气滞。在月经的产生机理中，血为物质基础，气为月经产生之动力，只有气血调和才能经脉流畅，月经如常。徐春甫《古今医统大全·妇科心境》曰："夫人将摄顺理，则血气调和，风寒暑湿不能为害。"而若气血亏虚、冲任不足，或气滞血瘀、经脉不畅，均可导致月经不调如先期、后期、崩漏、痛经等症。故益气养血、行气活血为常用之法。

2. **通补兼施** 临床诊治月经病，胡国华强调"气以通为顺，血以调为补"。补气与行气、养血与活血兼顾，气血兼顾，通补兼施。以补益为主时需要补而不滞、通补兼施，因势利导；以通利为主时亦不忘益气以养血、理血以通滞。顺气重宣达，行血兼和化，滋血需调畅，益气以柔润。治闭经不尚攻伐，治崩漏不专止涩，用药以理气养血为要。常以参芪四物汤养血和血调经、补气养血，有形之血不能自生，当归补血以载气，黄芪补气以生血，归、芪常配对应用。同时，通补兼施，调畅气血之中的补益药常易壅滞气机，则配疏导健脾理气之药，以防滋腻太过。还常配丹参、桃仁、红花、益母草、茜草、生山楂等活血祛瘀，气虚则配黄芪、党参、太子参、白术，气滞则常配柴胡、制香附，肝气过旺则配川楝子、延胡索、广郁金、青皮等清泻肝气。使气血调和，则经行正常。

二、疏利冲任气机

1. **明于冲任** 《素问·上古天真论》曰："女子七岁，肾气盛，齿更发长；二七而天癸至，任脉通，太冲脉盛，月事以时下，故有子；三七肾气平均，故真牙生而长极；四七，筋骨坚，发长极，身体盛壮；五七，阳明脉衰，面始焦，发始堕；六七,三阳脉衰于上,面皆焦,发始白;七七,任脉虚,太冲脉衰少,天癸竭,地道不通,故形坏而无子也。"可见冲任二脉对女子一生之生长、发育、成熟、生殖、衰老整个过程都起到重要作用。《医学源流论·妇科论》曰:"凡治妇人,必先明冲任之脉……又云:冲任脉皆起于胞中,上循背里,为经脉之海。此皆血之所从生,而胎之所由系。明于冲任之故,则本原洞悉,而后所生之病,千条万绪,可以知其所从起。"冲为血海,调节十二经及五脏六腑之气血,主经水之常行,可滋养精血;任主胞胎,乃阴脉之海,冲任充盈通畅,气血则和调,经候、胎孕如常。脏腑功能失常、气血失调,可损伤冲任,凡妇科疾病之发生皆与冲任损伤有关。

2. 治在通利　气滞、痰湿、瘀血、湿热等实邪,均可导致冲任不通,气机不畅,不通则痛。若气机郁滞则可见经行腹痛、乳房胀痛、月经后期量少、经行先后不定、闭经等;若瘀血内阻,则可致血不归经,冲任受损,而致月经过多、崩漏、经期延长、经间期出血等;邪郁化火可下迫冲任,导致冲任失于固涩而见月经先期量多、崩漏不止、经期延长等;冲任气机迟滞不畅,日久则成痛经、月经后期、闭经、不孕、崩漏、癥瘕等。治则上实者当疏泻之,胡国华常用逍遥散、龙胆泻肝汤、丹栀逍遥丸、当归芍药散等理气行滞;以柴胡、制香附、广郁金、川楝子、青皮、八月札、枳壳等疏利冲任,以牡丹皮、赤芍、焦栀子、丹参、川芎等通泻冲任,以二陈汤化痰导滞调冲,以参芪四物汤、桃红四物汤加益母草、茜草、泽兰、鸡血藤等养血活血、调理冲任。

先天禀赋不足、气血肝肾虚损是冲任欠通利的主要原因,有冲任不固与冲任不足的不同。肾虚血热所致冲任不固,可见月经先期、崩漏、期中出血、经期延长等;脾肾气虚所致的冲任不固,可见月经量多、经期延长、崩漏;阴血亏耗所致的冲任不足,可见月经后期、月经量少、血枯经闭;冲任不足、失于濡养,则可发痛经。治以"虚则补之"的原则,常用养血滋源、填补奇经之品,常选炙黄芪、炒党参、淮山药、山茱萸、白扁豆、灵芝等健脾益气以生血;用桑螵蛸、海螵蛸、茜草、玉米须、莲须、芡实以固涩止崩;以续断、杜仲、狗脊等固摄冲任;以熟地、制首乌、枸杞子、覆盆子、菟丝子、制黄精、阿胶等滋养冲任,以巴戟天、淫羊藿、肉苁蓉等温补冲任。胡国华常用参芪四物汤、八珍汤、归脾汤、河车大造丸、当归地黄饮、龟鹿二仙汤等经方化裁以辛甘温补,滋养冲任。临证时,往往病有虚实寒热夹杂,可用芳香灵动之品宣畅气机、通利气血,并用甘润平补之品充养冲任。动静结合、疏补并用,方可奏效。

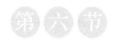

方从法出，大道至简——论医道

老子《道德经》云："万物之始，大道至简，衍化至繁。""大道至简"是胡国华治学的心得之一。大道至简意味着"少而精"，表面上看，与中医的博大精深似乎自相矛盾。但胡国华认为要做到"大道至简"，其根基却是要博采众长、融会贯通，再整合提炼其最具有共性的规律和精髓内核，是一个由博返约的过程。只有把纷繁复杂的表象层层剥离、抽丝剥茧，才能透过现象看到事物本质。把中医理论和经验弄得高深莫测、冗繁复杂，只因未抓住关键和要领，没有使经验系统化。大道至简由至繁而来，只有将至繁之物整合、提炼、创新，跳出原有思维局限，通达明理，去粗取精、去伪存真、抓住根本，把无效无关、可有可无、表象的东西剔除掉，才能沙里淘金，达到至简的境界。所谓"为学日增，为道日损"是同一个道理。胡国华把"大道至简"的中医之道归纳为以下四个方面。

一、善抓主证

方从法出，法随证立。辨证首要任务应是抓主症，主症是辨证之要点、治疗之关键。抓主症一是在询问现病史时高度关注患者第一句的回答，因为这是患者迫切希望医生解决的主要问题，也是常见疾病的主要问题，如腹痛、产后关节痛、不孕、闭经、经行头痛等本身就是众多患者的第一主诉；二是在证中找到主症，如更年期患者反映汗出剧、偶尔心烦、伴头晕耳鸣，显然多汗是其主症；三是患者自己也不知道什么是主症，言语漫无边际，这时我们就要多费些心思，仔细询问病因、病史，根据其描述的轻重程度、持续时间多久、其他检查结果等，综合判断其主症主因。如辨别痛经之虚实，要抓住经前还是经后痛、痛是喜按还是拒按、是否伴腰酸乏力等症。总之，剔除纷繁表象，简化而直接抓主症，才能使辨证精准，治则明确。

二、精简治则

中医之理，天人相应，法于阴阳，和于术数，放之四海而皆准。"正气存内，邪不可干"道出中医的总病机,妇科亦是如此。临床四诊合参,随证治之。如月经后期多以虚和瘀多见,再细分则虚有血虚、气虚、肝肾不足、脾肾阳虚之别,瘀有气滞、血瘀、痰凝之别,如此层层递进,纲举目张,有条不紊。胡国华将朱氏妇科治崩经验归纳为通、涩、清、养四法,将闭经分为益肾养血通经、补肾健脾化痰、益肾调肝解郁三型,将痛经之治归为温、化、和、补、清五法,均是由博返约、精简治则的鲜明体现。胡国华治妇科病多归纳治则在3～4种之内,再根据兼证化裁加减,对于后学者加深理解和记忆,变通应用提供了便利。

三、善用经方

胡国华临证喜化裁应用《伤寒杂病论》《傅青主女科》等经典医著中的经方和朱氏妇科验方。如月经后期、更年期等属肝脾不和、肝郁火旺等证,需疏肝解郁、肝脾并调、清泻肝火,多用逍遥散、小柴胡汤、当归芍药散、龙胆泻肝汤、参苓白术散等化裁;清肝益肾多用一贯煎;益气养血多用参芪四物汤、八珍汤、四物汤、四君子汤;宁心安神多用甘麦大枣汤、归脾汤化裁;产后祛瘀生新以生化汤为基本方;温经止痛多用温经汤、吴茱萸汤、小建中汤、暖肝煎变通;化瘀止痛多用朱氏加味没竭汤、血府逐瘀汤、失笑散、桃红四物汤等;化瘀散结多用桂枝茯苓丸;益肾促孕多用朱氏促卵助孕汤、五子衍宗丸、杞菊地黄丸等化裁;益肾化瘀止崩多用朱氏将军斩关汤、二至丸;清热化瘀止痛多用朱氏蒲丁藤酱消炎汤;更年期崩漏多用朱氏紫蛇消瘤断经汤。经方配伍用药精简,内涵丰富,疗效显著,胡国华应用于临床得心应手。

四、用药精简

胡国华用药以轻灵精简见长。"轻灵"体现了其用药轻清宣透、灵动不滞、随机应变的特点;"精简"体现其用药精炼简约、一药多途、善用药对的特点。胡国华临证,平均每方仅用12～15味药,以14味居多,每方用药合计在150～180 g之间。每药多用9～12 g,砂仁、血竭、乳香、没药等仅用3 g,木香、橘皮、桂枝、甘草等仅用6 g,部分药如鸡血藤、络石藤、夜交藤等藤类药、生蒲黄、车前草、伸筋草、紫草根、白花蛇舌草等可用到18 g,而红藤、败酱草、蒲公英、马鞭草、淮小麦等根据病情可用到30 g。其用药灵动,如辛温通络药用小茴香、桂枝、乌药、白蒺藜,活血通痹用桃仁、当归、山楂,疏肝止痛用柴胡、延胡索、川楝子、制香附。药性平和,以温而不燥、补而不滞、活血不峻、理气不燥为度。善用药对,临床常用止痛、止崩、清肝、益肾等药对,通补兼施、通涩并用、寒热并调、气血并调、阴阳既济等法均在药对中有充分体现。

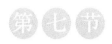

止痛有法,标本兼顾——论痛证

胡国华从事中医临床工作近 50 载,具有丰富的治疗妇科疾病的经验,继承朱氏妇科学术经验,致力于妇科痛证研究,逐渐形成了独特的诊治思路与用药经验,治疗盆腔炎性疾病后遗症、慢性盆腔痛、原发与继发性痛经、产后身痛等疗效颇著。

一、明确病因病机

胡国华认为,妇科痛证的病因病机,与各科的痛证大致相同。所不同者,女性有"胞宫"之解剖,有"经、孕、产、乳"之生理,有"经、带、胎、产"之病理。故前人有"女子以血为用""以肝为先天"之说,"有余于气,不足于血"之论。然"肾为先天之本""脾为后天之本",故女子发病多与肝、脾、肾三脏,与气血、冲任相关。因女子多气少血,常致气机运转失常,冲任失于通盛。故妇科痛证初起多为气滞致瘀,病久累及肝、脾、肾三脏,致虚实夹杂。

二、制定治则治法

胡国华从事妇科痛证的临床与基础研究多年,以中医理论和妇女独特的生理病理特点为基础,认为女子多气少血,往往肝气受阻、气机不利,横逆中州,肝脾不和,久病累肾,先后天气虚无法举元,虚实夹杂乃妇科痛证的主要病机表现。依据"冲任以盛为本,以通为用"的理论,注重"运转气机",制定了以"通盛冲任、宣畅气机、分期论治、攻补兼施"的治疗大法。

三、确立止痛六法

胡国华认为妇科痛证初起多为气滞,而终致虚实夹杂。且女性生理特点与分期有其特殊性,故依据朱南孙教授所说"痛必有瘀"理论,提出妇科痛证治疗重在"通盛冲任,宣畅气机,分期论治,攻补兼施"。并将"温、清、消、补、通、和"六法作为妇科痛证的治法。

"温""清""消""补""和"属八法,清代程钟龄《医学心悟》云:"一法之中,八法备焉,八法之中,百法备焉。"而"通"法,并未列入《医学心悟》八法之中。

而通法,其虽列于八法之外,却融于八法之中。狭义之通法,是指通利二便、宣通郁滞之法。北齐徐之才首发"通可去滞"之论,并将其列为十剂之一。广义之通法,指疏通脏腑经络气机,消除体内之壅滞,畅行气血津液之各种方法。痛证的发生多由"不通"所致,采用通法使经络脏腑气机正常,气血津液畅行。而通法亦贯穿于对妇科实性痛证治疗之始终,是治疗妇科痛证最常用之法。

和法,亦称和解法。是通过和解或调和的作用,以祛除病邪为目的的一种治法。主要适用于和解少阳,和中益气、调和肝脾、调理胃肠,是专治病邪在半表半里的一种方法。通过调和疏解而达到气机调畅,使表里、寒热、虚实的复杂证候、脏腑阴阳气血的偏盛偏衰,归于至复。因胡国华认为妇科痛证初起多为气滞,故此法在妇科痛证中亦时常运用。

温法,是用温热药治疗寒证的方法。《素问·至真要大论》曰"寒者热之""劳者温之"。常用于治疗经期产后,感受寒邪,或过食寒凉生冷,寒客冲任,与血搏结,所致痛经、寒湿带下等。或产后百节空虚,卫表不固,腠理不密,起居不慎,风寒湿邪乘虚而入,客于经络、关窍,所致产后身痛,关节不利。

清法即清热法,是综合运用寒凉性质的方药,通过泻火、解毒、凉血等作用,以解除热邪的治疗大法。此法多用于妇科盆腔炎性疾病的治疗。亦常用于妇科热性致痛的疾病,如热入血室所致腹痛、产后发热腹痛等。

消法是运用消食、理气、化痰、消瘀类方药,使食滞、瘿瘤、瘰疬、疮痈、癥瘕、伤肿等有形之邪逐渐消融的一种治法。其作用与下法有相似,然下法多用于病势急迫之症,消法则大多用于较缓慢的癥瘕积聚。对于"消法",当代医学大家任应秋说:"凡病邪之有所结、有所滞、有所停留、有所瘀郁,无论其在脏、在腑、在气、在经络、在膜原,用种种方法使之消散于无形,皆为消法,或名为消导,亦即导引行散的意思。"妇科痛证中常应用消法中的理气、行气、活血、消癥等法治疗子宫内膜异位症、子宫腺肌病、盆腔炎性疾病、盆腔淤血综合征等所致疼痛。

补法是指用补益药物补养人体气血阴阳之不足,以改善衰弱状态,治疗各种虚证的方法。虚证有阴虚、阳虚、气虚、血虚,补法则相应分为补阴、补阳、补气、补血四类。根据病情急缓与体质虚弱,又分峻补与缓补。早在《灵枢·经脉》篇就提出了"虚则补之"的治疗原则。《难经》又提出"虚则补其母"的治疗方法。《金匮要略》中更是记载了许多补气、补血、补阴、补阳的方剂。在妇科痛证中广泛运用于各类虚性疼痛如产后血虚头痛、肾虚胎动不安所致妊娠腹痛等。

由于妇科痛证错杂为患,胡国华在治疗妇科痛证时往往数法并用。如盆腔炎性疾病后遗症患者因久病热瘀互结于内,病势缠绵,多情志不畅,多伴肝郁气滞之证。胡国华常"消法""清法""和法"并用,采用清热利湿之品配伍理气化瘀、行气散结、疏理冲任之药,使蕴热得清、积滞得消、气血通畅、肝脾调和,而疼痛缓解。又因"久病必虚""虚则补之",运用"缓补法"使病情康复。然大堆凉药中恐碍气血运行,故常用"温法"即加用一味温药助气机运化。如产后大便难所致腹痛,因新产后气血津液耗伤,属于邪实正虚,则此时须以"通法""补法"合用,攻补兼施。又如瘀热互结所致痛经,胡国华常"清法""消法""通法"并举,用朱氏验方加味没竭汤合蒲丁藤酱汤加减。方中血竭、蒲黄为主药,活血化瘀;蒲公英等清热利湿;青皮疏肝破气行滞。又如经行吊阴痛者,以经产妇和更年期妇女多见,为冲任脉衰,肝血不足,气失疏泄所致,以"清、补、和"三法并张,方用经验方滋肾方合金铃子散加减。方中当归、鸡血藤、女贞子、桑椹子、菟丝子、川楝子等,以养肝血,疏肝气,濡润络脉,其痛自止。

四、特色用药经验

1. **善用药对,尤喜藤药** 药物配伍乃中医精华,精于方者,必精于药之配伍。"药对"又称"对药""对子""姐妹药"。药对将中医基础理论、临床病机、中药性味功效有机结合,由博返约,执简驭繁,或相须相使以增效,或相反相成而见功,起到画龙点睛、事半功倍之效。胡国华善用药对,因其组方简单、疗效确切,或二味成对,或三四味成组,药精不杂,丝丝入扣。

而藤类药多有祛风通络之效,如大红藤、络石藤、鸡血藤、夜交藤、伸筋草、透骨草之类。胡国华认为痛乃瘀滞所致,而藤类药能使药行四肢筋脉,尤其适用于有瘀之人。如鸡血藤既能补血活血,舒筋通络,其补血之力虽不及当归,然活血通络之力优于当归;其通络止痛之力虽不及川芎,然不似川芎之辛温过于走串,易动血。胡国华尤喜用鸡血藤代替四物汤之川芎,用于妇科血虚或兼有瘀滞之痛证。

2. **肝肾同治,通盛冲任** 肝肾同处于下焦,隶属于冲任,五行一水一木,母子相生,生理病理密切相连。肾藏精,肝藏血,故称"精血同源""肝肾同源"(亦称

"乙癸同源")。"冲为血海""任主胞脉,为阴脉之海",阴液旺盛,配之冲脉血盛,下达胞宫,月事方得以应时而下,并为孕育妊养创造条件。历代医家对于妇科疾病无不重视冲任的调摄。叶天士有云:"八脉隶于肝肾""肝肾内损,延及冲任奇脉"。故走冲任之药,不外入肝肾经,调补灌注冲任之品,亦不外乎填肾精益肝血而达调补冲任之目的。故治肝肾即治冲任。现今女性"阴常不足,阳亦无余"。肾藏精,藏而不泄,而肾精容易耗散;肝藏血,体阴而用阳,易亢易逆。肝肾之阴易耗散,故肝肾阴虚之证多见。临床上喜用滋补肝肾之药。如无明显虚证,则喜用桑、海螵蛸补肾,此二味药以固涩见长。

而妇科痛证多虚实夹杂,胡国华治疗妇科痛证常将补养肝肾、通盛冲任之法则贯彻始终。在化瘀止痛之外,常选用桑寄生、续断、杜仲、菟丝子、女贞子、桑椹子、枸杞子等药,既能养血补肾,补而不滞,又可肝肾兼顾,意在精血互生。并常佐广郁金、制香附、川楝子、路路通、青皮、陈皮等疏理肝气之药,宣畅气机,补中有疏。

3. **注重养血,必兼滋阴** 徐灵胎云:"治冲任之法,全在养血,故古人立方无不以血药为主者。"故养血即治冲任。血本源于先天之精,而生成于后天饮食水谷。《景岳全书·血证》云:"血即精之属也,但精藏于肾,所蕴不多,而血富于冲,所至皆是。"精足则血足,精血同源,故养血需用养阴药。胡国华喜用女贞子、桑椹子、墨旱莲三药合用滋肾养肝,滋阴养血,用于治疗血虚津亏、肝肾不足所致妇科痛证。喜用当归、赤芍、生地、鸡血藤为化裁之四物汤为底养血调经。认为生地补血凉血,有养阴之效,更有利于养血。用于治疗肝肾阴虚之妇科痛证效果更佳。

4. **内服外用,双管齐下** 中药敷贴疗法在中医学外治法中以方法简便、安全有效、适应证广泛而著称,不但可以治疗所敷部位的病变,而且可以通过经络起到"内属脏腑,外络肢节,沟通表里,贯串上下"的作用。而灌肠疗法是以中药药液或掺入散剂灌肠,以治疗疾病的一种方法,可使药物通过直肠黏膜吸收,渗透达到盆腔,促进盆腔气血运行,减轻症状。中药内服联合外敷或灌肠,有利于瘀滞的消散,促进药物的吸收和利用,提高疗效。故针对带下病拟定阴痒方外洗;针对盆腔炎拟定了灌肠方、外敷方,均能收到奇效。

5. **攻补兼施,通涩并用** 胡国华认为血贵流通、奉养全身,在女子则化为经乳,瘀则经涩、经闭、痛经,诸症峰起。妇科痛证多虚实夹杂,承朱师之法,常攻补兼施,通涩并用。用于子宫腺肌病痛经、盆腔炎性疾病后遗症腹痛等妇科痛证效果尤佳。常用药对如党参—丹参,补气养血活血止痛;莪术—白术,既能补脾益气,又能活血祛瘀;当归—黄芪,补气养血活血;仙鹤草—益母草,既可补虚止血,又可活血止血,既有攻又有补;仙鹤草—茜草,仙鹤草补虚止血,茜草凉血祛瘀止血,攻补兼施、通涩并用。亦常取具有通涩双相作用的药物如花蕊石、生蒲黄、海螵蛸、三七粉、茜草等组方,根据症情,或以通为主,或以涩为主。

6. **经前通用,经后盛养** 胡国华认为女子多气少血,常致气机运转失常,冲任失于通盛。故妇科痛证初起多为气滞致瘀,病久累及肝、脾、肾三脏,致虚实夹杂。故治疗妇科痛证,经前肝气偏旺时,偏重疏理肝气,通经为主;经后阴水既去,则偏重补益肝肾,固本为主。故经前常用桃仁、红花、益母草、泽兰叶、广郁金、制香附、路路通、川楝子等疏肝理气、活血通经之药。而经后则常用四物为底,加用女贞子、桑椹子、菟丝子、巴戟天、肉苁蓉等补益肝肾之药。

第三章

心得集锦篇

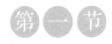

调补三脏、通补兼施论闭经

多囊卵巢综合征、卵巢早衰、高泌乳素血症,均可出现月经量少、月经后期,甚至闭经的临床表现,临证必须详问病史。要与早孕进行鉴别,要详细了解患者是否有月经后期、反复刮宫、使用避孕药物、产后出血、环境变化、节食及其他病史。治疗需审证求因,遵循"虚则补之,实则泻之",绝不可一味攻伐,以免涸泽而渔。病因病机之虚证包括肝肾不足、脾肾阳虚,总不外本虚标实。胡国华遵大道至简,临证分三型辨证论治。

一、益肾养血通经

无论何因所致之闭经,均与肾虚密不可分。若肾阴充盛,肾水得充、肾精得养,则气血冲任通达,经候如常,故肾气旺盛是调经受孕的前提条件。若先天禀赋不足或体弱多病、房劳多产,则可致肝肾不足、冲任亏损、血海空虚,月经闭止不行。临床可见形体瘦弱、腰膝酸软、头晕耳鸣、面色苍白,舌淡苔薄白,脉沉细或沉弱。治宜益肾养血、调经促孕。多见于卵巢早衰、原发性闭经,属肝肾气血不足所致的闭经。常用淫羊藿、巴戟天、肉苁蓉、仙茅、山茱萸等温补肾阳,用制首乌、女贞子、桑椹子、墨旱莲、生地、熟地、枸杞子滋补肾阴,以阴阳双补,阴中求阳、阳中求阴,滋阴不宜腻,补阳不宜躁,再佐以石菖蒲、石楠叶等温阳促卵。调理气血乃调经之精髓,可用当归、生熟地、丹参、鸡血藤、川芎、赤白芍、延胡索、郁金、香附、柴胡等理气活血养血。气虚者加黄芪、党参、白术等益气,血瘀加桃仁、红花、益母草、川牛膝、丹参、生山楂、泽兰等。

胡国华应用此法得心应手,加减化裁,每获良效。如腰背酸痛者,可酌加川续断、杜仲以益肾强腰;夜寐难安者酌加夜交藤、合欢皮、百合、淮小麦等疏肝安神;畏寒肢冷者酌加肉桂、小茴香、吴茱萸、艾叶等温补命门之火;经前乳胀者酌加制香附、川楝子、广木香、盐橘核、盐橘络等以理气疏冲散结;兼输卵管不通者,酌加路路通、皂角刺、留行子等以理气通络;脾虚便溏者酌加淮山药、炒白术、白扁豆;舌黯红有瘀者酌加紫丹参、鸡血藤、赤芍。

二、补肾健脾化痰

本型临床多见于多囊卵巢综合征所致闭经。一般以中青年患者多见,先见月经后期量少,渐至经闭不行,形体逐渐肥胖,并有其他脾肾阳虚、痰湿壅滞的症状。本病多责之于脾虚运化失职、聚湿生痰、脉络受阻而营卫不得宣通,壅滞不行而体胖经闭遂成。临床可见月经后期甚至经闭不行,形体肥胖多毛,月经量少,色淡质稀,腰膝困重,头晕沉,困倦嗜睡,胸闷泛恶,四肢怠倦乏力或浮肿,带下清稀量多,久而不孕,面色萎黄,舌质淡胖,边有齿痕,舌苔薄腻或厚腻,脉沉细或濡滑。治应健脾补肾、燥湿化痰、通利冲任,多于经前服用,方用涤痰汤化裁。药用茯苓、淮山药、党参、白术健脾益气,陈皮、半夏、莪术、白芥子、胆南星、石菖蒲、苍术燥湿化痰,鸡血藤、川芎、生山楂、丹参、益母草、茜草、泽兰等活血通络,酌加柴胡、制香附、广郁金等疏肝理气以加强通络化痰之效,待胃纳佳、精力渐充,乃于平时进健脾补肾、益气养血之品,用八珍汤加续断、杜仲、桂枝、鸡血藤等。如经水已行,则以附桂八味丸或右归丸等充养冲任,以固其本。

三、益肾调肝解郁

该法多用于平素经行尚准,因精神因素而致月经闭而不行,或多用于高泌乳素血症所致的闭经患者。患者一般体质尚实,多由于情志不畅而心气郁结,肝失条达舒畅,肝郁乘脾,脾土受侮而致精血生化不足,脉络空虚而致闭经。临床可见婚后不孕,月经后期或先后不定期,渐至闭经、经行量少,经前乳胀作痛,精神焦虑,心烦易怒,胁肋胀痛,胸闷气促,善叹息,面瘰频发,大便干结,舌淡或偏红,苔薄或薄黄,脉弦细。治当清肝益肾,疏肝泻火,通利冲任。予以凉膈散、丹栀逍遥散等化裁加减。药用牡丹皮、赤芍、生地、柴胡、广郁金、川牛膝、泽兰叶、焦栀子、当归、白芍、茯苓等。待肝气调达通利,再续以补肾养血调经,待经行后以归肾丸调补肝肾,充养血海。

对于高泌乳素血症,症见经闭、乳汁泌溢、腰疼神疲、头晕眼花、面色晦暗、乳胀、情志抑郁,脉弦细,舌暗苔薄,证属肾虚血瘀、肝气上逆之象,治宜疏肝养血,理气通经。方以四物汤合逍遥散加减,药用当归、生地、丹参、赤芍、鸡血藤、川芎、柴胡、郁金、制香附、蒲公英、全瓜蒌、枳壳、川牛膝、王不留行等,酌加益肾之品。若见乳汁自溢而质稠色黄,心烦易怒,脉细数,舌红苔薄,则属肾虚血枯、心肝火旺,治可清热养阴、疏肝理气,方用四物汤合逍遥散、增液汤化裁,药用当归、生地、赤芍、钩藤、玄参、泽兰、川牛膝、柴胡、黄芩等。

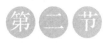

审证求因、标本同治论痛经

痛经是指妇女值经期或经行前后,出现周期性小腹疼痛或痛引腰骶,甚至剧痛晕厥,可伴有腹泻、呕吐、腰痛、头痛、乳胀等多种伴随症状。分原发性和继发性痛经两种。继发性痛经,常见于子宫腺肌病,中医古籍中无子宫腺肌病这一病名,但根据其症状可散见于妇人腹痛、癥瘕、不孕、痛经等疾病中。血瘀阻滞气机是子宫腺肌病所致盆腔疼痛的关键。中医认为痛经病位在子宫、冲任,以"不通则痛"或"不荣则痛"为主要病机,实者可由气滞血瘀、寒凝血瘀、湿热瘀阻导致子宫气血运行不畅,"不通则痛";虚者由于气血虚弱、肾气亏损致子宫失于濡养,"不荣则痛"。

当代妇科流派治痛经,多以温通为大法,注重理气活血、温经化瘀止痛的综合运用。如海派蔡氏妇科的温经止痛方、化瘀定痛方、清瘀止痛方、逐瘀化膜方;哈氏妇科以通为顺,以"温清补行"为四法;浙江何氏妇科治痛经应用周期疗法,经前1周温理气血、经行加重温经散寒止痛、经后养血温胞;贵州丁氏妇科讲究调理冲任气血,月经期调血止痛以治标,平时辨证求因以治本;浙江陈木扇女科治痛经重在调经以养血调气,开郁化痰为先,用药以"和"为期;山西平遥王氏女科治疗痛经参考《傅青主女科》,分经水忽来忽断时痛时止、经水未来先痛、经行后痛、脐下痛几类进行治疗。可见痛经的治疗各家均有特色,各有所长。

朱氏妇科治痛经,首辨虚实。认为实证痛经病机在于"内外合因,冲任瘀阻"。而虚性痛经病位虽在胞宫、冲任,但与肾关系密切,肾气充则任冲脉盛,反之,先天禀赋不足、肾气亏虚或素体虚弱、早孕多产、耗伤精血,月经后血海更显不足,以致冲任胞宫,脉络失养,不荣则痛。胡国华综合各家,认为痛经乃气血瘀滞胞宫,导致经脉瘀滞、气血不畅、冲任失调所致,临证主张以通为用,使气血调畅、经行畅通,达到通则不痛的目的。强调治病求本、重在求因,兼顾虚实夹杂、气血不和、寒热错杂,尤其强调急则治标,缓则治本。

一、临床思辨特色

1. **重辨因识证** 强调根据痛经发生时间辨痛经的虚实,如经前或经行初期疼痛多属实证,月经将净或经后隐隐疼痛多为虚证。根据疼痛的部位察病位在肝在肾、在气在血,如痛在少腹一侧或双侧,痛处不定,上窜下达,多属气滞,病在肝;痛在小腹正中常与子宫瘀滞有关;痛及腰脊多属病在肾。根据疼痛性质、程度可使辨证更加精准,如掣痛、绞痛、灼痛、刺痛、拒按多为实证;隐痛、坠痛、喜揉喜按多为虚证;灼痛得热反剧为热证;冷痛得热减轻则为寒证;痛甚于胀,持续作痛为血瘀重于气滞;胀甚于痛,时痛时止为气滞重于血瘀。

2. **讲循证定法** 胡国华认为气郁痛经,其治法应疏肝调冲、理气止痛,可在行经前4~5日,有乳胀、胸闷、小腹作胀时服药;子宫内膜异位症、子宫肌瘤等多属血瘀痛经,应活血调经、化瘀止痛,宜在行经初期,经水涩滞、腹痛夹瘀时服用;虚性痛经行经期间不一定服药,注重平时调补,使体质渐壮,痛经自然会逐步减轻。婚前痛经较为单纯,大多属先天肝肾不足、气血虚弱或寒凝血瘀之类,治疗法则相应简单;婚后的痛经,常夹房事不洁之湿热瘀滞之证,治有差别,需要兼顾。一般而言,原发治在精简,继发治在兼顾;寒证治在温通,热证重在清化;走痛重在治气,定痛重在理血;痛发先行化瘀,痛止重在调补;血多化瘀止血,血少益气养血。

3. **重凭脉辨证** 胡国华延续朱氏妇科一贯重视脉诊传统。在痛经辨证中,若脉弦迟而涩,属冲任气滞;脉细而沉紧,属寒凝气滞;脉弦或涩,属肝胆郁热;若脉细而涩,多属气血不足;若脉弦滑而数,多属湿热瘀阻;脉沉紧而涩,多有气血瘀滞。

二、临证止痛五法

1. **温法** 针对寒凝血瘀型痛经,提出以温经散寒止痛为法。该型临床可见经前或行经时小腹冷痛或痛甚,按之痛甚,得热痛减,经血量少,色黯红,手足不温,畏寒肢冷,苔白润,脉沉。除选用当归、川芎、鸡血藤等养血通经之品外,还选用艾叶、制香附、淡吴茱萸、小茴香、胡芦巴、炮姜等温经散寒、理气活血之品。

2. **化法** 针对气滞血瘀型痛经,以理气活血、止痛、化瘀散结。多见于膜样痛经、子宫内膜异位症痛经、子宫腺肌病等瘀滞型痛经。临床表现为经前数日或经期中小腹胀痛拒按或刺痛、经行量少或不畅、经色紫黯、伴有血块、血块排出疼痛可减,经净后疼痛自消。常伴有胸胁、乳房作胀、舌质黯或见瘀点、脉弦或弦滑。此时在经行期间多疏肝理气、活血化瘀、通络止痛诸法并用。一般理气止痛常用青皮、柴胡、延胡索、川楝子、制香附;活血化瘀止痛常选生蒲黄、炒五灵脂、乳香、没药、刘寄奴、血竭粉、生山楂、花蕊石、赤芍等;伴有肝郁气滞、络道不通的,则常选加路路通、皂角刺、枳壳、王不留行、石菖蒲等疏利通络之品;共奏疏肝理气、活血化瘀止痛之功。经净后酌加皂角刺、路路通、莪术、石见穿、丹参、铁刺苓、刘寄奴等软坚散结之品;若是更年期子宫腺肌病所致痛经,一般平时则清肝益肾、软坚消瘤,常用紫草、夏枯草、白花蛇舌草、墨旱莲、生牡蛎等平肝清热,促断经水。

3. **和法** 针对气血虚弱型痛经,提出益气和血养血为法。临床见经前或经期或经后小腹隐隐作痛,喜揉喜按,月经量少,色淡质薄。伴有神疲乏力,面色萎黄,食欲不振,舌质淡,苔薄白,脉细软或弱。益气常选用黄芪、党参、太子参、茯苓、白术;养血和血以四物为基本方,常选加丹参、鸡血藤、怀牛膝、白芍、生地、益母草、茜草、泽兰等品,外加川楝子、延胡索等疏肝理气之品以梳理冲任、调和气血。

4. **补法** 针对肝肾虚损型痛经,注重长期调理,补益肝肾之本,且多于平时进行治疗更为有效。临证见经期或经后一二日小腹绵绵作痛或坠痛,经色黯淡,量少而质薄。常伴头晕耳鸣、腰酸乏力、小腹冷坠、脱发,或潮热汗出,脉细弱或沉细,苔薄白或薄黄。滋养肝肾常选用女贞子、桑椹子、枸杞子、制黄精,益肾强腰常用续断、杜仲、狗脊、桑枝、桑寄生等,平时还可酌加温补肾阳的巴戟天、菟丝子、肉苁蓉等品以阳中求阴,以使阴平阳秘。

5. **清法** 主要针对盆腔炎性疾病后遗症等因湿热瘀滞所致的痛经。症见经行前或经行期间小腹灼热作痛,腰膝酸软,遇热痛不减,平素带下量多色黄,小腹隐隐作痛,脉滑数,舌红苔黄或黄腻。清利湿热、通络止痛常用四物汤加蒲公英、红藤、败酱草、车前草、刘寄奴、柴胡、延胡索等清热利湿之品。

痛经虽多有实邪为患,但多为本虚标实、虚实夹杂,痛经实证日久,缠绵难愈,损耗人体正气,则必致肝肾亏虚,气血不足。故治疗痛经需兼顾其不足之候,通过兼合补益气血、益肾疏肝、强腰健脾等各治法以攻补兼施,而非单取一法即可。

胡国华认为女子多气少血,常致气机运转失常,冲任失于通盛。又或因经期感寒,或因经期同房感邪,或因产后失摄,或因人流后胞宫受损等各类原因,导致经血逆流,而生"离经之血",日久致瘀,故子宫腺肌病所致盆腔痛初起多为气滞血瘀,而久病累及肝、脾、肾三脏,而致虚实夹杂。痛证血证,重在祛瘀扶正,宣畅气机,分期论治,攻补兼施。依据"冲任以盛为本,以通为用"的理论,注重"运转气机",制定以"通盛冲任、宣畅气机、分期论治、攻补兼施"的治疗思路,由朱氏验方"加味没竭汤"合"蒲丁藤酱汤"化裁,自拟"痛经宁方"。

三、临床特色验方

1. **朱氏加味没竭汤**　胡国华善于化裁应用朱氏妇科家传止痛验方"加味没竭汤"。该方主治经行期间子宫内膜未排出之前小腹剧痛、腹胀,一般膜块排出后痛势即减。舌质暗苔薄边偏紫,脉弦或紧或涩,多见子宫内膜异位症、子宫腺肌病、膜样痛经。方药:生蒲黄24 g、炒五灵脂15 g、炙乳没各12 g、生山楂12 g、棱莪术各12 g、青皮6 g、血竭末2 g。方以生蒲黄为君,化瘀止血,合五灵脂即为失笑散,可活血化瘀、散结止痛。加三棱、莪术、乳香、没药、血竭以破气行滞、活血化瘀止痛,生山楂消食活血和胃,兼以青皮疏肝理气,全方共奏活血化瘀、行气止痛之功,可化散膜块,使膜散经畅。若月经过多,蒲黄、山楂则炒用,去三棱、莪术,加三七粉、炮姜炭、仙鹤草,以通涩并用、祛瘀生新;偏寒者酌加艾叶、小茴香、炮姜;热瘀互结者酌加蒲公英、紫花地丁、败酱草、红藤、柴胡、延胡索。

2. **"痛经宁方"**　药用生蒲黄18 g,大红藤30 g,制乳香、没药各3 g,田三七粉(冲服)2 g,威灵仙18 g,柴胡、延胡索各9 g,刘寄奴9 g,胡芦巴18 g,方中生蒲黄、大红藤活血化瘀止痛为君。蒲黄归肝、心经,其性平味甘,功能止血化瘀、利尿通淋,为止血行瘀之良药,有止血而不留瘀的特点,生用行血化瘀更强,广泛用于妇科各种瘀血疼痛证。大红藤味苦性平,归肝、大肠经,具有清热解毒、活血通络的功效,适用于腹痛、痛经、风湿关节疼痛等症。二者共为君药,活血化瘀止痛力强。柴胡、延胡索疏肝理气止痛为臣,两药皆入肝经,柴胡辛散苦泄,善于驱邪解表退热,疏泄少阳半表半里之邪,调达肝气、疏肝解郁,还可升举脾胃清阳之气,常用治肝失疏泄、气机郁阻所致诸痛、血证。延胡索辛散温通,为活血行气止痛之良药,无论何种痛证均可配伍,《本草纲目》谓其能"行血中之气滞,气中血滞,故专治一身上下诸痛,用之中的,妙不可言"。佐以威灵仙通络止痛,胡芦巴温肾散寒止痛,乳香、没药散瘀定痛,刘寄奴破血通经止痛,田三七散瘀止血、兼有补血为使。威灵仙性辛、咸、温,归膀胱经、肝经,功能祛风除湿,通络止痛。胡芦巴性温,味苦,归肾经,功能温肾助阳,散寒止痛。乳香味苦性温,没药味苦性平,均入心、肝、脾经,皆可活血止痛、化瘀生肌。乳香辛温香窜,气味芳香走窜,为宣通脏腑,透达经络之药,偏调气止痛;没药为行气散瘀止痛之要药,偏活血定痛。《医学衷中参西录》曰:"二药并用为宣通脏腑、流通经络之要药。故凡心胃、胁腹、肢体、关节诸疼痛皆能治之;又善治女子行经腹痛,产后瘀血作痛,月事不以时下,虽为开通之品,不至耗伤气血,诚良药也。"《本草求真》云:"刘寄奴,味苦微温,多能破瘀通经……刘寄奴总为破血之品,故能使滞者破而即通,而通者破而即收也。"三七,李时珍誉之为"金不换",并称"人参补气第一,三七补血第一,味同而功亦等,故称人参三七,为中药之最珍贵者"。生用可止血化瘀、消肿止痛。综观全方以化瘀止痛为主,多味药入肝经,起到疏肝理气、宣畅气机之用,且方中凉、温并举,攻补兼施,化瘀而不伤正,止血而不留瘀,全方共奏化瘀止痛、理气疏冲之效。胡国华临床常以此方加减治疗气滞血瘀型、瘀热互结型子宫腺肌病痛经,疗效明显。

3. **温经止痛方**　主治经来偏少、小腹冷痛、畏寒肢清、大便欠实,腹部喜按喜温,舌淡,苔薄白,脉细弦或紧。方药:生蒲黄18 g、全当归12 g、赤白芍各9 g、川芎6 g、制香附9 g、延胡索12 g、吴茱萸9 g、益母草18 g、刘寄奴9 g、乌药6 g、艾叶6 g。用于寒凝血瘀型痛经,可温经散寒、活血化瘀止痛。方中生蒲黄活血化瘀止痛;全当归、赤芍、白芍、川芎以活血养血;吴茱萸、艾叶温中逐寒、调经止痛;制香附、延胡索理气调经止痛;乌药温经行气止痛;刘寄奴破血通经化瘀;益母草活血祛瘀、利水调经。全方共奏温经行气、活血止痛之效。经量偏少者加益母草、泽兰叶;腹泻者加淮山药、炮姜;腹胀者加木香;小腹冷痛者酌加艾叶、小茴香、胡芦巴;腰酸者加续断、杜仲。

4. **清热化瘀方**　主治经前或经期下腹疼痛拒按,或兼腰酸,经色暗红或有血块,质稠或挟有较多黏液,平素小腹隐痛或有不适感,白带量多黏稠,舌质红苔黄腻,脉弦滑或滑数。方药:细生地12 g、蒲公英15 g、大红藤15 g、牡丹皮9 g、赤芍药9 g、延胡索9 g、败酱草15 g、刘寄奴12 g。功可清热解毒,凉血活血,化瘀止痛,适合瘀热型痛经。方中红藤、败酱草、蒲公英清热解毒;川楝子、延胡索、刘寄奴理气化瘀、疏络止痛;生地、牡丹皮、赤芍凉血活血。腰酸者可加川续断、杜仲;痛甚者可加生蒲黄、炙乳香、炙没药;瘀热重者可加金银花、青蒿、黄柏;经行量少者酌加丹参、茜草、益母草;发热者可加柴胡、黄芩;大便不畅者可加全瓜蒌;胸闷者可加广郁金、川楝子;湿热甚者可加薏苡仁、茯苓。

首辨虚实、通涩清养论血证

妇女非行经期,阴道突然大量出血或淋漓不净,称为崩漏。如《血证论·崩漏》曰:"崩漏者,非经期而下血之谓也。"《医宗金鉴·妇科心法要诀》曰:"淋漓不断名为漏,忽然大下谓之崩。"崩为漏之甚,漏为崩之渐。崩漏之病因,《诸病源候论》曰:"崩中之状,是伤损冲任之脉。"《景岳全书·妇人规》曰:"漏下者,由劳伤气血,冲任之脉虚损故也。崩中者,脏腑损伤冲脉血气俱虚故也。"

崩漏之治,历代医家根据病情轻重缓急,多采用"急则治其标,缓则治其本"的原则,灵活运用塞流、澄源、复旧三法。如明代方广的《丹溪心法附余·妇人门·崩漏》提出:"治崩次第:初用止血以塞其流,中用清热凉血以澄其源,末用补血以还其旧。"后世多首推此法。塞流即止血,胡国华强调崩漏出血不止,止血防脱为当务之急。澄源即针对病因根本而澄其本源,当阴道出血减少或停止后,要针对其病因病机相应调治,乃崩漏治疗的重要阶段。复旧属善后调理,多补肾、调肝、健脾诸法并施。其中塞流是关键、澄源是基础、复旧是根本,三者相辅相成、缺一不可。临床不可截然分开,应用也并无明确次第之分,胡国华强调塞流应与澄源并举,把澄源贯穿于塞流全过程。

一、证分虚实两端

引起冲任损伤之因虽多,但不外虚实两端。虚者多因素体脾气亏虚,或忧思过度,或饮食劳倦损伤脾气,致气虚下陷、统摄失司、冲任不固,而成崩漏;或素体肾气不足或房劳多产伤肾,以致封藏不固、冲任失摄而为崩漏。实证多由素体阳盛、肝火内炽,热伤冲任、迫血妄行而成崩漏;或因经期产后余血未尽,旧血不去而新血不得归经,而致崩漏。故其病因病机虚则不外肾虚、脾虚,实则不外血热、血瘀。治疗上掌握补与清的主次,标本兼治,防止崩漏复发。血崩调治,止血相对容易,关键在于辨证求因,重在固本调经。

1. **实勿单纯固涩** 胡国华在治疗上对于实证血热型崩漏,多以清热凉血止血,选用生地、黄芩、牡丹皮、赤芍、大蓟、小蓟、茜草、地榆等凉血止崩之品,伴有肝火偏旺的更年期崩漏,多加用夏枯草、墨旱莲、白花蛇舌草、紫草根等清肝凉血止血。对于血瘀型出血,则以通经化瘀止血为治,药用桃红四物汤加生蒲黄、乳香、没药、益母草、仙鹤草、茜草、血竭、三七粉等。一般不直接用收涩止血药。

2. **虚重滋养肝肾**　月经过多、崩漏等证日久均可出现虚证表现,失血日久,耗伤阴血,出血日久不愈,必然会伤及阴血,阴血不足易导致虚火内生,肝阴血不足,伤及肾阴,形成肝肾阴虚。此时用药当着重考虑补益肝肾阴精,以固肾止崩,临床多用芡实、莲须、桑螵蛸、海螵蛸等固涩止崩;怀山药、山茱萸健脾益肾止崩;覆盆子、金樱子固肾收涩;养阴则以女贞子、墨旱莲、桑椹子为主。

二、分型辨证论治

1. **脾虚**　临床可见暴崩下血或淋漓不净,色淡质薄,身体倦怠,气短懒言,胸闷纳呆,大便溏薄,苔薄润或腻,舌体胖嫩或有齿印,脉细弱,均为脾虚血少之候。治以益气固本,养血止血。方用归脾汤化裁。药常用党参、黄芪、白术、茯苓、熟地、砂仁、当归、阿胶、山药、白扁豆等健脾益气。

2. **肾阴虚**　出血量少或淋漓不断,色鲜,头晕耳鸣,五心烦热,失眠盗汗,腰膝酸软。舌质红、少苔或无苔,脉细数无力。多见于更年期女性。治以滋肾固阴,兼清肝热。以左归丸化裁。药用熟地、山药、山茱萸、菟丝子、枸杞子、桑椹子、女贞子、墨旱莲、鹿角胶、夏枯草、紫草、白花蛇舌草等。

3. **肾阳虚**　临床症见出血量多或淋漓不断,色淡质稀,精神萎靡不振,畏寒肢冷,面色晦暗或㿠白,大便溏薄,舌淡苔薄白,脉沉细或弱。治以温肾止血,方用右归丸化裁。药用黄芪、党参、熟地、山茱萸、枸杞子、续断、杜仲、菟丝子、巴戟天、肉苁蓉、胡芦巴、淫羊藿、鹿角霜等。如阴阳俱虚者,可综合上述两法灵活加减。

4. **血热**　见阴道突然大量下血,或淋漓日久,血色深红,口干喜饮,头晕面赤,烦躁不寐,舌质红、苔黄,脉滑数。治以清热凉血,固经止血。可用加味四物汤合丹栀逍遥散加减。药用熟地、白芍、当归、川芎、牡丹皮、黄芩、白术、川续断、焦栀子、大蓟、小蓟、地榆炭等。

5. **血瘀**　临床症见出血淋漓,或突然下血量多,挟有瘀块,小腹刺痛拒按,瘀块排出后则痛减,舌质黯或尖边有瘀斑,脉沉涩或弦紧。治以活血止血,方用膈下逐瘀汤化裁。药常用丹参、当归、赤芍、川芎、鸡血藤、生蒲黄、桃仁、红花、牡丹皮、益母草、延胡索、三七、血竭等。

三、治以通涩清养

崩漏多属虚实夹杂,单纯的实证或者虚证临床都较为少见,用方需根据疾病不同阶段区别用药。胡国华在传承朱氏妇科学术经验时,将朱氏妇科止崩经验归纳为通、涩、清、养四法,多以此四法综合应用于妇科临床,疗效显著,现精简介绍如下。

1. 通 "通"乃通因通用之意。因瘀血阻络,血不循经而致崩漏乃临床所常见。因瘀致漏则必先祛其瘀,瘀散脉通,出血自止。胡国华常用化瘀止血药如蒲黄炭、熟大黄炭、山楂炭、花蕊石、茜草、三七粉、仙鹤草、益母草等。血瘀又有气滞、气虚、阳虚、血寒、外伤及寒热湿痰等邪气夹杂之别,故化瘀止血药需与理气、清热、温经散寒、益气养血、滋补肝肾等法相合而用。妊娠胎漏下血而孕前有子宫内膜异位症、盆腔炎所致腹痛者亦可以用通药。久漏患者乍见一派虚象,万不可见虚误补,须注意虚中夹瘀之证,不忘祛瘀,瘀血去方能新血生。

2. 涩 "涩"乃收敛固涩,止血塞流之法,但塞流勿忘澄源。用于"塞流、澄源、复旧"之塞流期。傅青主曰:"世人一见血崩,往往用止涩之品,虽亦能取效于一时,但不用补阴之药,则虚火易于冲击,恐随止随发,以致终年累月不能痊愈者有之。"故盲目止涩,往往塞而不止。胡国华临床多用具有双相调节的止血塞流药,如活血止血药,如生蒲黄、三七、血竭等;凉血止血药如生地炭、墨旱莲、女贞子、地榆炭、藕节炭;益气止血药如焦潞党、焦白术、炒怀山药、芡实、莲须;补血止血药如地黄炭、阿胶;固肾止血药如炒杜仲、炒续断、桑螵蛸、墨旱莲、苎麻根、覆盆子;温经止血药如炮姜、艾叶、胡芦巴等。针对病因既塞流又兼澄源,可谓一举两得。

3. 清 "清"乃清热凉血、清热解毒之法。塞流、澄源期皆可化裁应用。崩漏临床一般热多寒少,而热有虚、实之分。热清血自宁,实证血热出血一般势急色红,舌深红,苔薄少津,脉弦数;阴虚血热出血,多舌暗红,脉细弦数。实证常用生地、大蓟、小蓟、地榆、侧柏叶、椿根皮、炒牡丹皮;热瘀交结酌加清热解毒药如蒲公英、紫花地丁、败酱草、红藤、柴胡、延胡索、川楝子之类。阴虚出血常用二至丸、苎麻根、桑椹子、山茱萸、枸杞子、桑螵蛸、生地炭等,注重在补阴之中行止崩之法,血无热迫,则静而复常。

4. 养 "养"者,一为扶正补虚,一为复旧善后。用于崩漏的复旧期。脾主统血、肝主藏血、肾主藏精,故肝、脾、肾三脏的调摄对崩漏的治疗意义重大。临床脾虚失统,治以健脾摄血;肾阳虚衰,精血不固,治以温肾固冲;肾阴不足,肝火偏亢,治以滋肾平肝、固摄冲任。另外,"心和则血生",崩漏患者极易紧张,心神不安,导致血海难宁,此时可选远志、茯苓、茯神、酸枣仁、淮小麦、百合、合欢皮、首乌藤之类以养心疏肝安神。崩漏日久,气血耗伤,需复旧善后,纯虚无邪则补益兼以固涩之品,治从脾肾;本虚兼有宿疾的治宜补虚兼以祛瘀、清热、软坚消瘤;分阶段而言,青春期、生育期妇女崩漏之复旧,要促排卵、调周期;而更年期妇女则需促其绝经;同时要嘱其慎房事、勿劳作、怡情志。

四、四法顺势而为

临证多四法兼用,取效甚捷。如通涩兼施以祛瘀止血,清通兼顾以清热化瘀,清养并举以清肝益肾,涩养并重以益气止血、益肾固冲。通涩清养四法并举以清热养阴、化瘀摄冲。同时强调四法应顺势而为。如顺应月经周期,见病程短者,在接近正常月经周期时,顺势以通为主,其余时间若出血则以涩为主;病程长而反复崩中漏下者,应注意如每次出血量多时为月经周期,可顺其自然而用通法,逐渐形成正常的规律月经后,则崩漏期以涩为主,平素则胞宫当藏时以补养为主,胞宫当泻时以清泻为主。胞宫氤氲转化时注意补泻药物轻重配伍,使胞宫藏泻有度则病愈。还可配合超声了解内膜厚度,内膜厚者以通为主,内膜薄者以养为主。临床数法需运筹帷幄。

五、验方化裁应用

朱氏妇科治崩创立将军斩关汤,该方由朱南孙祖父朱南山所创,朱小南承之,全方"补气血而祛余邪,祛瘀而不伤正",适用于虚中夹实之严重血崩。其组成为熟大黄炭、巴戟天、仙鹤草、茯神、蒲黄炒阿胶、黄芪、炒当归、白术、生熟地、焦谷芽、藏红花、三七粉,红茶汁送服。朱南孙教授宗原方之旨化裁,临证以熟大黄炭、炮姜炭为君,"守而不走",一寒一热,通涩并举;用蒲黄化瘀通经、散结消癥;益母草、仙鹤草、茜草三药合用通涩兼顾;三七粉化瘀止血。全方通涩并用,以通为主,寓攻于补,对产后恶露、癥瘕出血、崩漏属虚中夹实、瘀热内滞者用之屡效。

胡国华常以将军斩关汤之方意辨证化裁,治寒、热、虚、瘀兼夹的崩漏。临床遇腰酸者加续断、杜仲、狗脊、桑寄生等;阴虚血热者加女贞子、墨旱莲、玄参、炒

牡丹皮、苎麻根等;乳胀、小腹坠胀者加柴胡、延胡索、川楝子、制香附、广郁金;痛
剧者蒲黄炭改为生蒲黄,加血竭粉、制乳香、制没药;便秘者选用全瓜蒌、柏子仁、
冬瓜仁等;四肢畏冷者选用巴戟天、肉苁蓉、胡芦巴、淫羊藿、鹿角霜等;纳呆、嗳
气者加八月札、炒谷芽、炒麦芽等。

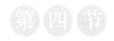

预培其损、孕后防治论滑胎

妊娠期阴道少量出血,时下时止,或淋漓不断,而无腰酸腹痛者,称为胎漏,
亦称"胞漏"或"漏胎"。若妊娠期出现腰酸腹痛,小腹下坠,或阴道少量出血者,
称为胎动不安。在妊娠早、中期发生胎漏、胎动不安者,常为堕胎、小产之先兆,
相当于西医学之先兆流产;若在妊娠中、晚期发生胎漏,也可能为前置胎盘的表
现。复发性流产是指同一性伴侣自然流产连续发生2次及2次以上者。其病因
可归纳为染色体异常、免疫因素、内分泌因素、感染因素、生殖器畸形、不明原因
复发性流产六大因素。其中,不能明确病因的人群则定义为不明原因复发性流
产,约占复发性流产人群的40%。针对以上病因,西医治疗方法为免疫调节治
疗、内分泌治疗、抗凝治疗、抗生素治疗、生殖器畸形矫形术、补充维生素等。目
前,对不明原因的复发性流产治疗尚无确切疗法。根据症状可归属于中医学
"滑胎""数堕胎"范畴。中医辨证论治滑胎有一定优势,可以弥补西医治疗的不
足,多数中西医结合治疗可优势互补,提高妊娠率。胡国华认为滑胎为脾肾不
足,胎元不固导致,审因论治,从健脾补肾安胎论治收效颇显。

一、病因病机

1. **脾肾亏虚**　肾为先天之本,肾虚则胎失所系。先天禀赋薄弱,肾气虚不
能固摄冲任或后天久病伤肾,或屡孕屡堕,或孕后房事不节,均足以损伤肾气。
《女科经论·引女科集略》曰:"女子肾藏系于胎,是母之真气,子之所赖也。若肾
气亏损,便不能固摄胎元。"《景岳全书·妇人规》曰:"父气薄弱,胎有不能全受而
血之漏者。"夫妇双方或一方肾虚,均可导致胎元不固。《医学衷中参西录》曰:
"男女生育,皆赖肾脏作强,肾旺自能荫胎也。"肾主生殖,胞脉系于肾,成胎在于

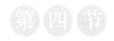

肾,胚胎的发育亦根于肾。《傅青主女科》提出:"妊娠少腹作痛,胎动不安,如有下坠之状,人只知带脉无力也,谁知是脾肾之亏乎? 夫胞胎虽系于带脉,而带脉实关乎脾肾。脾肾亏损,则带脉无力,胞胎即无以胜任矣。况人之脾肾亏损者,非饮食之过伤,即色欲之太过甚。脾肾亏则带脉急,胞胎所以有下坠之状也。然则胞胎之系,通于心与肾,而不通于脾,补肾可也,何故补脾? 然脾为后天,肾为先天,脾非先天之气不能化,肾非后天之气不能生,补肾而不补脾,则肾之精何以遽生也?"《胎产全书》曰:"凡孕妇脾胃旺而血气充,则胎安而正,产子精神而寿。"足阳明胃经与冲脉会于气街,故曰"冲脉隶于阳明",阳明胃与脾脏腑相依,凡补胃之药皆能补脾,脾胃健则水谷精微得以运化,机体营养充沛,气血生化有源,故而女经调,孕而成胎,胎得濡养而无胎动之虞。肾藏精,精化血,脾为气血生化之源,胚胎的生长发育有赖于气血的滋养,气足以载胎,血充以养胎,脾肾同治,气血共调,肾旺脾健,气血充足,冲任调和则胞胎得以濡养,所谓"补先后二天之脾与肾,正所以固胞胎之气与血"。

2. **气血虚弱**　气以载胎,血以养胎,母体素体虚弱,化源不足,或久病、失血,气血亏损,或孕后劳倦过度、饮食失调,以致脾胃虚弱气血匮乏,则无以营养胎元。《景岳全书·妇人规》曰:"凡妊娠之数见堕胎者,必以气脉亏损而然,盖气虚而提摄不固,血虚则灌溉不周。"元代朱丹溪《丹溪心法》曰:"胎漏,气虚、血虚、血热。"

3. **血热证**　热扰冲任,可致胎元不固。以孕后感受热邪,或七情化火,或过用温燥之品,或素体阳盛、阴虚,热从内生,扰动冲任、胎元,则迫血妄行,冲任不固。《景岳全书·妇人规》云:"凡胎热者,血易动,血动者,胎不安。"

4. **血瘀癥瘕**　素有胞中瘀滞结块(包括子宫肌瘤、子宫内膜异位症、盆腔炎、卵巢良性肿瘤、陈旧性宫外孕等),孕后瘀阻胞脉、胞络,影响胎元,以致胎元不固。

胡国华认为胎漏、胎动不安主要病机为冲任受损,胎元不固。如隋代巢元方《诸病源候论·妇人妊娠病诸候上》认为:"此由冲脉、任脉虚,不能制约太阳、少阴之经血故也。冲任之脉,为经脉之海,皆起于胞内。手太阳,小肠脉也;手少阴,心脉也,是二经为表里,上为乳汁,下为月水。有娠之人,经水所以断者,壅之以养胎,而蓄之为乳汁。冲任气虚,则胞内泄漏,不能制其经血,故月水时下,京名胞阻。漏血尽,则人毙也。"证候有虚实之分,虚者多因肾虚、脾虚、气血虚弱;实者多因血热、血瘀,也有虚实夹杂者。但临床以虚证或虚实夹杂者多见。

复发性流产中医学称之为滑胎,有屡孕屡堕,且应期而堕的特点。胎元不固的病因复杂,有胎元禀赋不健,母体脾肾虚弱,气血亏虚,邪热扰动,跌扑闪挫,宿有癥瘕等,均可导致冲任损伤,胎失所养,胎元不固,而至胎阴难留,屡孕屡堕。滑胎的发生主要是由于母体冲任虚损,不能固摄胎元,以致胎元不健而堕,其病因病机以脾肾两虚为主。已有临床研究证实,"脾肾不足是复发性流产的基本病机"。因脾肾两虚致胎失所养,胎元不固,治疗时固肾安胎需与健脾养血相结合,因此,固肾健脾安胎为多数医家治疗滑胎之常法。

肾藏精主生殖,精血互生且精可生气,肾精充则肾气旺,胞脉系于肾,肾气盛则孕后胞脉有力举固胎元。肾藏精,为先天之本,封藏之本,胎元之根,主生殖、生长发育。胎孕之成,源于肾精,胎孕之固,赖于肾气。肾精亏虚,先天禀赋不足,则不能成胎,或虽成而枯萎不长;肾气不充则胎元不固而致滑胎、堕胎、小产。如《医学衷中参西录》所言:"若肾气虚衰,封藏不固,则胎失所系,造成胎动不安、胎漏或堕胎、小产,甚则引起屡孕屡堕而成滑胎。"脾土载万物,承载胎元,脾脏五行属土,土乘坤静之德,能化生万物,为万物扎根之基。脾为后天之本,主运化,为气血生化之源,胎元之茎。肾精、肾气之充实依赖于后天脾胃运化之水谷精微充养。若脾气虚弱,则不能助肾气以举胎。妇人有孕,全赖血以养之,气以护之。脾虚则气血匮乏,妊养无力,上承托举无权,胎无所载,必滑脱而下,如枝枯则果落,藤萎则花坠也。

二、辨证论治

辨证主要根据症状与舌脉。其主要表现为阴道出血、小腹痛、腰痛和腰腹下坠。根据四大症状轻重变化,结合必要的辅助检查,判断病情的进退、胎元的存亡和预后。一般阴道出血量少,色淡,质稀者,多属虚证;色深红或紫暗,质稠者,多属实证。下血量少,腰腹痛和下坠感轻微,脉滑者,则胎元未殒,宜安胎;若下血量多,腹痛加重,腰痛如折,阵阵下坠者,则已发展为胎堕难留,安之无益;若反复阴道出血,色暗,小腹冷痛,早孕反应消失,脉由滑转涩者,则为胎死不下之兆,应做进一步检查。

胎漏、胎动不安的治疗,胡国华认为以固冲安胎为总则。安胎之法,应随证随人,灵活运用。但要注意时时维护胎元,避免使用碍胎、动胎之品。由于肾为先天之本,胞络系于肾,故安胎之中,须注意顾护肾气,以固胎元。但若胎元不正(异位妊娠、葡萄胎)或胎元已殒者,则急需下胎以救母。

胡国华根据辨证论治的原则,对胎漏、胎动不安的患者以补肾健脾,固冲安胎为主法,自拟补肾保胎方:黄芪18 g、党参12 g、白术9 g、白芍9 g、山药18 g、陈皮6 g、半夏9 g、黄芩9 g、菟丝子18 g、川续断9 g、杜仲9 g、女贞子9 g、墨旱莲18 g。方中黄芪、党参健脾益气,既补气以养胎,又补后天脾以资先天肾;白术、白芍益气养血;菟丝子性味甘平,入肝肾二经,温而不燥,补而不腻,平补阴阳,补肾固胎;续断、杜仲补肾固冲;女贞子性平清补,补肾滋阴,养肝明目,墨旱莲甘酸入肾,滋阴凉血,两药合用为二至丸,具补肾养肝、凉血止血之功;黄芩清热坚阴,止血安胎;陈皮、半夏健脾理气,和胃止呕。全方益气养血,健脾补肾固胎。临床加减:若阴道出血较明显,偏于寒者,加鹿角霜、艾叶、炮姜炭;偏于热者,加地榆、黄芩、大蓟、小蓟、仙鹤草等;腹胀痛明显者,加徐长卿、柴胡、青皮、陈皮等;出血色暗有块,或出血日久不止者,加三七粉化瘀止血;夜尿多,加覆盆子、金樱子、益智仁;大便秘结,加冬瓜仁、肉苁蓉。

三、临诊经验

1. 孕前培本,调经助孕　滑胎患者屡孕屡堕犹如瓜未熟而自落,必牵引藤蔓,伤及母体。《景岳全书·妇人规》云:"凡治堕胎者,必当察此养胎之源,而预培其损,保胎之法无出于此",明确提出对于滑胎应遵"预培其损、防治结合"的治疗原则,故滑胎的最佳治疗时期是孕前即开始调治身体,未孕先防,培元固本。胡国华诊治滑胎时,孕前常补肾健脾、填精固冲、益气养血以培本,循序渐进,调治3个月后,脾肾精气健旺,经调于氤氲之时,指导同房,受孕概率高。经调是孕育的先决条件。《女科要旨》云:"妇人无子,皆因经水不调。经水所以不调者,皆由内有七情之伤,外有六淫之感,或气血偏盛,阴阳相乘所致。种子之法,即在于调经之中。"胡国华调经强调顺应阴阳气血的消长变化,按月经周期的不同阶段分期论治,以调节阴阳气血的动态平衡。故在脾肾双补的基础上,顺应月经周期酌情加减,如经期宜疏宜导,加入活血化瘀兼理气药;经后宜补,加入补肾填精之药滋补肝肾之阴、养天癸、调冲任;经间期宜补宜通,加入补肾通络活血之药滋肾助阳,行气活络;经前期宜疏宜补,加入补肾疏肝活血之药,以益肾助阳、调气活血为主。

2. 孕后防治,健脾固肾安胎　胡国华认为滑胎多为虚证,脾肾不足为主要病因病机,亦遵傅山"安胎重脾肾"思想从脾肾论治,脾健肾充,胎安孕成。肾脾合治,从先天以固胎元,从后天以养胎体,才能稳如泰山磐石。《医学衷中参西录·论治妇人流产》载:"诚以保胎所用之药,当注重于胎,以变化胎之性情气质……使其气血壮旺固摄，以为母强自能荫子。"选方如泰山磐石散、寿胎丸、十全大补汤、八珍汤、胎元饮、六味地黄丸、补肾固冲汤等。健脾常用黄芪、党参、白术、山药、太子参补中气以载胎元，生气血以养胎；补肾常用菟丝子、巴戟天、肉苁蓉、杜仲、川续断、山茱萸、覆盆子等。菟丝子、巴戟天、肉苁蓉补肾填精，温而不燥；山茱萸、覆盆子益肾固精，助孕，安胎；川续断配伍杜仲补益肾气，强腰固胎；杜仲有镇静、镇痛作用，可降低子宫敏感性，用于胎动不安，保胎疗效肯定。处方选用以上补益药为主，健脾固肾安胎，灵活随证加减，若伴有阴道出血者，加仙鹤草、生地榆、生茜草等凉血止血；伴有腰酸者，加桑寄生、狗脊、补骨脂等补肝肾，强筋骨；伴有腹痛者，加白芍、甘草等甘缓止痛；伴有小腹下坠者，重用黄芪，加太子参、升麻、南瓜蒂等补益中气固胎元；伴有恶心呕吐者，加砂仁、紫苏梗、竹茹、姜半夏等理气和胃、降逆止呕；伴有心神不宁、夜寐梦扰者，加灵芝、大枣、酸枣仁、合欢皮等养心安神；兼血虚者，加白芍、当归、生地、熟地补血养血以安胎；兼阴虚内热者，加黄芩、生地、太子参，黄芩苦能坚肾，配合白术为安胎圣药。

3. **心神同治，助孕成胎安** 情志因素在滑胎患者保胎过程中需重视，滑胎患者因屡孕屡堕，流产次数越多，心理负担越重，常常导致肝气郁结，肝郁脾虚，气血瘀滞等证。正如《万氏家传妇人秘科》中所指："古有胎教……盖过喜则伤心而气散，怒则伤肝而气上，思则伤脾而气郁，忧则伤肺而气结，恐则伤肾而气下。"胡国华临证时常开导患者保持心情舒畅，关照家属多陪伴及关爱，以消除患者的恐惧心理，避免精神紧张而动胎气，同时，耐心给予药膳饮食指导，嘱其饮食清淡，多食蔬菜果蔬，忌食热性生冷食物，建议孕妇多看书、听音乐等，分散注意力，心神同治，可提高保胎成功率。

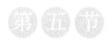

补消清温、内外兼治论盆腔炎

盆腔炎性疾病多由于不善摄生或术后创伤，或产后胞脉空虚，或外感湿热，或邪毒等入侵而伤及任、带二脉，阻滞于胞宫、胞脉并与气血相搏结；加之劳倦过度而致脾失健运，情志所伤导致肝郁气滞血瘀，或多产、房劳而致脾肾亏虚、失于固藏而导致该病发生。西医应用抗生素治疗，但效果并不理想。胡国华秉承海派中医朱氏妇科的学术观点论治该病，认为其病机多为本虚而标实。其一因外感内伤,湿热毒邪蕴结于内,冲任气机失畅,胞脉瘀滞,不通则痛;其二因肝肾素亏,过劳复伤,封藏失司,冲任失固,带脉不约而为带下,冲任失养,不荣则痛。故湿热蕴结、气机不畅、肝肾不足所致的虚实夹杂实乃盆腔炎性疾病后遗症的主要发病机制,因此运用"清温同用""消补兼施"治疗达标本同治,巩固疗效。

"清""温""消""补"四法悉属八法。清代程钟龄《医学心悟》言:"一法之中,八法备焉,八法之中,百法备焉。"清法即清热法,是综合运用寒凉性质的方药,通过泻火、解毒、凉血等作用,以解除热邪的治疗大法;温法是通过温经散寒,治疗因失治误治损耗人体阳气以致寒从中生的疾病,温则能散、能行、能通;消法是运用消食、理气、化痰、消瘀类药,使食滞、瘿瘤、瘰疬、疮痈、癥瘕、伤肿等有形之邪逐渐消融的一种治法,多用于比较缓慢的癥瘕积聚;补法是指用补益药物补养人体气血阴阳之不足,以改善衰弱状态,治疗各种虚证的方法可分为补阴、补阳、补气、补血几大类,临床还可根据体质虚弱程度和病情急缓分峻补与缓补。慢性盆腔炎则为本虚标实之证,过用清热之法易损伤人体阳气,湿热胶着日久耗散真阴,后期应用温阳补虚之品效果更佳。清代许豫和《怡堂散记》云:"善补肾者,当以脾胃求之",慢性盆腔炎后期当以健脾和胃,温肾助阳为主,通过温补二法的相互配合扶助人体正气,调和五脏阴阳,祛邪外出。慢性盆腔炎反复发作,迁延不愈,损耗人体气血,久病多虚多瘀,加之女子先天体寒者较多,温通并举实为良策。

朱氏妇科认为治宜清热化瘀,疏利冲任,攻补兼施,分时而治。经前用蒲丁藤酱消炎汤5～7剂,经净后服养肝益肾之剂。用蒲公英、地丁草、大血藤、败酱草清热解毒化湿,生蒲黄、广地龙、延胡索、三棱、莪术祛瘀通络止痛,软柴胡、川楝子、刘寄奴疏利络道,全方共奏清热化瘀、理气通络之效,用于慢性盆腔炎湿热瘀阻之证。然而慢性盆腔炎病程长者,湿热之象不明显,偶有腹痛,以腰酸、疲倦乏力、带下量多,月经量少等虚象,此时当以补肾温阳为大法,当以参芪四物汤(党参、黄芪、当归、熟地、白芍、川芎)为主方,健脾和胃,益气养血,再加滋肾疏肝(柴胡、川楝子、山茱萸、桑寄生等)之品。

内外合治,疗效加倍。胡国华诊治盆腔炎临床经验丰富、疗效显著,其自拟盆炎汤组方为:蒲公英30 g,红藤30 g,紫花地丁30 g,续断12 g,刘寄奴12 g,桑枝12 g,桑寄生12 g,延胡索15 g,柴胡9 g。其中蒲公英、红藤、紫花地丁清热解毒、活血消瘀、散结止痛;续断、桑枝、桑寄生益肝肾、祛风湿、畅血脉、调冲任、消肿止痛;延胡索、刘寄奴行气止痛;柴胡疏肝解郁,疏散退热,升阳举陷。临诊常配伍加入白芷、桂枝温通行气止痛,运用"清温同用""消补兼施",达气血并调,肝肾同举,通中有补,动静相宜。诸药相合,标本同治,清热祛湿、疏泄冲任顾其标,补益肝肾、扶助正气治其本。同时结合热敷包外用,水蒸外敷下腹,每日1次,达活血通络止痛之效,促进局部血液循环,炎症吸收。内服外敷,疗效颇显。

病证结合、调经种子论不孕症

不孕症是一种生育障碍状态,可由多种病因导致,女方因素一般包括排卵障碍、输卵管阻塞或通而不畅、内膜息肉、宫颈炎症或阴道畸形等。虽然目前西医的辅助生殖技术在飞速发展,但是其也有较多弊端,譬如伦理、促使卵巢过度刺激、种植后胚胎仍不能存活、经济成本过高等。胡国华治疗疾病重视病机探索,认为女子诸疾皆以气血为因,血不和则经不调,故求孕必先调经。

一、精血并重,治疗卵巢功能不全型不孕症

卵巢功能不全,既影响优势卵泡发育,又因为雌孕激素作用而影响子宫内膜的生长,使子宫内膜偏薄。子宫内膜在胚胎着床和妊娠过程中具有关键作用,胚胎成功种植既需要适当厚度的内膜,同时也需要丰富血液供应。对于薄型子宫内膜目前还没有明确的定义,一般认为是指在排卵后6～8日经超声检查显示,子宫内膜厚度<8 mm。薄型子宫内膜多与人工流产、宫腔感染、药物、炎症、子宫血流动力及性激素分泌水平等因素相关。《素问·调经论》中有述:"人之所有者,血与气耳。"《傅青主女科》中论述:"精满则子宫易于摄精,血足则子宫易于容物。"胞宫以血为本,精血充足,才能有正常的行经和孕育功能。胡国华认为,肾藏精,精生髓,血之源头在于肾,只有肾精充足,气血充沛,才能胞宫血流丰富,卵巢功能正常,子宫内膜得精微物质滋润濡养后利于受精卵的种植。因此,治疗卵巢功能不全型不孕症,胡国华滋肾填精、益气养血并重,以期卵泡发育、内膜增长。在处方用药时,胡国华在参芪四物汤的基础上加入活血通络的赤芍、鸡血藤,使补而不滞;女贞子、桑椹子、墨旱莲、续断、杜仲、肉苁蓉、菟丝子、黄精作为对药配伍滋肾益精,既取参芪四物汤益气养血之性,又使肾精充盛,同时强调必须使用活血通络药,避免滋补过度而使药性黏滞。

二、凉血清经,治疗输卵管炎性不孕症

在古籍中对于输卵管炎性不孕症并无具体病名记载,但《石室秘录》中描述的"任督之间,倘有疝瘕之症,则精不能施,因外有所障也",可以认为是对炎症性输卵管疾病的病因分析。中医学将输卵管性不孕症归纳在"癥瘕""腹痛"等范畴。输卵管性不孕症主要表现为先天性输卵管畸形、输卵管不通及输卵管通而欠畅。对于输卵管畸形,必要时仍需手术治疗。胡国华认为炎症刺激、输卵管手术等原因均会影响输卵管的通畅程度。除此以外,胡国华更提出输卵管中绒毛的推动力在促进卵子顺利通过输卵管时也十分重要,而热扰胞宫、湿热互结是造成输卵管炎症的主要病因。《校注妇人良方·求嗣门》云:"窃谓妇人之不孕……或气旺血衰,或血中伏热。"《医宗金鉴·妇科心法要诀》曰:"女子不孕之故,由伤其冲任也……若为三因之邪……或因胞寒、胞热,不能摄精成孕,或因体盛痰多,脂膜壅塞胞中而不孕。"如湿热内侵,湿性黏滞,会影响纤毛的蠕动,阻碍冲任脉络,热扰胞宫,胞宫阴阳失调,也难以成孕。因此,在浙江何氏妇科将输卵管炎性不孕症归因于"肾虚"为本、"血瘀"为标的基础上,胡国华再另用凉血清经、清热除湿的方法,方中多采用败酱草、紫花地丁、红藤、薏苡仁联合使用。有文献归纳总结了败酱草在盆腔、输卵管炎症等妇科疾病中的应用,现代药理也同时证明败酱草、红藤等药物具有抗炎排脓作用。胡国华提出湿热易生包块、结节,方中会重用薏苡仁 30 g 以消痰散结。此外,他也喜多用鸡血藤、络石藤、桑枝等藤蔓类药材,以形通络,保证输卵管的通畅。

三、化痰活血,治疗排卵障碍型不孕症

排卵障碍已成为不孕症的主要原因,有统计其比例约为 40%。西医对排卵障碍性不孕症的治疗多用来曲唑、氯米芬等,但其长期用药后易增加并发症、妊娠成功率低等,使得临床应用多有受限,而且如果促排卵方案运用不当,容易出现卵巢过度刺激综合征、未破裂卵泡黄素化综合征、子宫内膜容受性不良、多胎妊娠等情况,甚至影响生殖健康。肾主生殖,因此现代很多医家治疗排卵障碍性不孕多从补肾入手。胡国华常引用《医宗金鉴·妇科心法要诀》中所云"因宿血积于胞中,新血不能成孕"观点,提出血瘀在疾病治疗中的重要性。血瘀是贯穿在排卵障碍型不孕症中的一条重要病机,其形成有多方面的因素,他既是病理产

物,又是致病因素。血瘀形成后会使脏腑经脉壅涩,邪气侵入胞宫,又阻碍水湿代谢,湿聚成痰,成为痰滞,痰凝阻碍卵巢中优势卵泡的排出,使小卵泡聚集,从而发为多囊卵巢综合征等疾病。研究报道的237例多囊卵巢综合征患者中,血瘀痰湿型有82例,占比34.60%。

治疗排卵障碍型不孕症血瘀痰凝证时,胡国华多用赤芍、牡丹皮、夏枯草、石菖蒲、白芥子、胆南星等。赤芍与牡丹皮均能活血化瘀,且两药配伍使用能促进有效成分的溶出,协同增强化瘀的功效。夏枯草、白芥子和胆南星用于方药中,能燥湿化痰,利气机,通经络。但是因白芥子易引起胃肠道刺激,所以用量不宜过大,胡国华一般药量用在10 g左右,并且会叮嘱患者必须配合运动,服药同时也需减脂减重。在排卵期时再加入石菖蒲配伍石楠叶,或共用鹿角霜,既取燥湿之效,又能促进优势卵泡发育圆润。

四、破血理气,治疗子宫内膜息肉型不孕症

子宫内膜息肉与不孕症有直接的关系。子宫内膜息肉使宫腔内占位,其会影响精卵结合体与子宫内膜的接触,也会影响精子的运输,干扰内膜蜕化脱落。中医将内膜息肉归属于癥瘕的范畴。《黄帝内经》中也有描述称之为"留血""恶血"等。

胡国华认为,现代生活节奏快,工作压力大,饮食不规律,作息较晚,部分女性又因长期求子未果,易出现肝气郁结,气滞血阻,气血瘀结于胞宫冲任,积结日久形成内膜息肉。而对于部分小于1 cm的子宫内膜息肉可以选择期待治疗,其可能会因体内性激素水平的变化发生周期性改变而随月经脱落。胡国华在治疗子宫内膜息肉时会加大攻伐力度,惯用莪术、三棱、刘寄奴、川芎、牡蛎、石见穿等破血逐瘀药。破血化瘀的同时也需要加入橘核、橘络、枳壳、香附、佛手等疏肝理气药物,注重肝气的疏通,以免新瘀再生。或彩超中仅见子宫内膜回声异常,虽当下还未有内膜息肉病变,也会在汤药中加入紫草、苍术、浙贝母三药未病先防。

五、温肾止血,治疗黄体功能不足型不孕症

黄体期孕酮分泌不足或持续时间过短,可能会出现因分泌期子宫发育不良而影响受精卵的种植和发育。黄体功能不足多与卵泡刺激素、黄体生成素、雌孕激素受体缺乏及免疫功能紊乱等有关。由于黄体来自卵泡,卵泡生长欠佳,排卵

前卵泡最大直径＜17 mm 是导致不孕症发生的重要原因。《傅青主女科》中有述:"妇人受孕,本于肾气旺也。"胡国华常说,肾气旺盛,肾阳充足,卵泡张力增加,冲任固摄正常。反则,肾中阳气失于固摄温煦作用,则冲脉失固,既会经血不固而阴道出血淋漓不净,又会影响优势卵泡的发育,使排卵前优势卵泡萎缩而导致不孕症的发生。

因此,求孕必先调经,经调则胎孕乃成。若经血淋漓不净,胡国华反复强调切不可随意使用止血药,应着重证型辨识,分清寒热虚实。对于因阳虚致经不能净者,善在炮姜、艾叶、茜草等温经止血的中药中再加入温肾暖宫药物,如鹿角霜、覆盆子、巴戟天、肉苁蓉、益智仁配伍使用以摄精暖宫调冲。若阳气久虚,会用艾叶、桂枝配伍治疗。部分患者阳虚较甚、卵泡难以发育,再每日加入紫河车粉 3 g 冲服入汤剂。

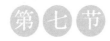

强调"三调"、分期论治论中医辅助 IVF

一、辨证审因,养通并用

体外受精胚胎移植(IVF‐ET)是人工辅助生殖主要技术之一,其妊娠率仍在 30%～40%。失败的原因很多,其中卵巢储备功能降低,子宫内膜容受性差,黄体功能不足生化妊娠等是非常棘手的问题,而中医辅助治疗能明显提高其成功率。胡国华认为本病属本虚标实之证,肾气不足、肝郁气滞为本,气血亏虚、运化无力而致瘀血阻滞冲任胞宫为标。IVF 患者无论是高促性腺激素性不孕还是低促性腺激素性不孕,本先天肾气不足,无自主排卵,加之使用超排卵方案等进行垂体激素调节,导致天癸在短时间内分泌,出现医源性肾精耗损,精亏血少,难以聚而为精,故有卵泡质量不佳,取卵失败;亦或肾精不足,冲任血虚,胞脉失养,系胞无力,导致种植后生化妊娠流产,屡孕屡堕。而久病入络,痼病必瘀,任何疾病,日久必显瘀象。因此,肾气不足、瘀滞胞宫所致的虚实夹杂是辅助生殖技术失败的主要发病机理。依据朱氏妇科所提倡的"冲任以通为贵""冲任贵流不贵滞"等理论,胡国华认为,辅助生殖技术失败主要原因为气血不和,肾气不固,痰湿瘀滞。论治以养为主,以通为辅,佐以清热、理气、散结等,可以有效改善体质,提高卵巢功能,改善宫腔内环境,标本兼治,提高 IVF 成功率。

二、以平为期,强调"三调"

秉承朱氏妇科"以平为期、从合守变",结合中医强调整体、个体、动态辨证以及形与神俱提出的新理念,胡国华提出妇科"三调"理论即调体、调经、调神。调体首辨体质为先,以补肾健脾为主达体健孕成;调经以"温经、清经、调经、通经、益经、摄经"六法调理气血、通盛冲任达调经助孕;调神以畅情怡志使情畅志静待孕成。朱氏妇科诊治 IVF 基于"以平为期、强调'三调'"达"体调、经调、神调"从而使脏腑气血充盛阴阳平衡,可有效改善患者体质、提高卵巢功能及卵子质量、改善子宫内膜容受性、改善盆腔环境,中医辅助达经调土沃种好,以提高 IVF 成功率。

1. **调体以补肾健脾为先** 《女科经纶·嗣育门》有云:"种子之道有四,一曰择地。地者,母血是也;二曰养种。种者,父精是也;三曰乘时。时者,精血交感之会合也;四曰投虚。虚者,去旧生新之初是也。"可见内膜厚薄、精卵子质量、环境好坏是影响 IVF 成败的关键因素,针对 IVF 患者反复失败建议中医辅助治疗提前干预,重视孕前调治和孕后防治,预培其损,达沃土壤、壮精卵、去旧生新。陈修园认为"水与土相调,则草木生;脾与肾相合,则胎息成"。调体提倡以补肾健脾为先,脾为后天之本,脾为气血生化之源。肾为先天之本,肾主生殖、主生长发育,肾系为两肾中间有一条油膜,以系胞。冲、任、督脉为妇科之本,三脉皆起于胞中。督在脊属于肾,主先天;任在腹属于胃,主后天。先天主气下交于胞中,后天主血亦下交于胞中。冲为血海,是气血汇集之所,因其脉与足阳明胃会合于气街,受后天水谷之精微以供养,与肾脉相并,又受先天肾气之资助。母体先天之元气与后天水谷之精气充盛是摄精成孕的基础,亦是胎成后胎有所养、胎有所系、胎安孕成的关键所在。胡国华调体补肾健脾法常以二至丸、右归丸、左归丸、龟鹿二仙汤等补肾阴肾阳,以参芪四物汤、人参养荣汤、香砂四君汤、补中益气汤等健脾益气,再结合体内实邪如湿、痰、瘀、浊,分别予健脾祛湿、化痰、化瘀、降浊之药。

2. **调经以补肾调周为主** 古有"调经种子"之说,《女科要旨》云:"妇人无子,皆因经水不调。经水所以不调者,皆由内有七情之伤,外有六淫之感,或气血偏盛,阴阳相乘所致。种子之法,即在于调经之中。"亦有"经调而子嗣"之说,张景岳《景岳全书·妇人规·经脉诸脏病因》中曰:"女子以血为主,血旺则经调而子嗣,身体盛衰,无不肇端于此。故治妇人病,当以调经为先。"故女科之法,首重调经。胡国华调经以补肾调周为基础再具体结合"温经、清经、调经、通经、益经、摄经"六法调理气血、通盛冲任,达调经助孕。

胡国华在调经时强调顺应阴阳气血的消长变化,按月经周期的不同阶段分期论治,以调节阴阳气血的动态平衡。如经期宜疏宜导,治宜活血调经,使冲任经脉气血和畅,瘀去新生,为新周期奠定基础。用药桃仁、红花、益母草、川牛膝、泽兰叶、制香附等以活血通经,引血下行。经后期宜补,以滋补肝肾之阴、养天癸、调冲任为主。用女贞子、桑椹子、枸杞子、巴戟天、肉苁蓉、鹿角霜等补肾填精。经间期宜补宜通,以滋肾助阳,行气活络,促进卵子排出,以促其阴阳转化为宗旨。药用杜仲、续断、石楠叶、石菖蒲、川芎、制香附等补肾通络。此期为"氤氲期""的候",为孕育种子最佳时期,辅以石菖蒲、石楠叶、川芎醒脑怡情,以达促卵助孕之效。经前期宜温宜补,多以益肾助阳、调气活血为主,药用肉苁蓉、巴戟天、仙茅、淫羊藿、菟丝子、鹿角霜、制香附、软柴胡、青皮、陈皮等温肾补阳,疏肝调经。此期以肉苁蓉、巴戟天、菟丝子、鹿角霜等大量的补肾助阳药为主,是因为此期为阳长阴消,肾气旺而冲任盛,为阳气活动旺盛时期,而阳气的旺盛与否关系到月经周期演变是否正常,故以补阳药促进黄体成熟,为下一周期或胎孕奠定基础。

3. 调神以安神怡情为重 调神即调情志。神是机体生命存在的根本标志,神安则脏腑功能协调发挥,情志调畅,心理状态宁静怡然。助孕之道,重在调心。胡国华认为治病先治心,怡情疏导候真机,七情治病最难治,但愈其心药始效。IVF患者常常因多次失败或移植后异常焦虑紧张,胡国华耐心开导,消除患者焦虑情绪,使其畅情志静待孕成,临证处方时常用的调神解郁方如百合地黄汤、甘麦大枣汤、黄连阿胶鸡子黄汤、交泰丸、酸枣仁汤、逍遥丸、朱氏怡情更年汤等,旨在调畅气机、平衡寒热、燮理阴阳、以平为期。也会嘱患者平时多食用百合银耳粥,养心调神。

三、综合治疗,分期论治

1. 膏以补虚 胡国华认为求助辅助生殖技术不孕患者,多病程较久,病情复杂,又求嗣心切。膏方作为滋补佳品,在调养体质的同时,还有救偏却病的功效,辅助生殖技术治疗不孕症疗效显著。膏方处方贵在于平,用药需要平衡标本正邪、气血阴阳、寒热动静、脾胃运化,从而达到改善不孕患者体质、提高卵巢功能、改善子宫内环境等各个方面,明显能提高患者的妊娠率。

2. **辅以食疗** 朱氏妇科调治慢性病主张药食并举,在治疗疾病的基础上,融入李东垣"脾胃为本"的思想,提倡"三分药,七分养",主张"药食同源",药以疗疾,食以固本,而且部分中药本身属于药食同源,尤适用于慢性疾病、孕妇、儿童及老人等,可以长期服用,而且疗效显著,副作用小。针对高龄、卵巢功能低下或子宫内膜偏薄的 IVF 患者,胡国华建议食用鸽子、鸽蛋、鲍鱼、海参、雪蛤、鹿胎膏等血肉有情之品,改善卵巢功能。平时服用养生茶疏肝解郁安神,如百合银耳汤,玫瑰枸杞茶,莲子心茶等合适的茶饮。

3. **饮食宜忌** ① 治疗前期:饮食宜清淡,忌食油炸、烧烤、辛辣之品,忌狗、羊、牛肉,房事有节。② 降调期:饮食宜食富含维生素、蛋白类营养的食物,慎寒凉、勿感冒。③ 取卵前后:饮食宜服虾皮、鸽肉、鹌鹑肉及蛋,豆浆及豆制品等,忌生冷酸涩之品,慎或禁房事。④ 移植后期:饮食宜清淡,忌油炸、烧烤、辛辣之品,忌狗、羊、牛肉,忌辛辣动火、大温大燥和有毒之品,忌大便稀泻或便结,忌房事。⑤ 确认妊娠后:饮食宜食富含维生素、蛋白类营养的食物,忌食油炸、烧烤、辛辣之品,忌大便稀泻或便结,妊娠 3 个月内忌房事。

4. **分期论治** 胡国华中药干预辅助生殖 IVF 分期论治,促排卵前调养气血、补益肝肾、疏利冲任、培土固本,改善体质,用药以补肾健脾基础上加女贞子、桑椹子、菟丝子、枸杞子、鳖甲、鹿角霜滋补肝肾养精血以育卵养膜;促排卵周期为氤氲之"的候",重阴转阳,治宜动静结合,活血通络,促进阴阳转化,用药以补肾健脾基础上加淫羊藿、石楠叶、石菖蒲、皂角刺温肾阳壮性欲促排卵助孕;移植后则益气健脾,固肾安胎,防治流产,药用山茱萸、覆盆子、川续断、杜仲、菟丝子、党参、白术等健脾固肾安胎。如此周而复始,使胞宫精血旺盛,气血平和,育麟有望。根据"肾主生殖"的中医理论思想,在现代辅助生殖技术中,根据妇女促排周期的不同阶段,辨证采用不同的中药调理患者的内分泌环境,能有效提高患者对促排卵药物的敏感性,增加获卵数,改善卵子质量及子宫内环境,提高 IVF 种植率和妊娠率,减少并发症。对于反复 IVF 失败者,能改善体质,促进再次 IVF 成功。

湿浊为标、体虚为本论 HPV 感染

近年,由人乳头状瘤病毒(human papillomavirus,HPV)引起的生殖道感染发病率呈上升趋势。大部分高危亚型 HPV(high-risk human papillomavirus, HR - HPV)感染呈一过性感染,机体能够通过自身免疫机制清除病毒,一般 8~ 10 个月便可自行消失;当机体或病毒本身的某些特征导致机体不能清除病毒时,形成 HR - HPV 的持续性感染,10%~15% 的 35 岁以上妇女出现持续感染。临床资料表明,部分 HR - HPV 的持续感染与宫颈癌、外阴癌的发生发展密切相关,90% 以上的宫颈癌起因于 HPV 感染。因此,通过阻断 HPV 的感染途径可以有效预防宫颈癌的发生。然而,目前尚无抗 HPV 感染的特效药物,对于单纯性 HPV 感染而未及宫颈上皮内瘤变患者,临床推荐以重组人干扰素-α 免疫抑制治疗,并加强定期随访。

一、健脾运湿,湿祛带自收

胡国华认为,本病以虚为本,以湿为标。临床经阴道纳药、宫颈激光、LEEP 术等不同方法治疗后,白带腥臭、阴部瘙痒、接触性出血等症状均已有所改善,但更多表现为带下绵绵不绝、无色无味,乏力腰酸,少腹隐痛,纳少食呆,便溏等虚象。正气不足,不能托邪外出,而结于胞宫子门,故见 HPV 持续感染,不能自愈。HPV 持续感染,一方面是由于湿浊邪毒对子门的长期侵犯;另一方面则是机体正气不足。假若机体正气充盛,腠理密固,则虽染邪毒,亦不易发病。病理生理机制研究表明,HPV 的清除通常归因于有效的免疫应答,免疫力降低的个体需要更长的病毒清除时间。持续性生殖道 HPV 感染与 HPV 特异性细胞介导的免疫功能减弱有关,而具有良好 T 细胞特异性的 CD4+和 CD8+反应会使宫颈病变自然逆转。免疫细胞、细胞因子及某些病毒蛋白与病毒的免疫逃逸与持续性感染有关。因此胡国华治以健脾运脾祛湿为主。盖脾为后天之本,气血生化之源。东垣谓"内伤脾胃,百病由生"。《医学入门》曰"血乃水谷之精,化于脾"。《济阴纲目》引证"治带下当以壮脾胃升阳气为主"之说。中焦脾胃运化水谷功能正常,才能为精、气、血、津液的化生提供足够的养料,脏腑、经络、四肢百骸等均能得到充分的营养,从而发挥各自生理功能。临证奉"脾胃为血气阴阳之根蒂",以参苓白术散、良方六君子汤等为基本方,益气养血,健脾和胃,使气血之源不竭,从而阻断疾病的进一步变化、发展。脾失健运者,用苍术、白术、茯苓、山药、薏苡仁、谷芽、麦芽、秫米等运脾而化湿,湿热困脾之口甘苔腻者用藿香、佩兰、厚朴、砂仁、豆蔻等醒脾开胃。并佐以木香、青皮、陈皮、枳壳、佛手、香橼理气通络。如此使脾阳得振,脾气健运,斡旋三焦,调和气机,水谷精微得以疏布。从而补养五脏六腑,改善机体整体状态,调动特异性和非特异免疫功能,提高免疫功能,以增强抗病毒能力。

二、肝肾同治,三经并补

胡国华秉承朱氏家学"肝气不舒百病丛生,尤于妇女为甚"的思想,注重肝肾同源,乙癸为纲。调经、止带,调补冲任督带均寓"益肾须疏肝,疏肝必及肾"之意。肝属木,主疏泄,畅情志,喜调达而恶抑郁。《女科经论·崩带门》引缪仲淳语:"白带多是脾虚,肝气郁则脾伤,脾伤则湿土之气下陷,是脾精不守,不能输为荣血,而下滑之物,皆由肝木郁于地使然。"《傅青主女科》谓:"脾气之虚,肝气之郁,湿气之侵,热气之逼,安得不成带下之病哉!"其《白带门篇》曰:"夫白带乃湿盛而火衰,肝郁而气弱,则脾土受伤,湿土之气下陷。是以脾精不守,不能化荣血以为经水,反变成白滑之物,由阴门直下,欲自禁而不可得也。"治法宜大补脾胃之气,稍佐以疏肝之品,使风木不闭塞于地中,则地气自升腾于天上,脾气健而湿气消,自无白带之患矣。妇女易为七情所伤,肝气郁结,则五行相乘,疏泄不及,脾土阴凝板滞。法当升提肝气,清泻肝热,以补助脾元。常用柴胡、延胡索、升麻、白芍、青皮、陈皮、广郁金、香附、合欢皮、钩藤等,疏达肝气,升阳举陷。兼有肝经热重者加生地、牡丹皮、栀子、川楝子、地榆、侧柏叶、椿根皮等清泻肝火。湿为阴邪,其性黏滞,故带脉为病,病程长而反复难愈。HPV持续感染患者,湿热之象可不明显,多表现为腰酸、腹痛绵绵、乏力肢倦、带下量多色清质稀等虚象,盖肾气匮乏,封藏失职。肾为五脏阴阳之根本,"五脏之伤,穷必及肾"。故见肝肾阴虚者,常用生地、牡丹皮、赤芍、山茱萸、女贞子、菟丝子、桑椹子、墨旱莲清肝热、滋肾水。肝肾不足,阳气虚衰,致带脉不固者予煨肉果、淡附片、鹿角霜、补骨脂、覆盆子、金樱子、蛇床子、锁阳等温肾暖宫,助命门真火。无寒热之象者,则平补阴阳,补益肾气,常予续断、杜仲、桑寄生、芡实、莲须、白果、诃子等固肾涩精。

总之,HPV持续感染系湿邪为患,肝郁、脾湿、肾虚三者互为因果,互相影响。病位在前阴、子门。脾为虚,肝为郁为热,肾虚为本。脾虚失运,水湿内生;肾气虚则封藏失职,不能固气摄精而下泄;肝郁化热,肝气横逆,木克脾土,脾失健运,致使任脉损伤,带脉失约。是以立清肝健脾益肾之法则,补益先后天之本,约束带脉而调治。通过"清""和""补"三法,扶助人体正气,调和五脏阴阳,托邪外出。

三、调体调神,药食同源

　　研究表明,HPV 持续感染患者均为偏颇体质,主要以湿热质、痰湿质、气虚质、阳虚质为主,其次是阴虚质、气郁质、血瘀质。胡国华在近 40 年的从医生涯中,尤其重视天人合一,除服中药治疗,还鼓励患者保持身心愉悦,注意饮食起居,主张"药食同源",根据日常饮食中"四性""五味",从膳食方面改善体质,以期消除疾病,恢复健康。比如湿热体质者食材方面可多食绿豆、红豆、芹菜、黄瓜、丝瓜、藕等甘寒、甘平的食物。还可适当喝凉茶、淡竹叶等,以驱散湿热。痰湿体质者宜多食白扁豆、山药、薏苡仁等健脾利湿功效的食材,有些蔬菜比如芹菜、韭菜,含有丰富的膳食纤维,亦适合痰湿体质者食用。气郁体质者重在调情志、健胃消食,可饮茉莉花、玫瑰花、月季花等花茶疏肝理气、调畅心志。食材方面可选橘子、柚子、猕猴桃、西红柿、丝瓜、萝卜、豌豆、黄花菜等有解郁安神功效的食物。虚证多源于肝脾肾不足,宜食性平偏温的,具有气血双补作用的食材。偏于血虚者可多食用菠菜、红苋菜、花生、莲藕、黑木耳、乌鸡、动物肝脏、动物血、鳝鱼、甲鱼、黑米、红米等补血养血的食物,偏于气虚体质者宜多食山药、扁豆、莲子、白果、芡实、南瓜、包心菜、胡萝卜、土豆、香菇等健脾开胃的食物,亦需搭配红肉、白肉,均衡营养。

　　HPV 持续感染,总责之于正气亏虚,余邪不尽,因此必应调畅情志,均衡饮食,改善体质,以辅助药物增强人体正气驱邪外出,防止复发。

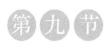

单味药独特经验

一、生黄芪大补元气以调体

　　黄芪素有"十药八芪"之称,为临床常用中药材之一。胡国华临床喜用生黄芪,其言道:"生黄芪身兼补泻功能,使补而不滞,补而不热,温而不燥,且补气力大。"金代张元素总结谓:"其用有五:补诸虚不足,一也;益元气,二也;壮脾胃,三也;去肌热,四也;排脓止痛,活血止血,内托阴疽,为疮家圣药,五也。"女子以气血为本,气有气化、固摄、温煦、推动、防御五大功能,气血互相依存、互相化生,一阴一阳,协调平衡,密不可分。气能摄血、气能生血、气能行血。黄芪可以大补人体元气,为补气圣药,临床可以从不同体质辨证广用黄芪配伍,如气虚之体黄芪配党参、白术可以大补脾胃中焦之气;黄芪配防风、白术加强益气固表作用;黄芪配升麻补中益气升阳举陷。血虚之体黄芪配当归可以补益气血,"有形之血不能速生,无形之气所当急固",因气血有相互依存、相互转化的关系,故黄芪本身补血,是通过补气作用达到补益气血的作用。血瘀之体黄芪配丹参益气活血,"气为血之帅,气行则血行",故活血化瘀勿忘补气。阴虚之体黄芪配太子参、沙参等益气生津,"气能生津"。阳虚之体黄芪配桂枝或肉桂益气温阳。痰湿之体黄芪配祛湿化痰药有利于祛除体内痰湿之邪。

二、生麦芽疏肝解郁以调神

生麦芽,性甘、平,其兼有木之曲直、土之载物特性,归肝、脾二经,气机升降全赖生麦芽升发之力枢转而成。《本草新编》记载:"未芽之大麦性静,已芽之大麦性动,动则变,变则化矣",由静而动则升。功效可健脾消食和胃,行气疏肝解郁。《医学衷中参西录》曰:"大麦芽,能入脾胃,消化一切饮食积聚……虽为脾胃之药,而实善舒肝气"。《本草求原》中也说:"凡麦……浸之发芽,得生升之气,达肝以制化脾土,故能消导。凡怫郁致成膨胀等证用之甚妙,人知其消谷而不知其疏肝也。"

生麦芽实善疏肝解郁,《医学衷中参西录》云:"大麦芽性平,味微酸,虽为脾胃之药,而实善舒肝气(舒肝宜生用,炒用之则无效)。盖肝于时为春,于五行为木,原为人身气化之萌芽(气化之本在肾,气化之上达由肝,故肝为气化之萌芽),麦芽与肝为同气相求,故善舒之。"故凡遇"肝郁"的患者,张氏喜欢用生麦芽,而不用柴胡。理由有三:其一临床许多肝郁患者多表现为"肝郁不升,胃气不降",柴胡虽为升肝之药最效,但柴胡升肝同时也使胃气上逆,而生麦芽能升肝,但不妨碍胃气之下降,气机升降有序;其二生麦芽之萌芽生发之性,与肝木升发,具有同气相求的作用,使肝气郁结宣通;其三生麦芽具有行气消食,健脾开胃之功效,在解肝郁的同时不忘顾护"中焦脾胃",顾护人体的气血生化之源泉。

生麦芽因其药性平缓,不温不燥,不寒凉凝滞,养中有清,补而不腻,具调和诸补益药的滋腻之性,使全方补而不腻,平淡中见变化,是疏肝解郁、消食和中之良药。朱氏妇科认为妇科疾病与肝、脾、冲、任之功能失调有密切关系,生麦芽能疏理肝中之郁气,解心中之烦闷,强健脾胃,助脾运化水谷。

三、重用生白术以通便

生白术味苦甘温,专入脾、胃二经,功可燥湿利水、固表止汗。《本草通玄》则云:"补脾胃之药,更无出其右者,土旺则清气若升,而精微上逢;浊气苦降,而糟粕下输。"《本经逢原》亦认为:"白术甘温味厚,阳中之阴,可升可降,入脾、胃二经……补脾胃药以之为君,脾土旺,则清气升而精微上,浊气降而糟粕输。"可以看出,生白术既健脾益气、升清降浊、滋生津液、不通便而便自通,又质润多脂,无伤阴之弊,故为通便之良药。现代药理也证实生白术通便,如《常用中药药理研究与临床新用》一书载:"大剂量白术水煎能促进小鼠的胃肠运动,通过胆碱能受体介导与α受体有关。"临床生白术通便时用量宜大,一般量为30~60 g。临床用于便秘效果不错,尤其虚性便秘更佳。

四、重用生白芍以止痛

白芍味苦、酸,性凉;功能养血敛阴,柔肝止痛,临床常用量为12~18 g。重用生白芍止痛效果佳,用量常达30 g,现代药理研究白芍有解痉止痛、抗炎止痛、镇静止痛、抗菌抗病毒止痛。原发性痛经常用生白芍配白芷、吴茱萸、胡芦巴等温经止痛,子宫腺肌病合并痛经常用生白芍配生蒲黄、五灵脂、花蕊石等化瘀止痛,慢性盆腔炎腹痛常用生白芍配柴胡、延胡索、大血藤等理气活血止痛。

五、紫草用以防癌消瘤

紫草味甘、咸,性寒,归心、肝经,有凉血、活血、解毒透疹之功效。紫草始载于《神农本草经》:"味苦,寒。主治心腹邪气,五疸,补中益气,利九窍,通水道。"临床上,紫草常用于血热毒盛,斑疹紫黑,麻疹不透,疮疡,湿疹,水火烫伤。其主要化学成分为多种蒽醌类化合物,药理作用为解热、消炎、抗病毒、抗真菌、强心、抗癌等。

紫草用于治疗围绝经期合并子宫肌瘤,朱氏妇科认为围绝经期合并子宫肌瘤者肾水亏虚,肝火偏旺,癥结胞中,基本病机为肾虚肝旺、气滞血瘀,并提出治疗围绝经期女性子宫肌瘤应遵"五旬经水未断者,应断其经水,癥结自缩"的原则,创立了"紫蛇消瘤断经汤"治疗该病。胡国华在治疗围绝经期合并子宫肌瘤上亦遵其原则,强调应催断其经水,促使肌瘤自消。临证上采用清肝益肾、软坚消癥法,常用枸杞子、菟丝子、覆盆子等补益肝肾;石见穿、生牡蛎、三棱、莪术、皂角刺等软坚散结,并重用紫草清肝凉血活血。《医林改错》中指出紫草具有"补心,缓肝,散瘀,活血"功效。胡国华认为紫草久用可消瘤防癌,促进绝经,与白花蛇舌草、寒水石和夏枯草配伍,可平肝清热,消瘤断经。

紫草用于治疗更年期,胡国华认为肾虚肝旺,冲任失调是绝经前后诸证的主要病机。临证上,常使用其经验方更年清(紫草30g,淮小麦30g,瘪桃干30g,糯稻根30g,女贞子12g,桑椹子12g,墨旱莲18g,合欢皮12g,何首乌藤18g)治疗该病,此方是在其师朱氏妇科名家朱南孙教授的验方怡情更年汤的基础上化裁而成。本方以二至丸和甘麦大枣汤为基础方,补益肝肾,养心除烦,并重用紫草清肝降火。方中紫草性寒,清肝降火为君药,尤可针对烘热汗出、潮热面红、手足心热等症状。潮热盗汗甚者,与白薇、地骨皮配伍清热凉血;月经过多者,与大蓟、小蓟配伍凉血止血;尿路感染者可配伍车前草、玉米须泄热通淋。

胡国华治疗此类疾病重视肝、肾,清肝益肾法始终贯穿于治疗中,并擅用紫草,凉血清肝,消瘤防癌,临床疗效显著。

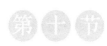

胡国华常用药对

"药对"又称"对药""姐妹药"。《神农本草经·序录》云:"药有阴阳配合……有单行者,有相须者,有相使者,有相畏者,有相恶者,有相反者,有相杀者,凡此七情,合和视之。"当代名医施今墨的药对名誉天下,他在自己医疗实践中,常双药并书,寓意将两药进行配伍应用,两药之间有的起到协同作用,有的互相消解药物中的副作用,从而获得更显著的治疗效果。朱氏妇科以善用药对著称,朱老认为药对将中医理论、病因病机、中药性味功效有机结合,由博返约、执简驭繁,或相须相使以增其效,或相反相成而见其功,精而不杂,丝丝入扣,常起到画龙点睛、事半功倍之效。而胡国华则在继承朱氏妇科药对基础上加以完善和深化研究,平素对药对之应用甚为广泛、深有心得。

一、调和气血类

胡国华临证治疗月经病以调理气血为先,对于气血亏虚、气虚血滞、气滞血瘀等所导致的月经先期、后期、量多量少、痛经、闭经、经行诸症都首先考虑参芪四物汤、桃红四物汤、丹参加四物汤等化裁加减,药对两两相配,相得益彰,疗效显著。

1. **黄芪、当归**　益气养血。《本草汇言》认为黄芪:"补肺健脾,实卫敛汗,驱风运毒之药也。"《本草纲目》认为当归:"治头痛,心腹诸痛,润肠胃、筋骨、皮肤,治痈疽,排脓止痛,和血补血。"根据"气行则血行,治血先治气"之理,黄芪乃补中益气之要药,当归功效众多,尤适合女性使用,专能补血,气轻而辛,故又能行血活血,补中有动、行中有补,乃血中之要药。两者相合,气血并调,取当归补血汤之意,治气血两虚或气虚血瘀所致各种妇科痛证、闭经、崩漏等。

2. **黄芪、党参**　补气生血。此药对医家最常用。气虚者补之以甘温,党参性甘平,以补脾肺之气为要,补气以补血生津,《本草从新》曰:"甘平补中,益气,和脾胃,除烦渴,中气微虚,用以调补,甚为平安。"参芪合用,健脾培中、益气升阳,凡脾肾气虚、脾虚失摄所致的月经过多、月经先期、崩漏、带下、子宫脱垂、胎漏、滑胎等皆为首选。以参芪入四物汤为胡国华最常用基本方,可补气生血调经、鼓舞中气,还可与温肾助阳之药同用,治疗脾肾阳虚型不孕,疗效显著。

3. **党参、沙参**　气阴双补。《本草正义》曰:"党参力能补脾养胃,润肺生津,健运中气,本与人参不甚相远。其尤可贵者,则健脾运而不燥,滋胃阴而不湿,润肺而不犯寒凉,养血而不偏滋腻,鼓舞清阳,振动中气,而无刚燥之弊。"《本草纲目》曰:"沙参甘淡而寒,其体轻虚,专补肺气,因而益脾与肾,故金受火克者宜之。"两药一补阳而生阴、一补阴而制阳,相配则益气养阴之功立显,适用于气阴两虚之崩漏、产后、术后及癌症术后放化疗见乏力羸弱、神疲倦怠、纳呆食少、口渴欲饮、舌红苔少津者。

4. **党参、丹参**　益气活血。党参性平味甘,具补中益气、健脾益肺之功效,还可增强人体免疫力,胡国华多用党参代替人参之功效。气行则血行,气充则血活,党参益气、丹参活血,两药相伍则有益气活血养血、通补兼施之意。可用于气虚血瘀之痛经、月经后期、闭经、月经过少等,多与养血通经之四物汤合用。兼有瘀滞者则酌加桃仁、红花、益母草、茜草等。

5. 当归、熟地　养血活血。两者为四物汤之主药。当归养血活血、补血调经,既可通经又能活络,凡月经不调、痛经、血虚闭经、衰弱贫血、崩漏、产后瘀血等都可用当归治疗;熟地味甘微温,质润,既可补血滋阴,又可补精益髓,乃阴亏血虚之主药。两药相伍,走守兼备,动静结合,乃调治妇人阴血亏虚之血枯、血燥之必备药对。《赤水玄珠》卷二十有"四物加熟地当归汤",就是四物汤四两再加熟地一两、当归一两,用于月经过少。

6. 当归、白芍　养血柔肝。白芍、当归同用,广泛见于四物汤、当归芍药散、当归散、胶艾汤、逍遥散、芍药汤等名方中。《石室秘录》云:"芍药平肝,又能生肝之血,与当归同用,更有奇功……此心肝两治之妙法也。"当归为血中之气药,白芍为血中之阴药,两药相配,动静结合,对血虚血瘀均有实效。

7. 益母草、泽兰叶　活血利水。泽兰味苦辛,微温,归肝、脾经,有活血利水之功,用于蓄血瘀滞所致月经不调、痛经。常配川芎、当归、香附治疗妇人经产瘀血。益母草苦辛微寒,入心、肝、膀胱经,《本草汇言》谓其:"行血而不伤新血,养血而不滞瘀血,诚为血家之圣药也。"两者均有活血调经、利水消肿、祛瘀消痈之功,相须为用,对气滞血瘀或痰湿阻络型闭经、痛经效果显著。

8. 鸡血藤、益母草　祛瘀生新。鸡血藤苦泄温通,甘温补益,入血分而走经络,可活血补血、祛瘀通经,为治血虚有瘀之要药。《本草纲目拾遗》曰其治妇女经血不调、赤白带下、妇女干血劳及子宫虚冷不受胎。益母草则功专入血分,可行瘀血而生新血,为经产要药,故有"益母"之称。两者配伍,祛瘀生新,养新血而无腻滞之弊。

9. 白芍、赤芍　凉血柔肝。白芍可养血调经、平抑肝阳、敛阴止汗,常用治肝血亏虚、肝脾不和所致的月经不调、崩中漏下,及肝阳上亢、营卫不和之症。赤芍可清热凉血、活血散瘀、清泄肝火,常用治肝郁血滞之胁肋作痛、痛经、癥瘕腹痛等。白芍偏于养血柔肝止痛,赤芍偏于清热凉血消瘀。两药相合,一散一敛、一补一泻,宜于血虚挟瘀有热之妇女痛经、盆腔炎、癥瘕等。

10. 白术、白芍　肝脾并调。二者配伍调和肝脾,白术甘苦温燥,入脾经,可健脾燥湿,助脾胃健运以助生化,使气血充盈而诸疾不生;白芍酸寒柔润,主入肝经,养血敛阴柔肝,两药相合,一阴一阳。白术健脾却无燥湿伤阴之弊,白芍柔肝却无滋腻碍脾之虞,共奏健脾柔肝止痛之功。月经病中可用于月经失调、痛经、经行乳胀、经行泄泻等。

11. 当归、丹参　活血调经。当归补血活血,又可调理冲任,为补血之圣药。

丹参性苦微寒,活血祛瘀、软坚疏通,能祛瘀生新而不伤正。《本草纲目》曰:"丹参,按《妇人明理论》云,四物汤治妇人病,不问产前产后,经水多少,皆可通用,惟一味丹参散,主治与之相同。盖丹参能破宿血,补新血,安生胎,落死胎,止崩中滞下,调经脉,其功大类当归、地黄、芎、芍药故也。"能通行血脉、祛瘀止痛,广泛用于各种瘀血证,性寒凉又能除烦安神。二者配伍,可补血活血、调经止痛,除用于气滞血瘀型痛经、经闭,在慢性盆腔炎症、输卵管通而欠畅所致不孕症也经常使用本品,以助疏通脉络。

12. **炙乳香、炙没药** 理气化瘀止痛。《医学衷中参西录》曰:"二药并用为宣通脏腑、流通经络之要药。故凡心胃、胁腹、肢体、关节诸疼痛皆能治之;又善治女子行经腹痛,产后瘀血作痛,月事不以时下……虽为开通之品,不至耗伤气血,诚良药也。"两药均入心、肝、脾经,皆可活血止痛、化瘀生肌。乳香辛温香窜,气味芳香走窜,为宣通脏腑、透达经络之要药,偏调气止痛;没药为行气散瘀止痛之要药,偏活血定痛。两药合用,一气一血,气血兼顾,对气滞血瘀之痛经、癥瘕积聚尤为适用,用量一般各 3 g。

二、疏利气机类

气为血之帅,气行则血行。调治月经病尤其要注意气机的透达、流利、通畅,故胡国华常用柴胡、延胡索、川楝子、制香附、枳壳、广木香、青皮、橘皮、广郁金等品疏肝解郁、清肝泻火,同时配合活血养血之品或滋养肝肾之品,使气机调达、气血调和、阴阳平衡,则诸病不生。

1. **柴胡、延胡索** 疏肝止痛。两药皆入肝经,可疏肝理气、活血止痛。凡妇女少腹、小腹疼痛,如子宫内膜异位症、盆腔炎、痛经、经行诸症均可应用。柴胡辛散苦泄,善于驱邪解表退热,疏泄少阳半表半里之邪,调达肝气,疏肝解郁。还可升举脾胃清阳之气,常用治肝失疏泄、气机郁阻所致诸痛、血证。延胡索辛散温通,为活血行气止痛之良药,无论何种痛证均可配伍。《本草纲目》谓其能"行血中之气滞,气中血滞,故专治一身上下诸痛,用之中的,妙不可言"。配伍小茴香、吴茱萸可治寒疝腹痛,配伍活血药可用于冲任瘀滞的痛经、腹痛、输卵管通而欠畅者、经前乳胀等。

2. **延胡索、川楝子** 疏泄郁滞。延胡索辛散温通,能行血中气滞、气中血滞,为活血散瘀、理气止痛之良药;川楝子苦寒降泻,入肝经,导热下行,可清肝火、泄郁热、疏肝止痛。两药相合,一入气分,一入血分,气血并调,行气止痛、疏肝解郁之功效显著,可用于痛经或癥瘕结聚所致腹痛属于气滞血瘀而兼见热象者。

3. **青皮、陈皮** 调和肝脾。青皮性烈,陈皮性缓,二药同用可调和肝脾,既可疏肝理气止痛,又可消散脾胃瘀滞、消胀除积。常用于妇人肝脾不和所致的痛经、经前乳胀、经行腹泻以及痰湿阻络之闭经、不孕、癥瘕积聚等症。

4. **制香附、川楝子** 疏利气机。女性素性抑郁或忿怒过度,易致肝失条达、气机不利、气滞血瘀、冲任阻滞,使胞脉不畅、不通则痛。胡国华多用香附、川楝子疏肝解郁、调经止痛,香附疏肝解郁、行气止痛,为血中之气药,李时珍谓之"气病之总司,女科之主帅"。川楝子行气止痛,两药相配用于痛经、子宫内膜异位症、盆腔炎腹痛等肝郁气滞所致诸痛。

5. **制香附、广郁金** 行气调血。制香附质平和,入肝脾经,善疏肝解郁、调畅气机,其作用部位上行于胸膈,外达于皮肤,下走于肝肾,而重点在肝,为妇科调经要药。郁金味辛性寒,可行气解郁活血。气为血之帅,血为气之母,二药并用,共奏行气调血之功。胡国华常用于气机郁滞不畅、气血瘀滞所致妇科痛证、闭经、经行诸痛。

6. **柴胡、黄芩** 清肝泄热。柴胡苦平,疏肝开郁,和解退热,升举阳气;黄芩苦寒,清热燥湿,泻火解毒,止血安胎。柴胡泻半表半里之外邪,黄芩泻半表半里之里邪。柴胡升清阳,黄芩降浊火。二药相合,升清降浊,调和表里,和解少阳气机,清泄少阳之邪热。柴胡又长于开郁,黄芩又善于泄热。两药相互为用,既可调肝胆之气机,又可清泄内蕴之湿热。主治经行发热及口苦咽干、胸胁苦满、心烦焦虑等症。

7. **柴胡、郁金** 疏肝解郁。肝喜主疏泄条达,女子以肝为先天,故治病之要在疏肝,柴胡最为常用。郁金味辛苦性凉,功可凉血清心、祛瘀止痛、行气解郁、利胆退黄。对胸闷胁痛、月经不调、痛经等有效,郁金为血分之气药,既理气又化瘀,气滞血瘀者常用之。两者相配,共奏疏肝解郁、理气止痛之功。

8. **橘核、橘络** 行气通络。橘核性苦平,可以行气散结止痛,可用妇科乳房结块、乳胀等;橘络性甘苦平,可宣通经络、行气化痰,用于痰滞经络、胸胁作痛等,其性烈耗气,故气虚者需慎用。胡国华常将两药相须而用,治疗肝气郁结所致的乳胀乳痛、输卵管不通等效果显著,一般两药各用6 g。

三、滋养肝肾类

朱氏妇科向来重视益肝肾为纲,尤其对于滋养肝肾、清肝益肾独具心得,月经后期经血溢泻,肝肾失于濡养,不足之症尤为显著,更需加入女贞子、桑椹子、菟丝子、枸杞子、墨旱莲等品平补肝肾,多根据辨证两两入药,有章有法。

1. **菟丝子、枸杞子** 平补肝肾。菟丝子辛甘性平,入肝肾经,可补肾养肝、填精补髓,为养阴通络的上品。其阴中有阳、守而能走,与其他滋阴药偏于腻滞者绝异;枸杞子甘平,可补肾益精、养肝明目、生津止渴,治肝肾阴亏诸症。临床常再配桑椹子,三子合用,补而不腻,不温不燥,阴阳调和,不论肾阴虚、肾阳虚皆可应用,乃平补肝肾之常用佳品。

2. **女贞子、桑椹子** 补肝益肾。女贞子养阴益肾、补肝生血,《本草经疏》说其"气味俱阴,正入肾除热补精之要品。肾得补则五脏自安,精神自足,百疾去而身肥健矣"。桑椹子性味甘寒,功能补肝、益肾、滋液。肝肾有乙癸同源之说,补肝所以益肾,滋肾所以养肝,两者相配,肝肾同补。

3. **女贞子、墨旱莲** 清养肝肾。两者相配即《医方解集》知名的"二至丸"。其中女贞子味甘苦,性微凉,主入肝肾经,该药补中有清、滋而不腻,可滋肾水、益肝阴并清虚热。墨旱莲味甘酸,性寒,亦入肝肾经,长于补肝肾之阴,并兼凉血止血之功。两药合用,补肝肾、清虚热、凉血止血之功强,凡肝肾阴亏、阴虚火旺所致之经期延长、崩漏、月经过多、头晕目眩、失眠多梦、腰膝酸软均适宜。

4. **续断、杜仲** 补肾强腰。两者均可补益肝肾、强壮筋骨、固冲安胎。杜仲偏补血,善走经络关节,为治肾虚腰痛、下元虚冷、胎漏下血之要药,有补而不走之特点。续断长于活血通络、疗伤续断,善走筋节气血之间,有补而不滞、行而不泄之特点,《本草经疏》言其"为治胎产,续绝伤……理腰肾之要药"。两药相须,补中有行,滋而不腻,对肝肾不足所致腰膝酸痛、崩漏、胎动不安、胎漏、带下等均有效。

5. **桑枝、桑寄生** 补肾通络。桑寄生味苦性甘平,可祛风湿、补肝肾、强筋骨、疏通经络,又可养血安胎、固摄胎元,用治风湿痹痛、腰膝酸痛、妇人崩漏、胎动不安;桑枝功在祛风湿、通经络、利关节、行水气,用于风湿痹痛、四肢拘挛、水肿等效佳,尤擅治上肢之痹痛。两药同使,一补一通,通补兼施,可用于肝肾不足之腰酸、风湿痹痛、输卵管阻塞之不孕症。

四、温补脾肾类

脾肾阳虚所致的月经不调非常多见,如月经先后期、闭经、崩漏、不孕等,与脾肾阳虚关系密切,胡国华临证常用巴戟天、肉苁蓉、淫羊藿、石楠叶等温补脾肾阳气,同时应时时兼顾阴中求阳、阳中求阴,故此类药于经后及月经中期常用。

1. **肉苁蓉、巴戟天** 温补肾阳。肉苁蓉可补肾益精、润肠通便。用于不孕、腰膝酸软、阳虚肠燥便秘,乃补肾之要药。巴戟天味甘辛,性微温,可补肾助阳、强筋骨、祛风湿,适用于肾虚风湿的腰痛、子宫虚冷之闭经、不孕,《本草汇》曰:"但其性多热,同黄柏、知母则强阴,同苁蓉、锁阳则助阳,贵乎用之之人用热远热、用寒远寒耳。"两药温而不燥,味厚纯补,与滋养肾阴药配伍,取其阳中求阴之意。

2. **巴戟天、淫羊藿** 补肾助阳。巴戟天温而不燥、味厚纯补。入督脉,填肾精、壮肾阳、强筋骨,随滋肾药则滋肾阴、伍壮肾阳药则兴阳,乃补肝肾之要药。淫羊藿具同样功效,差别在于巴戟天长于温下焦,最宜治肾阳不足兼腰膝冷者;淫羊藿补肾壮阳之力更甚巴戟天,并长于温走四肢。二者合用,补肾助阳、强筋健骨之力增,用于全身及腰膝酸冷、宫寒闭经、不孕等。胡国华治此类疾患喜用平补阴阳的巴戟天、淫羊藿配肉苁蓉、菟丝子、石楠叶等,并重视以女贞子、桑椹子、制黄精等阴阳相济。

3. **附子、肉桂** 温补命门。附子是温里散寒止痛之要药,"能引补气药行十二经,以追复散失之元阳;引补血药入血分,以滋养不足之真阴;引发散药开腠理,以解逐在表之风寒;引温药达下焦,以祛除在里之冷湿"。肉桂有温中补阳、散寒止痛、宣导血脉之功,多用于治疗脘腹、腰骶、少腹冷痛等。两者性味辛热,一守一走,补命门暖胞宫,散寒凝而止痛经。胡国华将其用于宫寒不孕、痛经等,多配胡芦巴、小茴香、艾叶、干姜等。

4. **石楠叶、石菖蒲** 补肾通窍。石楠叶补肝肾、强筋骨、祛风通络止痛,治女子宫寒不孕、月经不调、闭经,现代药理学研究认为该药在提高女性性功能、调节内分泌方面有作用。李时珍曰石菖蒲:"菖蒲乃蒲类之昌盛者,故曰菖蒲。其主要功能有补肝益心、开心孔、利九窍。"两药相配可醒脑开窍、温肾助阳,用于排卵功能障碍、多囊卵巢综合征所致的闭经、不孕等。

五、止血止崩类

崩漏乃月经病中最为疑难之病,病因复杂,症状险急,需当机立断,根据病因,多需通因通用,而不可一味固涩止崩,胡国华临证遵从朱氏妇科通、涩、清、养四法,常化裁应用化瘀止崩、凉血止崩、固肾止崩之品,常收显效。

（一）化瘀止崩类

1. **茜草、益母草** 化瘀止血。茜草化瘀止血,益母草活血通络,两药相配,通瘀而不使瘀下过度,止血而不留瘀。常用于经漏不止之症,取其化瘀止血、祛瘀生新之功。若月经量多而经水逾期,则取其能通能涩,通经而不致行之太过。

2. **益母草、仙鹤草** 活血止血。益母草可活血通经,仙鹤草可收敛止血,适用于各部位出血,寒热虚实皆可。两者单用,则止血恐留瘀、行血惧崩不止,相配后相反相成,一行一止,一动一静,活血止血、通涩相伍,仙鹤草制约益母草的行之有余,益母草辅仙鹤草的化瘀止血,共使瘀去而血归其经。常用于经行不畅而又经量过多、漏下不止。

3. **熟大黄炭、炮姜炭** 通涩止崩。熟大黄炭性偏寒,功可清热化瘀止血,有推陈致新、引血归经之力。炮姜炭可温经止血、温中止泻。前者走而不守,后者守而不走,合用而一寒一温、一走一守,寒热相济、通涩并举、动静结合、相反相成,温而不热,凉而不凝,能祛瘀止血,为胡国华止血常用对药,一般用 4~6 g,用治崩漏、月经过多、产后或术后恶露不止。

4. **生蒲黄、五灵脂** 化瘀止血止痛。蒲黄具止血活血、祛瘀之功,为止血行瘀之良药,有止血而不留瘀的特点。《本草汇言》曰:"蒲黄,血分行止之药也,主诸家失血。至于止血之方,血之上者可清,血之下者可利,血之滞者可行,血之行者可止。"生用行血化瘀强,炒用止血力猛。五灵脂可通利血脉、消散瘀血,亦有止血作用,用治经漏,取其祛瘀生新、引血归经之功。两药配伍乃千古名方失笑散,可治一切血滞腹痛,尤宜于瘀血内阻之痛经、崩漏。蒲黄一味,胡国华体会颇深,其治实证闭经、量少需化瘀通经,可生蒲黄配丹参、赤芍、川牛膝、泽兰、益母草等;治血不归经所致的崩漏、恶露、赤带,则以生蒲黄配焦山楂、花蕊石、茜草、熟大黄炭、炮姜炭等;化瘀消癥治子宫肌瘤等,则以生蒲黄配石见穿、皂角刺、丹参、赤芍、生山楂;若更年期崩漏需断经,则蒲黄炭加紫草、白花蛇舌草、夏枯草。

5. **血竭末、三七粉** 行瘀定痛。血竭行瘀止痛,亦有止血作用,其性偏于行;三七粉具活血化瘀和止血作用,能行亦能止,两药合用,可相辅相成,加强化瘀止血之功,又有行瘀定痛之效。常用于膜样痛经、子宫内膜异位症及子宫肌腺瘤所致重症痛经伴经量过多者。

（二）凉血止崩类

1. **生地、地榆** 凉血止血。生地味甘苦性大寒,可清热养阴、凉血增液,但滋阴之力稍逊而清热生津、凉血止血之力较强。地榆性苦酸涩微寒,功能凉血止血,解毒敛疮,用于血热所致月经过多、崩漏等。常两者配伍治肝旺血热之经多、经漏不止。因考虑两者寒凉太过,易致脾虚便溏,可酌加椿根皮,既可止血,又可涩肠止泻。

2. **夏枯草、墨旱莲** 清肝凉血止血。夏枯草清泄肝火散郁,又能化痰散结;墨旱莲清养肝肾,又能凉血止血。两药合用,可清热平肝散结、凉血止血。用于经前乳胀取其清肝散郁;用于癥瘕积聚取其清肝化痰散结;用于热迫冲任所致月经量多、经水淋漓,可平肝清热、凉血止血。

3. **白花蛇舌草、紫草** 清肝散结止血。白花蛇舌草功可清热解毒、活血利尿,胡国华认为该药尚有平肝清热散结作用;紫草可凉血解毒,《医林纂要》谓其可补心疏肝、散瘀活血。两药配伍,则共奏清热平肝、凉血摄冲之功。常用于更年期有子宫肌瘤、经前乳胀、月经过多、崩漏等。

(三)固涩止崩类

1. **芡实、莲须** 固肾止崩。芡实能益肾固精,健脾止带;莲须能固肾止血。两药均走脾肾两经,都有止涩作用而互相辅佐。常用于脾肾亏虚所致的崩漏、月经量多、带下绵绵、胎动胎漏及便溏泄泻等。

2. **桑螵蛸、海螵蛸** 涩精止崩。两药均为固肾收涩之品,合用能益肾固冲止崩、涩精止泻、缩泉束带。常施治于崩漏、经多、带下、溲频、便溏。桑螵蛸,味甘咸平,归肝肾经,功固精缩尿、补肾助阳。海螵蛸,味咸涩,性微温,具有固精止带、收敛止血、制酸止痛、收湿敛疮之功,常用于带下、崩漏。两药合用能固冲止崩、涩精止泻、缩尿束带,多用于肾虚不固之崩漏、带下、小便失禁、大便溏泻等;于活血调经方中加用,可通涩兼施。

3. **怀山药、山茱萸** 脾肾双固。《神农本草经》谓山药"主健中补虚、除寒热邪气、补中益气力、长肌肉、久服耳目聪明";《本草纲目》认为山药"益肾气、健脾胃、止泻痢、化痰涎、润毛皮"。山药为山中之药、食中之药,在六味地黄丸等名方中都配有该药。山茱萸有滋补肝肾、固肾涩精之效。用于肝肾不足的腰膝酸软、月经过多或漏下,可与山药、熟地、菟丝子、白芍等配。两者相配,用于脾肾两虚之崩漏、胎漏、带下、产后汗证、经行泄泻等,亦常用于肾精亏耗所致月经过少、闭经等。

4. **覆盆子、金樱子** 固肾收涩。两药均为固肾收涩之药。金樱子偏于收敛固涩,有固精缩尿、涩肠止泻之功,覆盆子味甘酸,归肝肾经,性温而不燥,可收敛固精而无凝涩之弊,可补肾助阳而无伤阴之虞,平补肝肾之阴阳。两者相须为用,平补肝肾而摄精固脱,可用于肝肾不足的崩漏、带下、胎漏等症。

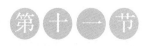

胡国华话妇科药膳

药膳也称为食疗,作为我国传统文化的瑰宝之一,发源于我国传统的饮食和中医食疗文化,是在中医理论指导下,结合烹饪学、营养学,将中药或与某些具有药用价值的食物相配伍,采用独特饮食烹调技术制作而成的具有一定色、香、味、形的美味膳食。药膳"寓医于食",食药结合,相得益彰,既美味可口又具有较高营养价值,同时具有防病治病、保健强身、延年益寿的功效,一举多得,深受百姓青睐。本着中医"药食同源"思想,药膳在中医妇科领域的应用也有2 000多年的悠久历史。本文梳理研究中医妇科药膳文献资料,探讨中医妇科药膳食疗特点、方法和实践应用经验,寄望对妇科病防治有所裨益。

一、药膳应用常识

1. **论药膳应用历史** 我国药膳历史据文献记载可追溯到夏禹时代,而《周礼·天官》所载的四种医中,食医居于疾医、疡医、兽医之首。到《黄帝内经》提出的食疗理论对食疗药膳实践产生了深远影响,《灵枢·五味》曰:"谷始入于胃,其精微者,先出于胃之两焦,以溉五脏,别出两行营卫之道。"《素问·藏气法时论》曰:"五谷为养,五果为助,五畜为益,五菜为充,气味合而服之,以补益精气。"汉代《神农本草经》载药用食物50种左右,东汉张仲景《金匮要略》著有"食禁"专篇,列举了猪肤汤、当归生姜羊肉汤、桂枝汤、百合鸡子黄汤等食疗方。

到唐代孙思邈所著《备急千金要方》标志着食疗学已经成为独立的学科,书中除集中论五脏喜恶宜忌、食物气味、归经外,还把食疗药膳作为治病疗疾的首选对策。唐代《食疗本草》《外台秘要》中都有大量食疗药膳的内容。到北宋《太平圣惠方》《圣济总录》两部书中都专设"食治门",载方160首。元代忽思慧《饮膳正要》是我国最早的一部营养学专著,其中食疗药谱很多,如桃仁粥、黑牛髓煎、香圆煎、枸杞茶、荔枝膏等,都是简便易行的食疗方剂。

明清时期食疗药膳得到医家高度重视。李时珍《本草纲目》卷三、四"百病主治药"中提供了数百个药膳食疗方。明代食疗药膳著作达 30 种以上,如沈李龙《食物本草会纂》、卢和《食物本草》、宁原《食鉴本草》、李时珍《食物本草》、宋公玉《饮食书》、袁牧《随园食单》、王孟英《随息居饮食谱》等,是中医宝库中的珍品。综上,中国食疗药膳学的内容丰富、历史悠久、弥足珍贵,值得系统梳理研究,为当今药膳学的发展和人民健康水平的提升所用。

2. **原料独具特色** 中药药材中可用以作滋补品和食疗药膳的多达 500 余种,约占全部中药材的 1/10。这些特制食疗药膳多出自古籍记载或民间经验流传及近代研制的保健品。其中为人熟知的妇科药食两用食材如人参、党参、太子参、黄芪、茯苓、山药、白术、当归、生地、熟地、何首乌、黄精、玉竹、天麻、麦冬、核桃、芝麻、红枣、燕窝、女贞子、益母草、薏苡仁、艾叶、丝瓜、木瓜、枸杞子、银耳、莲子、蜂蜜、龙眼、鸡、鸭、鱼、淮小麦、五味子、茜草等。《十药神书》中的大枣人参汤具有益气补血、助阳润肠的功效;《本草纲目》中的薏苡仁粥可以健脾除湿、减肥消肿;《食鉴本草》中的猪肾酒亦可治女性的肾虚腰痛;《饮膳正要》中的鲤鱼汤能利水消肿减肥。诸如此类,不胜枚举,这些丰富多彩的食料药膳原材料丰富,易于获取,是中国所独有的特色和宝贵财富。

3. **品种丰富味美** 《古今医统》90 卷中载有各类药膳如茶、酒、醋、酱、菜蔬、肉、鲜果、酪酥、蜜饯等;《遵生八笺》记载药膳粥与汤类 70 余种;清代《老老恒言》单药膳粥就提出莲米粥、芡实粥、杏仁粥、胡桃粥、枸杞叶粥等上品粥 36 种,茯苓粥、赤小豆粥、大枣粥等中品粥 27 种,地黄粥、羊肝粥等下品粥 37 种,都是滋补佳品。药膳按制作方法分类非常丰富,米面食类如馒头、面条、米饭、汤圆、包子、馄饨等;菜肴类如冷菜、蒸菜、炖菜、炒菜、炸菜、卤菜等;粥食类如加入枸杞子、山楂、百合等煮成的半流体饮食;糕点类如茯苓饼、栗子糕、核桃酥等;汤羹类如煮、炖、煲而成的较稠厚的汤液;饮料类如山楂汁、秋梨汁、萝卜汁等;茶类如菊花茶、决明子茶、山楂茶等;如以植物的干、鲜果实或果皮为原料,经药液煎煮后,再加入适量的蜂蜜或白糖而制成的蜜饯等。均美味可口,非常受百姓欢迎。这些琳琅满目的药膳均可在妇科养生调治过程中发挥作用。

4. **功效全面多样** 中医药膳功效多途,按功效和作用,大致可分为:

(1)滋补保健:此类药膳是供无病但体弱的人食用,主要通过调理脏腑器官组织功能,使之协调,从而达到增强体质、增进健康的目的。如补益气血类药膳如红枣姜茶;调补阴阳类药膳如桑椹膏、凉拌花香藕、冬虫夏草鸭等;调理五脏类药膳适用于五脏虚弱、功能低下之人,如健脾和胃山药粥;益智类药膳如酸枣仁粥、黑芝麻糊等;明目药膳如黄连羊肝丸、决明子鸡肝汤;聪耳药膳如磁石粥等。

（2）益寿延年：此类药膳是根据用膳者的生理病理特点而制作的药性平和、延缓衰老作用的膳食。通过提高机体免疫功能和协调功能，从而达到促进发育、调理气血、延缓衰老的目的。如人参防风粥、虫草鸭子、燕窝汤、银耳羹、杜仲腰花、乌鸡白凤汤、芡实粥、清宫寿桃丸、茯苓夹饼等。

（3）疾病预防：如春季气候多变，易患感冒，可服用预防类药膳加以预防；夏季易患腹泻可服马齿苋粥预防；防中暑用绿豆汤之类；秋季干燥，呼吸道易感性强，可用百合贝母杏仁粥等防御；冬令可用当归黄芪羊肉汤以温阳御寒等。

（4）治病疗疾：此类药膳是针对患者病情而制作的起治疗作用或辅助治疗作用的膳食，通过长期服用而达到治疗疾病的目的，适宜于慢性病患者。如解表药膳、润下药膳、清热药膳、祛寒药膳、消导化积药膳、补益药膳、理气药膳、活血养血药膳、祛痰止咳药膳等。如肺经虚寒咳嗽可采用川贝杏仁豆腐清痰镇咳；胃肠热证便秘者选以黄芩膏茶清热润肠通便等。

（5）促进康复：人体大病后，体质衰弱，可用扶正固本类药膳以促使早日康复；若患有慢性病而气血两虚者可施以猪肚红枣羹等以促康复；平素阳虚患者病后可选用当归炖羊肉、良姜炖鸡肉等；阴虚患者则可选沙参玉竹粥之类，使机体由病后转为健康。

二、论妇科药膳的应用特色

1. **结合女性特点**　妇人经孕产乳以血为用，多见阴血亏虚，故补虚养血为妇科药膳应用之法则。然虚有气血、阴阳之分，脏腑冲任之辨，妇人之体质，体虚者多有之，兼瘀、兼痰湿、兼气滞者也偏多，应用药膳要充分结合妇科自身的特点。妇科病的病理主要反映在肾、肝、脾胃和气血、冲任等方面，因此也应根据调经、求嗣、带下、安胎、产后、更年等各期之不同及年龄之差别，着重辨其属肾、属肝、属脾和在气在血，确定治法，合理用膳。

（1）补肾填精：肾为先天之本，天癸之源，与妇女的生理和病理有密切关系，肾气的旺盛，主宰着女子的生长发育、月经和孕育的生理。古人对妇女有"少年治肾、中年治肝、老年治脾"之说。因女子在青春前期和青春期，肾气尚未旺，冲任亦未盛，机体发育还未成熟，如受病邪侵袭，易伤肾气，影响冲任二脉通盛，从而引起月经疾患。肾气之盛衰，是人体生长发育的根本，故青年女子，一般应以补肾为主。至于中年治肝、老年治脾，是相对而言，也应兼顾及肾。冲任之脉皆系于肾。女性肾气充沛，然后天癸至，任脉通，冲脉盛，才有经、孕、产、乳的生理功能。如肾气不足,或肾阴亏耗,或肾阳衰少,或阴阳俱虚,致使冲、任通盛失调,就能产生经、带、胎、产、乳的疾病。所以,补肾应为妇科施膳的首要法则。根据病情,可选用温肾填精、滋肾养阴、育阴潜阳或阴阳双补的药物或血肉有情之品,制成药膳服用。

(2)调肝养肝:肝为藏血之脏,司血海,与冲脉相通。肝又主疏泄,体阴而用阳,喜条达而恶抑郁。如肝气郁结,疏泄失调,或气郁化火,使肝阴亏损,或肝阳偏亢,或阴虚阳亢,均能影响冲脉,而致月经不调、崩漏、痛经、闭经、恶阻、子痫等病症。因此,调肝养肝,亦为妇科病重要治法之一。中年妇女由于经、孕、产、乳等数伤于血,易致肝血偏虚,肝气偏盛,调肝养肝,就更为重要。肝失疏泄者,疏之散之;肝郁化火或怒动肝火者,清之泻之;肝阴亏损或肝血不足者,柔之养之;肝阳偏亢者,平之潜之。

(3)补脾和胃:脾胃为后天之本,气血生化之源。妇女脾胃功能正常,则血海满而月经如期,胎孕正常。脾胃失调,受纳运化功能减弱,或使生化之源不足,或使统摄无权,或使水湿停滞,若进而损伤冲任,则可导致月经失调、崩漏、闭经、带下、妊娠呕吐、妊娠水肿、子宫脱垂等病;故健脾和胃亦为妇科病重要治法。特别老年妇女经断前后,肾气已衰,气血俱虚,全赖水谷滋养,此时补脾和胃以资化源,就更为重要。本着虚者补之,滞者行之,寒者温之,热者清之,陷者升之,逆者平之,辨证施膳。

(4)调理气血:妇女以血为本,由于经、孕、产、乳多易耗血伤气,而产生妇科病。因此,调理气血,亦为治疗妇科病的一个重要治法。但在辨证时须分清在气在血,属寒属热,属虚属实。气与血相互依存,故调气理血常同时进行,调气必兼理血,理血亦必兼调气,但各有侧重。病在气者,以调气为主,佐以理血。虚者补之,滞者行之,并佐以养血或活血。病在血者,以理血为主,并佐以调气;血虚者补血养血,血瘀者活血祛瘀,血热者清热凉血,血寒者温经散寒。出血多者或日久不止者固涩止血。气血两虚者,则气血双补;血虚气滞者,补血中佐以理气行滞。

2. **养生疗疾兼顾** 因妇女特有生理特点和疾病规律,妇科的保健养生和治病疗疾都适宜于药膳治疗和调理。"药补不如食补",在养生保健方面,有被广大女性所喜爱和熟知的女性减肥药膳、美容药膳、美体药膳、增白药膳。在疾病治疗方面,女性的痛经、不孕、先兆流产、产后诸病、更年期综合征、卵巢早衰、子宫肌瘤、盆腔炎等各种妇科疾病的调治过程中均可适当配合丰富的药膳疗法。

药膳不仅在妇科大病后的调补及慢性病长期调养中具有重要作用,而且在女性经、带、胎、产、乳的各个特殊生理过程中,都可按照机体的寒热虚实以及女性不同生理周期的特点,选用不同属性的药膳来配合调养、治疗,既可以未病先防,还可以已病防变、愈后防复,并在特定疾病的整个过程中有针对性地进行治疗和调理,在妇科病的防治疾病过程中可以起到事半功倍的效果。

3. **注重体质差异** 体质差异决定发病的倾向性,女性在经、带、胎、产时期体质多表现出某种偏颇,而医家多以食疗方法予以调理。根据 2009 年中华医学会的《中医体质分类判断标准》,常见的中医体质类型可分为平和质、气虚质、阳虚质、阴虚质、痰湿质、湿热质、血瘀质、气郁质、特禀质 9 种。药膳不仅可以强身健体,还能有效改善体质偏颇,起到调整体质、防病治病的作用。

如阴虚体质女性,表现为形体消瘦,午后面色潮红,口咽少津,心中时烦,手足心热,少眠,便干,尿黄,舌红少苔,脉细数。药膳调理要滋阴潜阳,宜食芝麻、糯米、蜂蜜、乳品、甘蔗、蔬菜、水果、豆腐、鱼类等清淡食物,还可食用沙参粥、百合粥、枸杞粥、桑椹粥等。

气虚体质女性月经周期易提前,经量增多,疲倦乏力,食欲不振,腰酸,大便干稀不调,脸色苍白,舌质淡白,脉弱。需补益脾肺,可用补气的山药、黄芪、党参、大枣等同煮粥,以健脾益气。

血热体质女性月经易提前,经量较多,质地较黏稠,平时易心烦口渴,脸色易发红,白带黄稠有异味,舌质偏红,舌苔黄。治疗宜凉血固经,可多食用芹菜、莲藕、丝瓜等凉性食物,忌吃油炸、辛辣等刺激物,可常服莲藕汤。

痰湿体质女性的体态一般偏于肥胖,胸口闷胀,月经易延后或量少,闭经,白带较多,宜多食白萝卜、海带、荸荠、冬瓜、海参、海蜇皮等祛痰消脂食物,少吃肥肉、油炸等食品,可将山楂、荷叶、陈皮加水煎汤,取汁代茶饮。

一般气虚质以益气养血、健脾补中为原则;阳虚质以温阳健脾为原则;阴虚质,以滋阴清热为原则;痰湿质以健脾化湿为原则;瘀血质以理气化瘀为原则;气郁质以疏肝解郁为原则;分别施膳。

4. **强调三因制宜** 体现中医整体观,就要具体到因时制宜、因地制宜、因人制宜的三因制宜,施膳也要充分考虑三因制宜,提高疗效。

因人制宜,妇科药膳尤其要注重女性个体禀赋的差异、所处青春期、育龄期、更年期等年龄阶段的差异,月经、带下、妊娠、产后等特殊生理时期的差异,女性调经或种子等需求的差异,更有女性患病之不同、证情之不同、阶段之不同,施膳需因人而异,如老年妇女多肝肾不足,用药不宜温燥;孕妇恐动胎气,不宜用活血滑利之品,经期前后避免寒凉之品,这些都是在使用药膳中应注意的。

因时制宜就是要顺气而调,人与日月相应,脏腑气血的运行和自然界的气候变化密切相关。"用寒远寒,用热远热",这一观点同样适用于药膳。李杲在《脾胃论·脾胃将理法》中提出"春时有疾,于所用药内加清凉风药,夏月有疾加大寒之药,秋月有疾加温气之药,冬月有疾加大热药,是不绝生化之源也",故临床施膳也应考虑以上因素。药膳还有"四季五补"之说,即春天气候温和,偏于补肝,宜用首乌肝片、炒香舌片等药膳;夏季气候炎热,需要清补,宜用西瓜盅、荷叶凤脯等;秋季五脏属肺,需平补,宜用菊花肉片、参麦团鱼、玉竹心子等;冬季气候寒冷,需滋补肾阳,宜用归芪鸡、党参牛肉汤、煨烤杜仲肾、鹿肾粥、鹿角胶粥等药膳;还有些药膳四季皆宜,如茯苓包子、银耳羹等。

因地制宜讲究不同的地理环境,由于气候条件及生活习惯不同,人的生理活动和病变特点也不同,所以用膳亦应有所差异。即使相同病证,用膳亦当考虑不同地区的特点。如阳虚者选用肉桂、附子、红参等大辛大热之品,但在南方、北方,用膳的量应有所差别。身处潮湿环境,饮食多温燥辛辣;身处寒冷地域,饮食多热而滋腻。

5. 结合辨证施膳 辨证论治,调整阴阳,是中医养生和治病的基本思想,也是药膳应用的目的。只有在辨证论治思想指导下,明确患者何种证型,确立治则,选用合适药膳,才能达到调整阴阳、养生保健、预防疾病、延年益寿的目的。

中医辨证论治体系大致包括八纲辨证、气血津液辨证、脏腑辨证、六经辨证、卫气营血辨证、三焦辨证、经络辨证。人有老幼、男女之分,体质呈寒热、阴阳、虚实之别,病证有气虚、血虚、阴虚、阳虚、气滞、血瘀、痰湿之异,气虚又有肺气虚、脾气虚、心气虚之别,气滞又有脾胃气滞、肝郁气滞、肺气壅滞之分,阴虚又有肝阴虚、肾阴虚、胃阴虚、肺阴虚之别,痰湿又有痰湿上蒙、湿阻脾胃、痰湿壅肺等不同,施膳应具体情况具体分析。所以要辨证施膳,针对患者证候,根据"五味相调,性味相连"的原则以及"寒者热之,热者寒之,虚者补之,实者泻之"的法则,寒病用热性药膳,热病用寒性药膳,虚者需用补益药膳,实者兼顾祛邪。药食相须,寒温相宜,五味相适,以达到治病康复的目的。

譬如女性血虚患者应多选用补血的大枣、花生等,阴虚患者多食用枸杞子、百合、麦冬等。又如女性盆腔炎的辨证施膳,湿热下注的,宜食用清淡利湿之品,如薏苡仁、赤小豆、冬瓜仁、扁豆、车前子等,平时多饮绿茶,或服绿豆薏苡仁汤或木棉花粥。肾阳虚的,宜进食温肾助阳,固涩止带之品,如龙眼、莲子、红枣、羊肉、鹿茸、芡实、金樱子、狗肉等,亦可用羊肉、红萝卜、陈皮、生姜、红枣煮汤或煮粥食用。

6. **勿忘饮食禁忌**　药膳的饮食宜忌也应得到高度重视。如阳虚偏寒者,宜食益气温中、散寒健脾、温性热性的食物,但忌寒凉生冷食物;阴虚偏热者,宜选清热、生津、养阴的寒凉平性食物,但忌温燥伤阴食物;阳虚者宜温补而忌寒凉;阴虚者,宜滋补清热而忌温热。

女性月经病应避免暴饮暴食或过食肥甘,饮食的偏嗜及寒温失宜,易损伤脾胃,引发诸症。不可过食辛辣或生冷之品,过食辛辣助阳之品可致月经先期、月经过多、经行吐衄等,过食生冷寒凉可致痛经、闭经等。女性盆腔炎属湿热下注型,忌食海鲜、腥膻、甜腻、油腻等助长湿热之品。肾阳虚的忌食生冷、瓜果、冷饮以及难以消化的食品。妊娠期女性要避免辛燥、生冷、滋腻、动血或碍胎之品如烟酒、咖啡、绿豆、薏苡仁等。产后应避免过咸,恐有"盖盐止血,少乳宜发咳"。更年期应少用辛辣、高脂、高糖之食品。

药膳调养是一个动态的过程,患者患病后经过一段时间治疗,机体处于康复阶段,往往会忽视自身体质及脾胃吸收功能,误认为病后都应大补特补,这是个错误的观念。病后胃气薄弱,大补过补,不合理的饮食可加重脾胃负担,故饮食宜清淡,易消化而富于营养,多食含丰富维生素、蛋白质的食品,忌甘厚肥腻辛辣及海鲜、腥膻发物,避免聚湿生痰,蕴积内热,影响脾胃及各脏腑的功能而导致疾病复发。

7. **重视适量平衡**　药膳虽然功效多途,但偏于有病慢养,重在养与防。药膳在养生、康复、治疗中虽然有很重要的地位,但不能完全代替药物疗法,其调治多为慢性病,需长期服用,因此施膳要力避偏颇,不能补益太过而恋邪,攻邪过猛而伤正;不能偏温热而动相火,偏寒凉而败肠胃;滋腻太过而碍运化,升散太过而精髓不藏。尤其是妇人有经、孕、产、乳的生理特点,易耗血伤气,故施膳必须注意平衡。"饮食有节"是中医重要的养生保健原则,药膳同样应适量而有节制。短期内不宜进食过多,不可急于求成。应根据自身状况,经常小量服食,持之以恒,久而建功。对于无病者可适当食用某些保健养生膳。对于体质虚弱或患病者还应当药治配合药膳治疗。而在疾病康复期或对某些慢性病患者,用药膳调治可能更为合适。药膳与药物治疗结合可以相辅相成,取得更好的效果。

三、论妇科辨病用膳

药膳在女性诸多妇科疾病的治疗中也有独到的功效,目前已得到越来越多妇科专家和患者的高度重视,未来会发挥越来越广泛的辅助治疗作用。

在月经病治疗中,以补阴补血理血为主,宜选择多汁多液食物。虚性月经病的食疗原则为养血补气,补肾调经,或病后改善体质,促进康复,可选用当归、红枣、山药、党参、阿胶、黄芪等配以鸡、羊、猪肝等血肉有情、补肾养血之品。如归地烧羊肉可以温中补虚,益气补血,适用于气虚所致月经量多、神疲气短。如气血亏虚所致痛经可将适量红枣、当归、熟地、川芎放入仔鸽内煮熟,加入红糖食用,还可将黄芪、党参、红枣、生姜适量放入黑母鸡腹中蒸熟后食用。

在带下病治疗中,其病因多与湿邪有关,饮食调理关键是健脾利湿,宜选择清淡、易消化且有祛湿功效的食物,如莲子、扁豆、山药、生薏苡仁、赤小豆、冬瓜等,配以猪肚、猪肾、瘦肉之类,以健脾补肾、清热利湿。忌烟酒、辣椒、咖喱、芥末、茴香、洋葱、过浓的香料等辛辣刺激之物,以免聚湿蕴热。此外,海鲜发物和腥膻之品也可助长湿热,食后易致病情加重,脾肾阳虚者应忌食。如冬瓜子捣末加冰糖炖服;山药、莲子、薏苡仁合煮食用,适宜于脾虚型白带异常;莲子、枸杞子煮熟后饮用,适用于白带增多。

在妊娠病治疗中,女性怀孕后脏腑、气血、经络的生理都发生明显变化,需增加营养以满足自身及胎儿生长发育的需要,饮食宜清淡而富营养,可选山药、党参、红枣、阿胶、牛奶、鱼肚、鸡蛋、猪肝、猪瘦肉、鱼肉、乌鸡、糯米、水果、蔬菜等以健脾补肾、养血安胎。如治疗血热之先兆流产的龟甲汤、木耳芝麻茶、荸荠豆浆、地黄苎麻粥、黄芩蒸猪腰、安胎鲤鱼汤;防治气血虚弱之先兆流产的黄芪炖鲈鱼、首乌黄芪乌鸡汤。

在产后病治疗中,分娩以致阴血骤虚,元气受损。宜选择猪肾、羊肉、母鸡、鸡蛋、墨鱼、甲鱼、鲫鱼、龙眼、红枣等血肉有情之品以益气补血。如肾虚血亏所致产后腰痛可用杜仲羊肉汤、当归生姜羊肉汤、山药枸杞粥、杜仲山药栗子粥,血瘀所致产后腰痛可选当归山楂粥,寒湿痹阻导致腰痛可选肉桂山药栗子粥,促进子宫修复可选益母草山楂粥,产后气血两亏可食用黑米、黑豆、芝麻、花生。产后不宜进食生冷、辛辣、肥腻之品,以免滋生寒热,损伤脾胃。

在绝经前后诸症治疗中,妇女肾气渐衰,冲任肝肾虚损,天癸渐竭,阴阳失衡,脏腑气血不和,可选蜂蜜、山药、党参、龙眼、桑椹子、何首乌、红枣、黑木耳、猪骨、鸡肉、鱼肉、鸽肉、虾米、燕窝、黑米等调养脾胃、调补阴阳气血之品。如百合红枣茶治更年期虚烦惊悸、失眠不安、头晕耳鸣等肾阴虚症状;枸杞子茶适于更年期肝肾阴亏、头晕目眩、腰酸腿软;附片鲤鱼汤适用于更年期头目眩晕、耳鸣腰酸或下肢水肿、喜温恶寒;莲子百合粥适用于心悸不寐、怔忡健忘;赤豆薏苡仁红枣粥适用于更年期肢体水肿、皮肤松弛;合欢花粥适用于更年期易怒抑郁、健忘失眠;甘麦大枣粥适用于妇女更年期精神恍惚、悲伤欲哭。

四、IVF 药膳辅助调理

很多拟施行 IVF 患者都具有一些基础疾病(内科、妇科),另外一般具有年龄偏大、卵巢功能下降、内膜薄、情绪焦虑等症状。在其中药辅助治疗的特点上,要重视基础疾病方面的三调:调体——首辨虚实审其因、调经——病证结合论种子、调神——怡情疏导候真机。而在调体施膳方面,要注意体质差异,辨体用膳,具体可见本书第二章第三节。

(一) 调经施膳

月经病如闭经,气血虚弱型的,可用龙眼红枣汤、生姜羊肉胡椒末汤、红枣木瓜猪肝汤、归芪炒墨鱼、煨鸽肉、当归红枣粥等益气养血;痰湿阻滞型的,可用黄芪山药薏苡仁粥、茯苓红花红糖饮、薏苡仁山楂扁豆红糖粥等健脾化痰除湿;气滞血瘀型,可用鸡血藤炖肉、香附桃仁粥、月季花汤等理气活血调经。

如素有痛经的患者,气滞血瘀型的,可用韭菜月季红糖饮、生山楂汁、黑豆红花饮、鸡血藤煮鸡蛋等理气活血,化瘀止痛;寒湿凝滞型的,可用附子川椒炖猪肚、生姜艾叶煮鸡蛋、姜枣花椒汤、红糖姜汤等温经养血,散寒止痛;气血亏虚型的,可将适量红枣、当归、熟地、川芎放入仔鸽内煮熟加入红糖食用。

崩漏或月经过多,脾肾两虚型的,可用山药黑木耳炒肉片、山药炒猪腰、红枣扁豆粥、荔枝肉煮粥、黑鱼煮汤等健脾益肾止血;肝旺血热型的,可用银耳煮冰糖、柿饼煨黑木耳、荠菜肉酱豆腐羹、丝瓜黑木耳炒肉、番茄猪肉炒荸荠、糖醋鲜藕等清肝泄热止血。

带下病(病毒、支原体、衣原体感染等),湿热下注型的,可用银花绿豆粥、茯苓车前粥、马齿苋粥、芡实米仁粥、水芹根拌麻油、白菜绿豆饮、清蒸鳖等清热解毒、除湿止带;脾虚湿盛型的,可用白果黄芪乌鸡汤、扁豆山药粥、薏苡仁山药莲子汤、山药糯米粥、白果煮豆浆等,健脾益气、化湿止带。

卵巢功能低下患者,可选用对卵巢功能生理性周期调节有益的食品,如鲍鱼、海参、鹌鹑、鸽子、乌鸡、墨鱼、章鱼等血肉有情之品,如虾皮、海米、牛奶、海带、豆制品等高钙食物。有研究指出,如果女性每日摄取高钙食物,会比摄取钙质不足的人患卵巢疾病概率低很多。多吃新鲜蔬菜水果,保证维生素 C、维生素

B$_2$ 和 β-胡萝卜素的充足供应,多摄取胡萝卜、橙类的水果以及红薯、哈密瓜、南瓜、西红柿等"有色"蔬菜,可显著减少卵巢疾病的发病率。新鲜蔬菜水果如黄瓜,可清热、解渴、利尿,通便排渣,黄瓜中的"丙醇二酸"还能抑制体内糖类转化成脂肪,有减肥和减脂之效。茄子中含多种维生素,尤其维生素 P,能增强细胞黏着性,提高微血管弹性;能降胆固醇,防止高血脂引起的血管损伤。绿豆能降低血脂,保护心脏,降低血清胆固醇。香菇可消食去脂,防止便秘,还能降低总胆固醇及三酰甘油。红薯可降血脂,预防动脉粥样硬化。山楂可扩张血管,改善微循环,降低血压,促进胆固醇排泄而降低血脂。包菜、花菜、葵花籽油、芝麻油等是富含维生素 E 和富含维生素 B$_2$ 的食物。多摄取活性乳酸菌,同时多摄取谷类,谷类的特殊纤维可以提供乳酸菌活跃的能力,可增加自身的免疫力,有助于平衡体内荷尔蒙。卵巢早衰患者可多食养身调经、滋补肝肾之品,如鸡蛋、瘦肉、牛奶、桑椹子、龙眼、黑芝麻、乌鸡等。治疗期间应忌烟酒;忌食刺激性食物,以及肥腻、油煎、霉变、腌制的食物;阴虚者忌食羊肉、狗肉、韭菜、胡椒等温热性食物。

卵巢早衰药膳方举例如下。

1. 莲子补骨脂猪腰汤

【配方】补骨脂 50 g,猪腰 1 个,莲子、核桃各 40 g,姜适量,盐 2 g。

【制作】① 补骨脂、莲子、核桃分别洗净浸泡;猪腰剖开除去白色筋膜,加盐揉洗,以水冲净;姜洗净去皮切片。② 将所有材料加入砂煲中,注入清水,大火煲沸转小火煲煮 2 小时。③ 加入盐调味即可。

【药膳功效】补骨脂具有滋阴补肾、养巢、延缓衰老的作用,莲子清心醒脾、补肾固精,核桃补肾气。三者配伍同用,可改善雌激素水平,增强性欲,对肾阳虚型卵巢早衰的患者有一定的食疗作用。

2. 鲍鱼瘦肉人参汤

【配方】鲍鱼 2 只或 3 只,猪瘦肉 150 g,参片 12 片,枸杞子 10 粒,味精、鸡精、盐各适量。

【操作】① 将鲍鱼杀好洗净,瘦肉切小块。② 所有原材料放入盅内。③ 用中火蒸 1 小时,最后放入调味料调味即可。

【药膳功效】鲍鱼含多种蛋白质和 8 种人体必需氨基酸,有较好的延缓衰老作用;人参片大补元气;枸杞子滋补肝肾、延缓衰老。三者搭配炖汤食用,对阴阳俱虚型卵巢早衰患者有一定的改善作用。

3. 龟甲杜仲猪尾汤

【配方】龟甲 25 g,炒杜仲 30 g,猪尾 600 g,盐 2 小匙。

【制作】① 猪尾剁段洗净,余汤捞起,再冲净 1 次。② 龟甲、炒杜仲冲净备用。③ 将猪尾、杜仲、龟甲盛入炖锅,加 6 碗水以大火煮开,转小火炖 40 分钟,加盐调味。

【药膳功效】龟甲滋阴补肾、固经止血、养血补心,杜仲具有补肝肾、强筋骨、安胎气等疗效,猪尾可强腰壮骨。三者合用,对肝肾阴虚或肝肾不足所致的不孕症有很好的食疗效果。用于阴虚潮热、月经不调、失眠、腰膝酸软、不孕等。

4. 锁阳羊肉香菇汤

【配方】锁阳 15 g,生姜 3 片,羊肉 250 g,香菇 5 朵。

【制作】① 将羊肉洗净切块,放入沸水中余烫一下,捞出,备用。香菇洗净,切丝;锁阳、生姜洗净备用。② 将所有的材料放入锅中,加适量水。大火煮沸后,再用小火慢慢炖煮至软烂,大约 50 分钟。③ 起锅前,加适量的调味料即可。

【药膳功效】锁阳具有滋阴补肾、增强性欲的功效,羊肉可温补肾阳、温经散寒,生姜散寒温胃,香菇益气滋阴、延缓衰老。以上配伍炖汤,对肾阳亏虚型卵巢早衰有较好的食疗作用。

5. 松茸鸽蛋海参汤

【配方】海参 20 g,松茸 20 g,鸽蛋、水发虫草花、清鸡汤各适量。

【制作】① 海参泡发,洗净备用;松茸洗净后用热水将其泡透,汤汁留用;将鸽蛋、水发虫草花、海参分别入沸水快速水飞,捞出备用。② 净锅下清鸡汤、松茸、海参、鸽蛋、虫草花,汤开后倒入盛有调味料的炖盅内,盖上盖子,放入蒸笼旺火蒸 10 分钟至味足。③ 取出即可上锅。

【药膳功效】海参具有补肾益精、养血润燥、养巢、延缓衰老的功效。可改善卵巢早衰引起的女性精血亏虚,性欲低下、月经不调等症状;虫草花、松茸、鸽蛋均具有补肾益气、延缓衰老的功效。以上几味配伍,对肾阳亏虚引起的卵巢早衰有疗效。

6. 肉桂茴香炖鹌鹑

【配方】鹌鹑 3 只,肉桂、胡椒各 10 g,小茴香 20 g,杏仁 15 g,盐少许。

【制作】① 鹌鹑去毛、内脏、脚爪,洗净;将肉桂、小茴香、胡椒、杏仁均洗净备用。② 鹌鹑放入煲中,加适量水,煮开,再加入肉桂、杏仁以小火炖 2 小时。③ 最后加入小茴香、胡椒,焖煮 10 分钟,加盐调味即可。

【药膳功效】鹌鹑肉补肾壮阳,益气养血;肉桂、茴香暖宫散寒,与鹌鹑配伍,可促进女性排卵,改善小腹冷痛、四肢冰凉、腰膝酸痛、性欲冷淡等症状,对男女不孕不育均有一定食疗效果。

7. 菟丝子烩鳝鱼

【配方】干地黄、菟丝子各 12 g,净鳝鱼 250 g,猪瘦肉 250 g,净笋 10 g,黄瓜 10 g,水发木耳 3 g,酱油、盐、淀粉、姜末、蒜末、香油、白糖各适量,蛋清 1 个,高汤少许。

【制作】① 将菟丝子、干地黄煎 2 次,取汁过滤。鳝鱼切成片,加菟丝子、干地黄汁及蛋清、盐煨好。② 将鳝鱼片放入碗内,放温油中划开,待鱼片泛起即捞出。再放入所有材料调味即可。

【药膳功效】菟丝子具有滋补肝肾、固精缩尿等功效。可用于腰膝酸软、目昏耳鸣、肾虚等症;鳝鱼补肝肾、活血通络、养血调经;干地黄滋阴补肝肾。三者配伍同用,对肝肾阴虚引起的不孕症有较好的食疗效果。

8. 虫草海马炖鲜鲍

【配方】冬虫夏草 2 g,新鲜大鲍鱼 1 只,海马 4 只,鸡(去毛)500 g,猪瘦肉 200 g,金华火腿 30 g,生姜 2 片,花雕酒、味精各 3 g,食盐、鸡粉各 2 g,浓缩鸡汁 2 g。

【制作】① 将海马洗净,用瓦煲煸去异味,光鸡洗净剁成块,瘦肉切成大粒,金华火腿切成粒,将切好的材料飞水去掉杂质。② 把所有的原材料放入炖盅,放入锅中隔水炖 4 小时后,放入调味料调味即完成。

【药膳功效】冬虫虫草补虚损、益精气、补肺肾,主治肺肾两虚、精气不足、自汗盗汗、腰膝酸软等虚弱症状;海马具有滋阴补肾的功效;鲍鱼滋补肝肾。三者炖汤食用,对肾阳亏虚引起的不孕症有效。

(二) IVF 成功后药膳

患者如有妊娠恶阻,胃虚型的,可用糖金橘饼、糖山楂条、葱姜粳米粥、陈皮话梅鸡、生姜牛奶(撞奶)等;肝热型的,可用番茄冬瓜汤、绿豆汤、西瓜汁、芦根糯米粥等。患者如有妊娠水肿,可用茯苓粉粥、黄芪冬瓜茯苓皮汤、黄芪山药鲫鱼汤、赤小豆鲤鱼(乳鸽)汤、鸡茸玉米羹、牛奶玉米甜羹、冬瓜生姜炖乌鱼、三豆饮(黑豆、绿豆、赤小豆)等利湿消肿、补气健脾。患者若见胎动不安及胎漏,可用山药炒菠菜、山药炒黄鱼胶、荠菜猪肉豆腐羹、糖醋鲜藕丝、杜仲寄生鸡汤、菟丝子大米粥、菟丝子煲鹌鹑蛋、莲子瘦肉芡实汤、阿胶牛肉汤等健脾益肾固胎。如有妊娠贫血的,可用地黄乌鸡汤、阿胶猪肝汤、黄精猪肝汤、黄芪山药红豆煲乌鸡等益气养血安胎。

(三) 调神施膳

若有患者在此过程中有情绪焦虑、失眠等症状,需要配合调神用膳。常用药物如夜交藤、合欢皮;川黄连、肉桂;三七花、灵芝草;酸枣仁、茯苓;灯心草、绿豆衣;淮小麦、百合;柏子仁、酸枣仁;远志、黑芝麻;佛手、橘红;香附、砂仁、柴胡;茉莉花、合欢花、栀子花。常用的药膳剂型包括茶饮、煲粥、煲汤及糕点米糊、果汁等,可以选择应用。

五、孕期药膳

(一) 妊娠生理病理

妊娠期一般指从受孕到胎儿娩出、妊娠终止,约 38 周。28 日为 1 个妊娠月,经过 280 日左右。其生理变化包括闭经、早孕反应——头晕、嗜酸、恶心欲吐,妊娠 3 个月可见乳房乳晕颜色加深,小腹开始膨隆,5 个月后自觉胎动,直到足月分娩。妊娠病的发生,主要因为阴血下注冲任,阴血聚于下,阳气浮于上,甚者气机逆乱,阳气偏亢;随着胎体渐长,可使气机升降失调,而胞脉系于肾,肾藏精主生殖,若肾气亏损,则胎元不固;脾胃为气血生化之源,胎赖血养,若脾虚血少,则胎失所养。治疗强调治病与安胎并举,治疗大法包括补肾——固胎之本,补肾益阴为主;健脾——益血之源,健脾养血为主;疏肝——通调气机,理气清热为主。临床强调忌用峻下、滑利、祛瘀、破血、耗气、散气以及一切有毒药品。中医强调有故无殒亦无殒也,一般如妊娠恶阻可适当用降气药,衰其大半而止。

(二) 孕期饮食原则

孕期饮食强调营养丰富,多样化、易消化,如牛奶是孕期非常好的一种饮料,甚至有些研究机构推荐孕妇每日喝 1 L 牛奶。鱼虾、肉类、蛋有比较丰富的优质蛋白质和微量元素,而且比较容易吸收。新鲜的蔬菜水果提供微量元素和维生素。粗粮如玉米、地瓜、谷物之类能提供比较多的微量元素,而且对保证孕期大便通畅很有帮助。

孕期强调少食多餐,可以一日吃五六顿饭,而很多孕妇只是做到了多餐,而没有少食。孕期要注重管理体重,管住嘴、迈开腿,现代女性通常平时很注意身材,但一怀孕觉得吃得多营养才够,放开吃。强调营养在于平衡,让孕妇吃她爱吃的东西,不能因为过于强调"营养",而忽略了孕妇的胃口。孕早期,如有早孕反应,此时不用拘泥于营养均衡,能吃进去就好。避免食用半生的牛肉、鸡蛋、贝类和生鱼片,还有未经消毒的牛奶、牛排,孕妇最好不要喝酒。

(三)孕期常用药膳

东汉张仲景《金匮要略》中的葵子茯苓散治疗脾虚湿困导致的妊娠水气、身重、小便不利,开创中医食疗治疗妊娠病之先河。两晋南北朝葛洪著《肘后备急方》中列有治疗妊娠病方 15 首,包括用鲤鱼秫米同熬粥治疗脾肾亏虚导致的妊娠胎动不安、妊娠下血或胎转抢心;用新鲜地黄汁、阿胶、酒同煎汁饮治疗妊娠下血不止的漏胞等。明代武之望《济阴纲目》中列妊娠食治方 6 首,如姜蜜汤治疗妊娠小便尿血;油蜜煎治疗难产沥浆胞干,胎不得下;三物解毒汤包括甘草、黑豆、竹叶同煎治疗误服毒药动胎。清代吴世昌著《奇方类编》列妊娠食治篇有食疗方剂 3 首。清代医著《精效医方一盘珠》中有治疗妇人体质虚弱导致的习惯性流产的熊氏黑鱼方。

1. 孕期保健药膳

(1) 地黄鸡(《饮膳正要》):生地 250 g,饴糖 250 g,乌鸡 1 只。将乌鸡宰杀后,拔毛去内脏,洗净;生地洗净,切成条状与饴糖拌匀,装入鸡腹内,将鸡放入盆中,然后再将盛鸡的盆置入蒸笼中,沸水旺火蒸 2 小时即成。具有补肾养血之功效。感冒者忌食。

(2) 枣荷叶:大枣 250 g,淮山粉 250 g,面粉 500 g,酵母、碱各 5 g。将面粉加水和酵母发好。大枣洗净,用水泡发好。再将发好的面团加入碱、淮山粉揉匀,搓成长条,揪成一两半一个的小面剂。取面剂一块,用手按成长圆形,把四个枣放在长圆形片的一边,将另一边折叠过来,用手一按,码上两个枣,成荷叶形状,上屉用旺火蒸 15~20 分钟即熟,可做主食。功可滋肾健脾、补阴养血。胃脘满闷者不宜吃。

(3) 淮山药芝麻糊:功可滋阴补肾,益脾润肠。脾虚便溏者忌食。

(4) 烧海参:功可补气养血。脾虚痰湿盛及泄泻者忌食。

(5) 章鱼枣汤:章鱼 100 g,花生仁 50 g,大枣 10 枚。将章鱼洗净,放入花生仁,大枣加水同煮汤,熟后调味食用,食鱼饮汤。功可补益气血。麻疹史者忌食。

2. 妊娠恶阻轻症食疗

(1) 鲜柠檬 500 g 去皮、核,切块,加白糖 250 g 渍 1 日,再入锅内用小火熬到汁汤快干时,拌少许白糖,随时食用。

(2) 猕猴桃鲜果 90 g,生姜 9 g,共捣烂榨汁饮,早晚各 1 次。

（3）红枣 5 个去核，橘皮适量，煎水代茶饮。

（4）甘蔗汁 1 杯，生姜半茶匙，炖热服用，每日 1 次，连用数日。

（5）梨 1 个，去核，放入丁香 10 粒，密闭蒸熟，去丁香，食梨。

（6）砂仁鲫鱼汤、紫苏姜橘茶、姜蔻红糖茶、苏叶黄连饮、砂仁香藕粉、姜夏饮、苏梗陈皮饮均可。

3. 妊娠恶阻中重症食疗

（1）胃虚恶阻：孕后 2～3 个月脘腹胀闷，呕恶不食，或食入即吐，全身无力，怠惰思睡，舌淡苔白，脉缓滑无力。治法：健胃和中，调气降逆。药膳：生姜 15 g，大枣 10 枚水煎，砂仁 15 g 为细末，以生姜枣水冲服，每日服 3 次，连续 3～6 日。

（2）肝热恶阻：妊娠初期呕吐苦水或酸水，脘痞胁痛，暖气叹息，头胀而晕，精神烦躁，苔微黄，脉弦滑。治法：平肝和胃，调气降逆。药膳：生扁豆 75 g，晒干研细末，每日 3 次，每次 9 g，米汤送服。

（3）痰滞恶阻：妊娠初期，呕吐痰涎，胸满不思食，膈间有水，心悸气促，口中淡腻，苔白而腻，脉滑。治法：豁痰降逆。药膳：生姜 15 g，橘皮 15 g，红糖 20 g，煎成糖水代茶饮；或以生姜、红糖煎水服。

4. 先兆流产食疗

（1）气血虚弱型：妊娠早期阴道出血量少，色淡红，质稀，少腹坠痛，面色㿠白，心悸气短，神疲懒言。舌质淡，苔薄白，脉细滑无力。治宜健脾益气，养血安胎。多吃鲜葡萄，因其补血润燥，效佳。药膳，骨髓汤：猪骨加玉竹，煮汤去油，喝汤食用，益胃退虚热。芝麻粥：黑芝麻洗净晒干，炒热研粉，同粳米煮粥，益气血。此型应添加各种平性或凉性食物，如瘦肉、奶、蛋、淡水鱼及绿叶蔬菜，水果粗粮等，还可选用木耳交替食用，注意饮食补而不腻，每餐量不宜过多。

（2）脾肾两虚型：妊娠后腰酸坠，头晕耳鸣，小便频数，或见阴道下血，舌淡白，脉细滑。治宜健脾补肾，安胎止血。药膳如《太平圣惠方》安胎鲤鱼粥：活鲤鱼 1 条去鳞鳃及肠杂，洗净后切块煎汤，煎苎麻根，取汁去渣后入鲤鱼汤放糯米煮粥。莲子核桃煮粥食，养阴补脾肾。另外可选用山药、龙眼、豆腐、甲鱼、大枣、蘑菇、木耳、葡萄、菠菜等。

（3）阴虚血热型：妊娠下血，量较多，色鲜红或暗红，口干，舌质偏红，脉滑细。治宜滋阴清热，凉血安胎。可服如下药膳。① 鲤鱼三青汤：活鲤鱼 1 条加冬桑叶、青竹茹、丝瓜络炭，煎汤服。② 黄芩蒸猪腰：将猪腰洗净切片，放入清水中浸泡30分钟,然后与黄芩共置陶瓷盛器酌加调料。隔水用武火蒸至猪腰熟透去黄芩服用。③ 绿豆粥:绿豆10 g,粳米100 g,煮烂服。此型饮食宜清淡,多食新鲜蔬菜水果,忌食辛辣刺激性食物,葱姜也应少食。

5. 妊娠便秘食疗　黑芝麻研末150 g、核桃仁研泥250 g、蜂蜜250 g、小麻油50 g。先将芝麻、核桃入钵,加开水250 mL,以文火煮20 min后,加入蜂蜜、小麻油再煮5 min即成,接着装入干净的容器里以备用。早晚各一汤匙,用温开水冲服,晨时宜空腹服用。

6. 妊娠咳嗽(子嗽)药膳　① 川麦雪梨膏:川贝母、百合、款冬花、麦冬、雪梨、蔗糖。② 沙莲百合饮:北沙参、莲子、红豆、百合。③ 加味贝母梨膏:生石膏、杏仁、前胡、川贝粉、生甘草、橘红、雪梨、冬瓜条、冰糖。

7. 妊娠高血压(子晕)药膳　天麻蒸乳鸽、玉竹煲豆腐、菊花核桃粥、夏菊决明饮、益智天麻鱼、桑椹大枣饮、山楂银耳粥。

8. 妊娠肿胀(子胀)药膳　红豆鲫鱼汤,赤小豆炖牛肉。

9. 妊娠心烦(子烦)药膳　① 枣仁安神粥:酸枣仁、茯苓、柏子仁、龙眼肉、粳米。② 养心粥:人参、麦冬、大枣、茯苓、糯米、红糖。③ 莲子阿胶羹:莲子、阿胶、鸡蛋、冰糖。④ 小米半夏汤:小米、半夏。

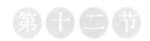

论"女子以肝为先天"

《临证指南医案·淋证》曰:"女科病多倍于男子,而胎产调经为主要。淋带痕泄,奇脉虚空,腰背脊膂牵掣似坠,而热气反升于上,从左而起,女子以肝为先天也。"清末名医叶天士的弟子秦天一在《临证指南医案·调经》结语中指出:"今观叶先生案,奇经八脉,固属扼要。其次最重调肝,因女子以肝为先天,阴性凝结,易于怫郁,郁则气滞血瘀。木病必妨土,故次重脾胃。"

一、名家论述

王九峰在脚气一案中云:"女子以肝为先天",其医案中常论述到肝在妇科疾病中的致病作用,如《王九峰医案·胎产》中云:"半产后亡血过多,木失敷荣,素多抑郁,中枢少运",《王九峰医案·肝郁》又云"肝郁中伤,气血失于调畅,月事衍期",肝气郁结可导致妇人月经不调,产后失血后肝气郁结则影响脾的运化,正如他强调所云"肝木乃东方生发之本,郁则失其化育之机"。

费伯雄在其医案中曾两处提到"女子以肝为先天",以肝为血海,又当冲脉,故为女科所重。费氏用药特点,是滋肝血佐以解郁,养胃阴佐以调脾,轻清灵动,极有法度。

陈莲舫在其医案中有三处提到"女子以肝为先天",论及内脏之间关系失调。其拟方原则是:治肝木以柔克刚,调脾胃以通为补。

秦伯未明确指出:肝,为女子先天,指女子生殖系统,其病为月经不调、不孕、小产。他把"女子以肝为先天"肯定为女子生殖系统,肯定肝主生殖的功能。

刘奉五从妇科常见病、多发病归纳从肝论治的治肝八法:疏肝调气、清肝泻火、清热平肝、抑肝潜阳、镇肝熄风、养血柔肝、化阴缓肝、暖肝温经等。他认为,"肾为先天之本""脾为后天之本"说明机体功能物质基础的来源是脾、肾,但脏腑功能的维持和调节以及对生、老、病、死过程的控制,肝脏为调节控制枢纽。"肝为五脏六腑之贼",说明肝对人体致病为害的普遍意义。

何氏妇科何子淮认为肝郁是妇科疾病中常见的一种病理现象,特别以素体虚弱、阴血不足、精神不振者为多见。因此他强调即使不见明显的七情内伤,在治疗妇科疾病时仍应注意舒畅气机,扶助正气。其扶正解郁的具体方法为:育阴解郁、扶脾解郁、益肾解郁。

刘云鹏明确提出了"调肝十一法",包括:疏肝开郁法、疏肝散结法、疏肝扶脾法、清肝和胃法、疏肝清火法、养血舒肝法、调补肝肾法、养血清肝法、泻肝利湿法、疏肝活血法、温肝通络法。可见对调肝之高度重视。

裘笑梅总结了"治肝六法",包括疏肝法,用其经验方蒺麦散(白蒺藜、八月札、蒲公英各9g,大麦芽12g,青皮、橘核、橘络各3g)治经前乳胀、乳房有块有良效;泻肝法,有凉肝、清肝、泄肝、抑肝、平肝之殊;镇肝法,用其经验方牡蛎龙齿汤(牡蛎、龙齿、杜仲、石决明、制女贞、白芍、夏枯草、桑寄生、茯苓、泽泻)防治子痫,效佳;养肝法,常用四物汤、调肝汤、定经汤等;滋肝法,常用一贯煎、杞菊地黄汤、两地汤、生地龙牡汤;温肝法,常用暖肝煎、温经汤、吴茱萸汤等。此外还有缓肝、破肝等法。裘老在临床实践中善于灵活配合,常将各法联合应用,如养肝与滋肝、疏肝与泻肝、滋肝与镇肝、温肝与疏肝等。

天津哈氏妇科哈荔田教授,提出调经肝为先,疏肝经自调。哈老认为,肝藏血,主疏泄,性喜条达冲和,与女子月经及胎孕关系尤为密切,故有"肝为女子先天"的说法。"百病不离乎郁,诸郁皆属于肝",临床凡月经失调诸病,兼见精神抑郁、胸胁满闷、乳房及少腹胀痛者,多由肝气郁结所致,用逍遥散随症加减。肝为刚脏,体阴用阳,疏肝解郁不可一味仗恃香燥劫阴之品。

刘奉五教授总结有"治肝八法",包括:疏肝调气法,以疏通和疏肝理气散郁结;清肝泄火法,包括清肝与泄肝;清热平肝法,以苦寒泻火的药物清肝热泄肝火;抑肝潜阳法,治疗阴虚肝阳上亢;镇肝熄风法,治疗肝风;养血柔肝法,包括养肝、柔肝;化阴缓肝法,是治疗肝阴虚的方法之一;暖肝温经法,治疗肝寒血滞,经脉受阻。

二、朱氏妇科对"肝"的认识

朱氏妇科第二代代表性传承人朱小南先生认为,妇科的肝病应首分虚实。

实证多由于精神刺激,以致肝气横逆,引起经来腹痛,胸胁闷胀,乳部胀痛,不孕等症。肝郁气滞又能引起月经不调;肝气上逆能导致逆经或产妇乳汁自出。情志失调,气郁夹痰则成梅核气,气逆于心而成脏躁症等。其他如寒滞肝经,亦能引起妇人腹痛疝气。经水不调,时受精神刺激,肝郁气乱,气血不能舒畅,影响冲任,症见经水忽前忽后,经量时多时少,经色时红时淡。气郁实证,用朱丹溪越鞠丸(香附、苍术、川芎、神曲、栀子);气滞而引起的经来胁胀腹痛或腹中有瘕聚疼痛等症,应以《韩氏医通》青囊丸(香附、乌药)为主。

虚证亦为常见,肝为藏血之脏,妊娠赖以养胎,肝阴不足、肝阳有余,常出现子烦等症。肝失濡养,阳亢火煽,风自内生,逆上头巅,引起子痫等严重症状。肝阴不足,导致冲任虚损,能引起经水后期,月经量少等症,肝阴血虚能影响冲任,使血海不充,经水失常,如月经量少、后期至经闭等症,治宜补肝体,调经水,以四物汤为主。情绪不佳,胸胁闷胀,食欲不振,舌质红,苔白,脉象细弦,乃肝郁血虚,脾失健运,治当疏泄肝气,养血健脾,宜《太平惠民和剂局方》逍遥散(柴胡、当归、白芍、白术、茯苓、炙甘草、煨姜、薄荷)加合欢皮、绿萼梅等。肝郁血虚,每多兼有火旺,引起月经超前或产后乳汁自出等症,用丹栀逍遥散。血虚导致月经不定期而致经闭者可加熟地(黑逍遥散)。

三、个人体会

从理论内涵来看,"肾为先天之本",此"先天"一是指物质概念,即人受胎时的真元、胚胎,"先身而生"的父母生殖之精,亦助后天发育;二是指时间,从胎孕之始至婴儿形成的胎孕发育阶段,此"先天"男女相同。"女子以肝为先天"之"先天",一是指重要性即临床诊治的次序、首要,二是"先"不是指胚胎,而是出生后尤其是孕龄期女子生理、病理上肝各种功能的特殊重要的作用。如刘奉五提到的"气机枢纽"作用。

中西医对生殖轴的认识重在协调平衡,中医脑-肾气-天癸-冲任-胞宫轴的功能平衡与月经周期中的子宫内膜、卵巢形态变化与激素水平变化密切相关,西医学认知的生殖轴涉及下丘脑-垂体-卵巢-子宫,中医学认为和肾气-天癸-冲任-胞宫密切相关。朱氏妇科诊疗不孕症强调"以平为期",强调以调达平。胡国华在临床中重视"三调"的理念,首辨体质,再以调经养卵促卵、调神怡情以助孕。调体,以补肾健脾为主;调经强调"经调然后子嗣也",以补肾、健脾、疏肝和养血调经促排卵;调神强调治病先治心,百病生于气,要安神怡情以助孕,且"万病不离乎郁,诸郁当属肝",重视调肝养肝。三调分而论之,形神合一,为孕育胎儿提供良好的内外环境。

胡国华一直在思考,要基于中医整体观(中医以五脏为中心),基于肝藏血主疏泄、女子经孕产乳以血为用,基于"肝"(精神情绪)对女性疾病发生、诊治的重要性,基于西医学模式的改变,基于影响女性生殖的不光是性轴,而网络更广更细。临床要高度重视补肾勿忘理肝、健脾勿忘疏肝。以疗效为目标中西医相向而行,希望同道们重视"肝""脾"在中医女性生殖网络中的地位和临床价值,构建新的中医女性生殖网络。

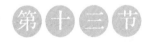

论女性乳房亦属肾

一、肾与乳房发育

天癸源于先天,藏之于肾,是肾气充盛而产生的一种促使人体生长发育和生殖的一种阴精,在女子能致任脉流通,冲脉盛满,月事以时下。乳房作为女性重要的副性器官,其发育毫不例外,归肾所主。冲为血海,任主胞胎,胞脉系于肾,冲脉与肾脉相并而行,得肾阴滋养,故言"冲任之本在肾"。肾气化生天癸,天癸激发冲任通盛，冲任下起胞宫，上连乳房，故冲任两脉之血气既外循经络，内荣脏腑，又可上行乳房，下行胞中，促使胞宫和乳房的发育及其功能活动。肾气、天癸、冲任是密切联系，互相起作用，构成一个"性轴"，而肾气则是这个轴的核心。

肾气的盛衰决定着女子月经初潮和绝经年龄、女性第二性征的发育及有无生殖功能等。西医学认为："女性第二性征伴随着性器官的发育，通常乳房发育是最早的标志。"正常女孩 11 岁乳房开始发育，"二七"天癸至，初潮来临时，乳房发育已较明显，乳头和乳晕明显突出于乳房而进入性成熟期。故青春期女子出现的最早特征即外观变化，就是乳房开始发育隆起，乳晕下可伴硬结，并有轻微的胀痛感觉，这些变化都是肾气渐盛，化生天癸，激发冲任之血上行乳房的结果。乳房的发育体现了性成熟的程度，一定程度上也反映了肾气的盛衰。绝经期，肾气虚衰，天癸涸竭，冲任衰少，下不能充胞宫"以时下"，上不能滋乳房以发育，故乳房开始萎缩、下垂。进入老年期乳房更趋萎缩，体积缩小而松软。有人统计 142 例更年期妇女，其中乳房缩小 83 例，子宫缩小 35 例。可见乳房相较子宫的变化更能反映肾气衰的程度。

二、肾与乳汁分泌

乳房的基本功能是分泌乳汁，乳汁是婴儿最理想的食物，是婴儿出生后继续获得"先天之精"以滋后天生长发育的唯一来源，故有人称哺乳期为"体外孕育期"。目前，大多医者认为妇人泌乳与胃（脾）、肝、冲任有关，故有生乳在脾胃，排乳在肝（胆），调节在冲任之说。但实质乳汁分泌与肾关系更为密切。

从上述所知，胞宫之行经和孕育胎儿的生殖功能由肾所主，而乳房的发育还需伴随正常的行经、胎孕、分娩以及哺乳才能达到高度完善。肾虚导致不正常的行经、胎孕和分娩，影响乳房发育，以致缺乳。《女科经论》曰："妇人经水与乳俱由脾胃所生。"妇人以血为用，乳即血也，乃脾胃气血所化；肝主疏泄，以利泌乳；肾为五脏之本，元气之根，脾胃、肝胆需得肾中元气即命门之火的温煦滋助，方能正常活动，如《妇人良方大全》曰："乳汁乃气血所化，若元气虚弱，则乳汁短少。"《素问·上古天真论》云："肾者主水，受五藏六府之精而藏之。"水，包括机体出入之水和内在之体液，《内经知要》注释："肾水主五液、五气所化之液，悉归于肾。"乳汁主要成分是水，离不开脾肾的生化作用。临床中对高龄产妇，平素体质欠佳,兼有肾虚表现,乳房萎瘪平塌者,应用补肾法为主,佐以补气血,通乳络,常可获得比单纯补气血、疏肝通乳法更好的效果。王渭川先生还认为:"利用婴儿吮乳反射作用,促进肾气功能刺激泌乳。"

三、肾与乳疾

妇人乳疾与肾密切相关,余听鸿《外科医案汇编》曰:"乳中结核,虽云肝病,其病在肾。"妇人先天不足,致乳房发育不良、畸形等病者有之;后天失养,大病久病、手术创伤、产育过多、房室所伤、频繁流产等损伤肾气而致乳病亦有之。又年近七七,肾气已衰;忧思恼怒、抑郁寡欢,日久伤肾,冲任失调,乳房失养而发乳疾。从病机上讲,肾气不足,冲任失调是患病之本,气滞痰凝乃病之标。宋代窦梦麟《疮疡经验全书》曰:"乳癖,此疾女子十五六岁,经脉将行,或一月二次,或过月不行,致生此疾,多生于寡薄气体虚弱。"此乃肾气未盛,天癸未充,致任脉通而不畅,冲任不盛,胞宫与乳房皆受其累而发病,治当滋补肾气,调补冲任。高文晋《外科图》曰:"奶癖,此疾乃五六十岁年老之人,生此疾者,不成脓结毒。"可见前人早已认识到月经初潮、绝经时的肾气虚衰与乳疾的发生和发展密切相关,这与西医学的认识是完全一致的。

治病必求其本,治乳疾莫忘治肾。乳岩不红不热,证属阴寒,虽有阴虚,但阳更是不足,应着重补肾,尤其是补阳之品,如鹿角胶、仙茅、淫羊藿、巴戟天、补骨脂、菟丝子等,配合疏肝、活血、化痰之品,常可获得可喜效果。治疗青年乳衄,即月经期乳房出血,从先天之肾入手。又有孕期六七月之间,乳汁自流,这是冲任之气不足,补益冲任即可治之,而补益冲任是通过滋补肝肾体现的。五版《中医妇科学》就收录1例乳汁自出病例,从补肾固摄入手,佐以健补中气,而"奏效如此之速,实非预料"。

由于女性乳房是肾气盛衰的外征之一,故有经验的医者常以乳房变化推测肾之盛衰。哈荔田教授以乳房发育不良或萎缩平塌作为诊断先天不足,肾气虚弱的重要依据。王渭川先生根据妇女乳头周围是否变黑来诊断患者肾虚或挟瘀,但要排除怀孕和断经之可能,然后予以补肾活血化瘀法。

肾藏精,主生殖发育。乳房作为女性第二性征,伴随性器官的发育,肾气盛衰,决定乳房的发育和萎缩。泌乳之有无、多少,与肾密切相关,泌乳之本在肾。肾虚,冲任失调,是乳疾之本,气滞痰凝乃病之标。治乳病,莫忘治肾。

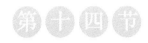

论以史为鉴，经典传承

自西汉至清末，中国至少发生过351次大型瘟疫，中医发展史也是一部可歌可泣的中医战"疫"史。大疫出名医，出良方，经典名著记载传承于世。此次抗击新型冠状病毒感染战役取得重大战略成果，起到重要作用的中医抗疫基本思路和筛选出的有效方药皆出于中医经典古籍。

以史为鉴，文献是"史"的重要组成部分，是记录、积累、传播、继承知识最有效的手段，也是社会活动中获得情报最基本、最重要的来源。中医文献研究无疑是中医临床、科研、教学乃至中医文化传承和发扬最基本、最重要的路径。"圣贤述作"、经典名著常读常新，这是我们中医人丰富思想和学术经验不可或缺的成长路径。中医的发展一直是以史为鉴，传承经典，尔后再创经典。此次新型冠状病毒感染之有效方"清肺排毒汤"，是由麻杏石甘汤、五苓散、小柴胡汤、射干麻黄汤四首经典古方化裁而成。2009年爆发的甲型H_1N_1流感的抗疫方金花清感颗粒，是由麻杏石甘汤和银翘散两首古方化裁而成，其有效率可达90%以上。方以承术，方以载道，传承经典不仅是临床实践，也是文献研究的出发点和归宿点。

习近平总书记提出，中医要"传承精华、守正创新"。经典即精华，胡国华曾提出读经典以"六名"为抓手，即名著、名医、名流（派）、名方、名言、名案。此"六名"即是精华经典之所在。中医经典的生命力在于实践。古为今用，传承精华，迫切需要更深入系统地发掘古代文献中的原创思维和有效方药，更精准地理解运用中医的优势思维，如未病先防、病后防变、整体观、三因制宜、动态思维等，并将之用于实践。中医从不拒绝创新，从《伤寒论》到《温疫论》《温病条辨》，近代海派中医更是以开放、兼容、创新的特色著称。有专家认为，相对于西医，中医学术发展主要靠学术流派传承创新的动力机制引领。海派名医荟萃，各科流派纷呈，曾涌现出许多治疗疫病的临床大家。如丁甘仁治烂喉丹痧、祝味菊治肠伤寒、严苍山疗痉病（流行性脑脊髓炎），尤其是姜春华提出"截断学说"，以直捣病巢，扭转病势不良传变为重点，堪称传承创新的典范。这些名医大家传承明清精髓，吸收西医新知，从而疗效确切，声望颇高，是学用经典之典范，也是我等杏林后辈学习之楷模。

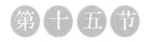

论中医的优势在思维

中医研究生培养的目标是什么？最终应是培养中医人、中医人才。那么中医研究生的培养首先要解决的，也是最难解决的问题是什么？应当是如何形成中医的临证思维方法，这是根本，是生命！

何为思维？思维是思维主体处理信息及意识的活动。思维活动的对象是信息及意识。信息是能被思维主体识别的事物现象及表象。意识是思维活动的产物，意识以信息的形式储存、表现和输出，意识传播的实质是信息传播。意识往往又会成为思维主体进行下一步思维的基础。间接性和概括性是思维的基本特征，是超出感性的认识，超出现实的认知加工方式。

世界卫生组织第八次会议上将传统医学定位于："是现代医学传播与发展以前就已存在几百年的有生命的医学实践，而且至今还在应用。这些实践由于各国社会传统和文化不同存在着很大差异。"中医属于世界传统医学中最为丰富的传统医学。

文化具有的民族性、地区性和时代性，如各地、各国以及东西方文化，文化的发展、交流和融合如海派文化、东西方文化相互影响，相互促进。中医学的人文哲学特色是中医临证思维的核心，中医学的人文哲学特色则是中西医的本质差异。中医的产生背景是东方文化，是建筑在东方哲学基础上，它的形成与传统文化密不可分，而传统文化中融进了儒、释、道三种思想，轴心是以人为本。儒家——如仁义、道德、中庸观、不为良相，则为良医；道家——如天人合一、阴阳、顺应自然；佛家——如食疗、宁静养生、知人善待、救命济世等。中医药文化的核心价值，主要体现为以人为本、医乃仁术、天人合一、调和致中、大医精诚等理念，可用仁、和、精、诚四个字来概括。"仁"——仁者爱人、生命至上；救死扶伤、济世活人。表现为尊重生命、敬畏生命、爱护生命。"和"——崇尚和谐、天人合一；阴阳平和、调和致中。表现为医患信和、同道谦和。"精"——医道精微、精勤治学。表现为追求精湛医术。"诚"——心怀至诚、言行诚谨，表现为处事、治学、诊疗、著述、科研诚笃端方。也有人将医者归纳为：医者"道"也——哲学医道；医者"意"也——思维悟性；医者"艺"也——神圣工巧；医者"德"也——医乃仁术。

西方的思维模式则是以分析思维模式为主导的。它抓住一个东西,特别是物质的东西,分析下去,分析到极其细微的地步。可往往忽视了整体联系。但世界上没有绝对纯的东西。

王永炎院士指出:"中医药学是科学与人文交融的学科,是永葆其青春的古代科学""中医药学是以生物学为基础,与理化数学交融,与交融人文哲学渗透的古代医学科学"。2003年联合国教科文组织公布《保护非物质文化遗产公约》;2005年印发《国务院办公厅关于加强我国非物质文化保护工作的意见》;2007年6月第一批518个国家级非物质文化遗产名录问世,其中中医药有9个项目(中医生命与疾病认知方法、中医诊法、中药炮制技术、中医传统制剂方法、针灸、正骨疗法、同仁堂中医药文化、胡庆余堂中药文化、藏医药)。中医对生命、对疾病的认知方法,实际就是中医的临证思维方法。中医在诊察认知的方法上广泛应用了比较、类比、分类、归纳、演绎、分析与综合、反证等逻辑思维方法,突出了中医辨证思维整体性和模糊性,表现了诊察思维极大的灵活性。

第四章

医案荟萃篇

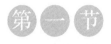

月经先期案

病案 1 （脾肾两虚）

何某,女,38 岁。2022 年 9 月 7 日初诊。

主诉：月经先期伴量多 10 余年。

现病史：前次月经(PMP)2022 年 8 月 4 日,6 日净;末次月经(LMP)2022 年 8 月 27 日,6 日净。经事提前,经量偏多,夹血块,下腹坠胀,腰酸,经后头晕明显,夜寐多梦,纳可便调。脉沉细无力,舌淡边有齿印苔薄。辅检：2022 年 8 月 13 日阴超示：子宫大小 58 mm×59 mm×49 mm,内膜 11 mm,子宫肌瘤可能。经带胎产史：6/23 日,量偏多,稍有痛经。已婚已育,1-0-0-1。

中医诊断：月经先期。

辨证：脾肾气虚,冲任不固。

治法：健脾益肾,固冲止血。

处方：

生黄芪 30 g	太子参 18 g	炒白术芍^各 9 g	山茱萸 9 g
女贞子 12 g	菟丝子 18 g	覆盆子 9 g	墨旱莲 18 g
炒芡莲须^各 18 g	桑海螵蛸^各 9 g	仙鹤草 30 g	大枣 9 g

14 剂,水煎服,每日 1 剂,早晚分 2 次服。

二诊：2022 年 9 月 28 日。LMP 2022 年 9 月 20 日,6 日净;PMP 2022 年 8 月 27 日,6 日净。经事提前,药后经量减少,头晕改善,腰痛未作,痛经不显,气短,夜寐多梦,二便调。脉细弦数,舌淡红边有齿痕苔白腻。处方：

生黄芪 18 g	太子参 12 g	炒白术芍^各 9 g	女贞子 9 g
菟丝子 18 g	覆盆子 18 g	山茱萸 9 g	煅牡蛎 30 g
炒芡莲须^各 18 g	川续断 9 g	杜仲 9 g	酸枣仁 15 g

14 剂,水煎服,每日 1 剂,早晚分 2 次服。

三诊：2022 年 11 月 23 日。LMP 2022 年 11 月 14 日,6 日净;PMP 2022 年 10 月 16 日,6 日净。经事尚准,经量较前减少约半量,血块减少,稍有痛经,经前乳胀,寐多梦,二便调。脉沉尺弱,舌暗淡苔薄干腻。处方：

生黄芪 18 g	太子参 12 g	炒白术芍^各 9 g	女贞子 9 g

菟丝子 18 g	墨旱莲 18 g	炒芡莲须^各 18 g	藕节炭 18 g

川续断 18 g	杜仲 18 g	橘核络^各 12 g	

14 剂,水煎服,每日 1 剂,早晚分 2 次服。

【按】月经先期主要发病机制是冲任不固,经血失于制约,月经提前而至,其主要病机为气虚冲任不固和血热血海不宁,气虚者多以健脾补肾固冲使冲任固摄有权,常用药如黄芪、党参、山药、山茱萸、炒芡实、莲须、覆盆子、续断、杜仲等;血热者多以滋阴清热凉血使热消血宁,常用药如炒牡丹皮、茜草、炒地榆、槐花、女贞子、墨旱莲等。本案患者月经先期伴量多,下腹坠胀,腰酸,经后头晕诸症均为脾肾气虚,冲任不固所致。拟固冲汤加减健脾益气,益肾固冲。方中生黄芪、太子参、炒白术、大枣健脾益气,白芍、山茱萸、覆盆子、菟丝子、女贞子、芡实、莲须益肾固冲调经,桑螵蛸、海螵蛸、仙鹤草、墨旱莲收涩止血固冲。治疗后脾肾之气渐充,冲任固摄有权,气血充盛,藏泻有序,周期、经量均转正常。

病案 2 (肝肾亏虚)

朱某,女,33 岁。2012 年 4 月 18 日初诊。

主诉:月经先期伴淋漓难尽半年余。

现病史:PMP 2012 年 3 月 20 日,9 日净;LMP 2012 年 4 月 14 日。经事先期,经前淋漓 3 日后方经行,时值经期,量中,色红,微有腹痛,腰部不适,无乳胀,纳可,寐欠安,便调。脉细软,舌淡红苔薄。14 岁初潮,7/28 日,量中。已婚未育,0 - 0 - 5 - 0。

中医诊断:月经先期。

辨证:肝肾亏虚,冲任失调。

治法:益气养血,滋阴益肾,调理冲任。

处方:

生黄芪 18 g	党沙参^各 9 g	生熟地^各 9 g	砂仁 3 g

赤白芍^各 9 g	鸡血藤 12 g	茜草 9 g	益母草 9 g

川续断 12 g	杜仲 12 g	女贞子 12 g	墨旱莲 12 g

14 剂,水煎服,每日 1 剂,早晚饭后温服。

二诊:2012 年 4 月 25 日。LMP 2012 年 4 月 14 日,9 日净。经前淋漓淡红瘀下 3 日,其后经量转多,6 日而净。平素易觉腰酸乏力,纳可,寐安,便调。辨证仍属气血亏虚,肝肾不足,治从上法。处方:

党沙参^各 9 g	白术芍^各 9 g	全当归 12 g	生熟地^各 9 g
川续断 12 g	杜仲 12 g	女贞子 12 g	桑椹子 12 g
石菖蒲 9 g	石楠叶 9 g	鸡血藤 15 g	黄芪 9 g

14 剂,水煎服,每日 1 剂,早晚饭后温服。

三诊:2012 年 5 月 9 日。时值经前,无经行先兆感,带下可,纳可,寐欠安,便调。BBT 双相,少于 12 日,脉细软,舌质偏红苔薄腻而黄。处方:

生黄芪 12 g	党沙参^各 9 g	生熟地^各 12 g	白术芍^各 9 g
女贞子 12 g	桑椹子 12 g	墨旱莲 15 g	川续断 12 g
杜仲 12 g	炒牡丹皮 9 g	煅龙牡^各 30 g	制香附 12 g
小青皮 9 g	生甘草 6 g		

14 剂,水煎服,每日 1 剂,早晚饭后温服。

四诊:2012 年 6 月 6 日。LMP 2012 年 5 月 10 日,9 日净;PMP 2012 年 4 月 14 日,9 日净。BBT 双相欠典型,时值经前,昨晚阴道少量出血,经前乳房略胀,腰部酸痛不适,带下可。刻下:疲劳乏力,夜尿频,寐欠安,便调。脉细数,舌偏红苔白腻。处方:

全当归 12 g	赤白芍^各 9 g	鸡血藤 15 g	川续断 9 g
杜仲 9 g	女贞子 9 g	桑椹子 9 g	墨旱莲 18 g
党沙参^各 9 g	夜交藤 18 g	合欢皮 9 g	制香附 12 g
车前草 30 g			

14 剂,水煎服,每日 1 剂,早晚饭后温服。

五诊:2012 年 7 月 11 日。LMP 2012 年 7 月 5 日,7 日净;PMP 2012 年 6 月 8 日,6 日净。近 2 月经事尚准,经期正常,经量仍偏少,伴有少量血块,微有腹痛,经前乳胀腰酸,BBT 双相爬升。刻下:时值经后,脱发,平素腰部不适,纳可,寐欠安,便调。脉细弦无力,舌淡红苔薄腻,证仍属上,治从上法。处方:

生黄芪 9 g	党沙参^各 9 g	女贞子 12 g	桑椹子 12 g
墨旱莲 15 g	川续断 12 g	杜仲 12 g	桑寄生 9 g
炒牡丹皮 9 g	蒲公英 18 g	小青皮 9 g	夜交藤 18 g

14 剂,水煎服,每日 1 剂,早晚饭后温服。

【按】 月经周期紊乱,特别是先期而至,如合并经量过多或经期延长,日久可致经血大下或淋漓不净,最终形成崩中或漏下,使病情加重,难以治愈。其发病机理除与患者体质因素有关外,多数都因感受外邪、七情所伤、饮食起居失常等,引起脏腑功能失调,气血不和,以致冲任二脉损伤。冲任二脉皆属奇经八脉,起于胞宫,其功能与妇女月事和孕育有密切关系。所以防治月经病时,亦应注重保持冲脉安和。本案证属肝肾亏虚,冲任失调,治以益气养血,滋阴益肾,调理冲任。生黄芪、党参、沙参、生地、熟地、砂仁、赤芍、白芍、鸡血藤益气养血调冲;茜草、益母草活血止血,续断、杜仲、女贞子、墨旱莲滋阴固肾止血。调治后周期、经期均正常。

病案3 膏方案(肾虚肝郁,瘕结胞宫)

张某,女,26岁。2009年12月7日膏方门诊。

现病史:素体禀赋不足,经汛提前量中,伴腰酸神疲,经前瘀下色暗。子宫肌瘤史,阴道炎时作,拟来年春季备孕。平素畏寒,面部热瘰,纳平便调,夜寐尚可,脉沉细兼弦,舌偏红苔薄。

中医诊断:月经先期。

辨证:肾虚肝郁,瘕结胞中,冲任失调。

治法:补肾养血,疏肝化瘀,调理冲任。时值冬令,以膏代煎,冀来年正复经调。处方:

党沙参^各 100 g	全当归 120 g	赤白芍^各 90 g	抚川芎 90 g
生熟地^各 120 g	太子参 90 g	焦白术 90 g	白茯苓 120 g
鸡血藤 150 g	杜红花 60 g	炒川续断 120 g	炒杜仲 120 g
桑寄生 120 g	金狗脊 120 g	女贞子 120 g	桑椹子 120 g
枸杞子 120 g	炒牡丹皮 90 g	益母草 90 g	仙鹤草 300 g
茜草炭 120 g	藕节炭 120 g	青陈皮^各 60 g	制香附 90 g
椿根皮 300 g	大红藤 300 g	丝瓜络 90 g	伸筋草 120 g
路路通 120 g	生甘草 60 g	土茯苓 120 g	金银花 120 g
绿豆衣 120 g	稽豆衣 120 g	全瓜蒌 150 g	广地龙 120 g
炒桑枝 120 g	络石藤 150 g		

另加:

陈阿胶 200 g	鳖甲胶 120 g	文冰 300 g	蜂蜜 300 g
湘莲肉 200 g	胡桃肉 200 g	黄酒 500 g	

【按】本案患者辨证以脾肾气虚为本,兼有瘀热,致冲任不固,则经事先期,经前瘀下。女子以血为用,任通冲盛月事方行,故治以八珍汤健脾益气养血,杜仲、桑寄生、狗脊、女贞子、桑椹子、枸杞子意在补肾固冲;面部热瘰频发,故知体虚偏热,加入炒牡丹皮、茜草炭、藕节炭等凉血止血,绿豆衣、稽豆衣、金银花清肝

消痘;子宫肌瘤多为宿有瘀血内停,久而化为癥瘕,宜化瘀消癥为主,但活血化瘀恐经事提前,经行量多,需通涩并用,且重涩轻通,重用补虚收敛止血仙鹤草300 g 配伍轻剂益母草 90 g 以涩血为主,佐以养血活血。因患者拟近期备孕,故于膏方中加入路路通、丝瓜络、青皮、陈皮、伸筋草、地龙、桑枝、络石藤等以通利络道,以待孕成。本案患者病因病机复杂,虚实热瘀夹杂,治疗以养、清、涩、通并用,其服膏方 2 月受孕。

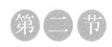

月 经 后 期 案

病案 1 （肾虚肝旺）

戴某,女,24 岁。2012 年 6 月 27 日初诊。

主诉:月经错后半年余。

现病史:半年前因经阻 2 月未行,于外院就诊并服中药治疗,目前中药已停 2 周。LMP 2012 年 3 月 21 日,5 日净;PMP 2012 年 2 月 24 日;PPMP 2012 年 1 月 6 日。刻下:经阻 3 月余未行,面部痤疮频发,无经行先兆,带下尚可,心烦急躁,纳可,寐安,便调。脉弦细,舌淡边有齿印,苔薄。经带胎产史:13 岁初潮,5～6/25～30 日,量中,无痛经。未婚室女。

中医诊断:月经后期。

辨证:肾虚肝旺,冲任失调。

治法:清肝益肾,活血调冲。

处方:

紫丹参 18 g	全当归 18 g	蕨白术各 9 g	鸡血藤 18 g
益母草 18 g	泽兰叶 12 g	桃红各 9 g	川牛膝 9 g
绿豆衣 15 g	炒牡丹皮 12 g	巴戟天 9 g	肉苁蓉 9 g

14 剂,水煎服,每日 1 剂,早晚分 2 次服。

二诊:2012 年 9 月 12 日。LMP 2012 年 7 月 7 日,6 日净;PMP 2012 年 3 月 21 日,5 日净。经阻 2 月余未转,刻下小腹微胀,面部痤疮,上药服后经水得转,停药后至今闭经 2 月,带下量少,色白质稀,无异味,无瘙痒,尚无经行预感,纳可,寐安,便调。脉弦细,舌淡边有齿印,苔薄。证仍属肝肾阴虚,冲任失调,治宗

原法。处方:

紫丹参 18 g	全当归 18 g	莪白术^各 9 g	鸡血藤 18 g
益母草 18 g	泽兰叶 12 g	桃红^各 9 g	川牛膝 9 g
地鳖虫 9 g	广郁金 9 g	绿豆衣 15 g	金银花 15 g

14 剂,水煎服,每日 1 剂,早晚分 2 次服。

三诊:2012 年 9 月 26 日。LMP 2012 年 7 月 7 日,PMP 2012 年 3 月 21 日。既往月经尚规则,刻下:经阻近 3 月未行,无行经征兆,面部痤疮仍作,带下量少,纳可,寐安,晨起自觉乏力,二便调。证属肝肾不足,冲任失调,治宗原法。处方:

紫丹参 18 g	全当归 18 g	莪白术^各 9 g	鸡血藤 18 g
益母草 18 g	泽兰叶 12 g	桃红^各 9 g	川牛膝 9 g
炒牡丹皮 9 g	金银花 15 g	绿豆衣 15 g	广郁金 9 g

14 剂,水煎服,每日 1 剂,早晚分 2 次服。

四诊:2012 年 10 月 10 日。LMP 2012 年 7 月 7 日。经水至今 3 月未转,无腹胀、乳胀感,带下量少,面部痤疮仍作。脉弦细无力,舌淡边有齿印,苔薄。证属肝肾不足,冲任失调。治宗原法,并配合应用安宫黄体酮口服。处方:

紫丹参 18 g	全当归 18 g	莪白术^各 9 g	鸡血藤 18 g
益母草 18 g	泽兰叶 12 g	桃红^各 9 g	川牛膝 9 g
生黄芪 12 g	党沙参^各 12 g	绿豆衣 15 g	石楠叶 12 g
石菖蒲 12 g	广郁金 12 g		

14 剂,水煎服,每日 1 剂,早晚分 2 次服。

另:安宫黄体酮片 2 mg×25 片,用法:每日 5 片,连服 5 日。

五诊:2012 年 10 月 24 日。LMP 2012 年 7 月 7 日。停用安宫黄体酮 2 日,小腹隐痛,白带量增,纳平,便调。脉细,舌淡偏红苔薄。治宗原法。处方:

紫丹参 18 g	全当归 12 g	莪白术^各 9 g	鸡血藤 18 g
益母草 18 g	泽兰叶 12 g	桃红^各 9 g	制香附 12 g
生地 12 g	牡丹皮 12 g	绿豆衣 12 g	赤白芍^各 9 g

14 剂,水煎服,每日 1 剂,早晚分 2 次服。

六诊:2012 年 11 月 21 日。LMP 2012 年 11 月 3 日。服安宫黄体酮而经行,量中,4 日净。11 月 15 日至 11 月 17 日因急性胃肠炎停服中药 3 日,使用头孢而愈。刻下:面瘰频发、脱发、口干,纳可,便调,寐安,脉弦细数,舌淡边有齿印苔薄腻。证属脾胃受损,肝肾阴虚,冲任失调。治拟健脾益肾,调理冲任。

处方：

生黄芪 12 g	白术芍^各 9 g	茯苓 12 g	白扁豆 12 g
牡丹皮 9 g	黄芩 9 g	益母草 18 g	桃红^各 9 g
泽兰叶 12 g	女贞子 12 g	绿豆衣 12 g	金银花 12 g

14 剂，水煎服，每日 1 剂，早晚分 2 次服。

七诊：2012 年 12 月 6 日。LMP 2012 年 11 月 3 日，服安宫黄体酮而行。月经逾期尚未行，今日小腹隐痛，带下少，纳可，寐安，便调，药后脱发较前好转，咽喉疼痛不适，有咽喉炎病史。脉细软，舌偏红边有齿印苔薄腻。证属肝肾不足，冲任失调，治拟养肝益肾，调理冲任。处方：

紫丹参 30 g	全当归 18 g	赤白芍^各 9 g	莪白术^各 9 g
鸡血藤 18 g	益母草 18 g	桃红^各 9 g	泽兰叶 12 g
牡丹皮 12 g	绿豆衣 18 g	川牛膝 12 g	苍术 9 g

14 剂，水煎服，每日 1 剂，早晚分 2 次服。

八诊：2012 年 12 月 19 日。LMP 2012 年 12 月 9 日。经行略延后，5 日净，量中，无痛经，脱发好转，咽部不适，纳可，寐安，便调，脉细涩，舌淡边有齿印苔薄腻。处方：

生黄芪 30 g	党沙参^各 12 g	全当归 18 g	紫丹参 18 g
鸡血藤 18 g	泽兰叶 12 g	女贞子 9 g	桑椹子 9 g
菟丝子 9 g	绿豆衣 18 g	牡丹皮 9 g	川牛膝 12 g

14 剂，水煎服，每日 1 剂，早晚分 2 次服。

九诊：2013 年 1 月 9 日。PMP 2013 年 12 月 9 日，LMP 2013 年 1 月 8 日。经行准期，量偏少，色暗红，无血块，腹痛，无恶心呕吐，未服止痛药物，经前无乳胀，面瘰偶发，平素无腰酸腹痛，畏寒肢冷，纳可，寐安，便调。脉细涩，舌淡边有齿印，苔薄。治宗原法。处方：

炙黄芪 30 g	党沙参^各 15 g	全当归 18 g	丹参 18 g
赤白芍^各 12 g	鸡血藤 18 g	川续断 12 g	杜仲 12 g
桂枝 6 g	胡芦巴 12 g	乌药 12 g	延胡索 18 g

14 剂，水煎服，每日 1 剂，早晚分 2 次服。

【按】肾、冲任、胞宫是月经产生的主轴，肾气充盛是月经产生的原动力。肾为天癸之源、冲任之本，故调经首当重肾，通过滋补肾阴以调血室，补益肾精以化气生血，故临床用药应顾护阴血。考虑到患者已 2 月余未行经，权宜之计应先活血调经，选用经验方通经汤加减用药，促其经行。其中紫丹参、全当归、莪白术、鸡血藤活血养血通经,益母草、泽兰叶、桃红活血化瘀,川牛膝引血下行,绿豆衣、牡丹皮清肝,巴戟天、肉苁蓉则着眼于长远,治从根本,以温补肾阳,使经血化生有源。守方根据症状略为加减,大法不变。中间因3月经阻未行,亦中西医结合,应用安宫黄体酮暂时促其经行,之后月经经调治后自然而行。

病案2 (气滞血瘀)

李某,女,30岁。2022年7月13日初诊。

主诉:月经后期10年余。

现病史:平素月经周期35~45日一行,经量中,色红少血块,无痛经,无腰酸乳胀,7日净。LMP 2022年7月7日,6日;PMP 2022年5月17日,7日净。经事间隔50日转,量偏少,夹血块,有痛经,素有经前乳胀,性情抑郁。现时值经后,纳可,二便调。脉弦细无力,舌偏红苔薄白腻。辅助检查:2020年11月(D3)FSH 8.15 IU/L,LH 4.81 IU/L,T 0.46 ng/mL,PRL 42.29 pmol/L,E_2 33 pmol/L。

中医诊断:月经后期。

辨证:气滞痰凝,冲任瘀阻。

治法:理气化瘀,养血调冲。

处方:

生黄芪18 g	紫丹参18 g	全当归12 g	莪白术^各9 g
鸡血藤18 g	白芥子9 g	胆南星9 g	石菖蒲9 g
益母草18 g	广郁金9 g	浙贝母9 g	橘核络^各9 g
小青皮9 g	柴延胡^各12 g		

14剂。

二诊:2022年7月27日。LMP 2022年7月7日,7日净;PMP 2022年5月17日,7日净;PPMP 2022年4月9日。时值经前,无乳胀腰酸,纳寐平,二便调。脉沉细数,舌淡红苔薄。处方:

生黄芪18 g	紫丹参18 g	莪白术^各9 g	鸡血藤18 g
益母草18 g	桃红^各9 g	生麦芽30 g	制香附10 g
女贞子12 g	桑椹子12 g	淫羊藿15 g	

14剂。

三诊:2022年8月3日。LMP 2022年7月7日,7日净;PMP 2022年5月17日,7日净。临近经期,无乳胀,带下可,纳平,夜寐难入睡,便调。处方:

生黄芪18 g	太子参12 g	紫丹参18 g	全当归12 g

赤白芍^各 9 g	鸡血藤 18 g	益母草 18 g	广郁金 9 g
茯苓神^各 18 g	生麦芽 30 g	酸枣仁 15 g	生山楂 9 g
胆南星 9 g	石菖蒲 9 g		

14 剂。

四诊：2022 年 8 月 16 日。LMP 2022 年 8 月 10 日；PMP 2022 年 7 月 7 日。经转如期，量中色红，无痛经，抑郁寡欢，胃纳可，寐欠佳，便调。舌偏红苔薄，脉细滑。治宗补肾活血，化痰调冲，再按周期调治，经前宜疏，经后宜补，经间期补通兼施，缓缓调治。处方：

全当归 12 g	赤白芍^各 9 g	莪白术^各 9 g	鸡血藤 15 g
女贞子 12 g	桑椹子 9 g	广郁金 9 g	生麦芽 30 g
茜草 18 g	生龙齿 15 g	酸枣仁 18 g	灯心草 9 g

14 剂。

五诊：2022 年 9 月 28 日。LMP 2022 年 9 月 14 日，6 日净；PMP 2022 年 8 月 10 日，7 日净。近经事尚准，量中，无痛，易烦躁，夜寐欠安，便调，乳房结节。舌质偏红，苔薄腻。处方：

生黄芪 18 g	太子参 12 g	全当归 12 g	紫丹参 18 g
女贞子 9 g	桑椹子 9 g	枸杞子 9 g	益母草 18 g
淮小麦 30 g	百合 30 g	夜交藤 15 g	山慈菇 9 g
青陈皮^各 9 g	生甘草 6 g		

14 剂。

【按】月经后期辨证首辨虚实。实者责之于气滞、血瘀、痰阻；虚者责之肝肾、气血、脾肾不足。其次需辨脏腑，临床多当分型论治，肝郁气滞型、寒凝血瘀型、痰湿壅滞型、脾肾阳虚型、气血两虚型、肝肾不足型。月经后期一病，与肝、脾、肾三脏功能失调有密切关系。在周期用药过程中，一般经前应注重通调冲任、理气化瘀。经后冲任血海空虚，以补益肝、脾、肾为主，以使气血生化有源，冲任调摄有度，以治病求本。

本案患者周期惯后，经期血块，经前乳胀，情绪抑郁，乳房结节等症皆属于气滞血瘀。情绪不畅，气机郁滞，血为气阻，冲任瘀滞，则经水后期，色暗有块；气血运行不畅，郁滞胸中，则乳房胀痛；伤于情志，气机不利，则抑郁寡欢。治拟开郁行气，活血疏冲。全方以紫丹参、全当归、莪术、鸡血藤、益母草、桃红、制香附活血通经疏冲，众多血分药中加入气分药之广郁金、青皮、陈皮理气开郁，达气血调畅，冲任通盛，经事下，处方用药应讲究以平为期，大队活血理气药久用必伤阴,故佐以女贞子、墨旱莲、炒牡丹皮滋养肝肾,服药 2 周经转。周期调理,循序渐进,治疗近 3 周期月事正常。

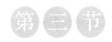

月经过多案

病案1 (虚热夹瘀)

陈某,女,52 岁。2022 年 11 月 16 日初诊。

主诉:经量偏多 2 年。

现病史:LMP 2022 年 11 月 1 日,7 日净;PMP 2022 年 10 月 8 日,7 日净。近 2 年月经先期,经量偏多,甚至量多如冲,伴有血块,头晕乏力,双目酸胀,心悸心慌,经前乳胀,纳平,寐浅易醒,便调。脉细弦数,舌偏红苔光少津。辅检:2022 年 9 月体检提示有子宫肌瘤约 4 cm,血红蛋白 107 g/L。经带胎产史:7/25 日,量多,血块多,有痛经。已婚已育,1-0-1-1。

中医诊断:月经过多。

辨证:肾虚肝旺,癥结胞宫。

治法:清养肝肾,消瘤断经。

处方:

紫草根 18 g	生牡蛎 30 g	白花蛇舌草 18 g	生薏苡仁 18 g
寒水石 15 g	淮小麦 30 g	百合 30 g	女贞子 9 g
墨旱莲 18 g	灯心草 6 g	茜草 18 g	川续断 9 g
仙鹤草 30 g	藕节炭 18 g		

14 剂,水煎服,每日 1 剂,早晚饭后温服。

二诊:2022 年 11 月 30 日。经事临期未转,药后头晕乏力、心慌心悸改善,稍有乳胀,口苦口腻,纳平,寐尚安,便干,胃胀。脉沉细弦,舌偏红苔光少津。治疗后月经周期延长,经量显著减少,渐至绝经。处方:

生黄芪 18 g	太子参 12 g	白术芍^各 9 g	女贞子 9 g
菟丝子 18 g	川续断 9 g	杜仲 9 g	制香附 9 g
炒芡莲须^各 18 g	桑海螵蛸^各 9 g	仙鹤草 30 g	山茱萸 9 g

14 剂,水煎服,每日 1 剂,早晚饭后温服。

【按】月经过多伴月经先期可能发展为崩漏,其病因病机多为气虚、血热或血瘀致冲任不固、胞宫藏泻失职,月经过多需与崩漏鉴别,两者多可引起继发性贫血。经期重止血塞流以减少月经量,非经期针对病因病机澄源复旧以治本,治则可遵循止崩三法即"塞流,澄源,复旧",经行量多时需塞流止血固冲为主,防止血崩。本例患者年过七七,经水未绝,肾水亏乏,肝火旺盛。兼有石瘕,瘀阻胞中,瘀久化热,热瘀交阻,热迫冲任,故经行量多。处方取朱氏妇科紫蛇消瘤断经汤加减,紫草、白花蛇舌草、生牡蛎、寒水石、夏枯草等消瘤断经,经水断则瘤自消。女贞子、墨旱莲为二至丸方,重在滋补肝肾,其中墨旱莲富含鞣酸,有收敛止血的作用;仙鹤草可补虚止血,茜草、藕节炭止血不留瘀,续断补肾固冲止血;经行量多致使心血、肝血不足,心神失养则心悸、虚烦不眠,头目失养则头晕、双目酸胀,加入淮小麦、百合养血安神,灯心草清心除烦。药后立竿见影,经事未先期,头晕乏力、心悸心慌失眠均缓解,故参芪四物汤补血养血以善后,菟丝子、续断、杜仲、山茱萸、炒芡莲须、桑海螵蛸加强补肾固冲,仙鹤草收涩止血。如此非经期、经期分时辨证论治,遣方用药,治疗后周期延长,经量减少渐绝经。

病案2 (脾肾气虚)

徐某,女,45岁。2014年7月29日初诊。

主诉:月经过多半年。

病史:患者有子宫肌瘤史10余年,大小约7 cm×8 cm;自诉贫血史近半年(具体不详)。半年前出现月经量过多,色红质稀,进行性加重。LMP 2014年6月19日,经行6日,量多色红。刻下:面色苍白,胸闷,纳可,便调,夜寐欠安多梦,舌淡红边有齿痕,苔薄白,脉沉细。经带胎产史:初潮14岁,7~8/30日,量多,色淡红,无血块,无痛经。已婚已育,1-0-2-1。

中医诊断:月经过多。

辨证:脾肾气虚,冲任不固。

治法:补气固冲,摄血调经。

处方:

炙黄芪18 g	炒白术9 g	炒升麻9 g	墨旱莲18 g
茜草18 g	仙鹤草30 g	浙贝母9 g	鳖甲9 g
鸡内金9 g	女贞子12 g	半枝莲18 g	夜交藤18 g

14剂,水煎服,每日1剂,早晚饭后温服。

二诊:服药后患者胸闷不显,行经前伴小腹胀痛,无明显乳胀。LMP 2014

年 11 月 19 日,经行 9 日,色红量多夹血块,痛经(+)。因服药后,此次月经量仍多,故拟益气补肾化瘀摄冲为法。守上方减墨旱莲、浙贝母、鸡内金、女贞子、半枝莲;加淮山药 18 g,益母草 9 g,川续断 12 g,杜仲 12 g,紫石英 30 g,姜黄 18 g,蒲黄 18 g。7 剂,水煎服,每日 1 剂,早晚饭后温服。

三诊:LMP 2014 年 12 月 19 日,经行 7 日,量较前明显减少,色红伴有血块,微痛,甫净。刻下:口干欲饮,纳可,便调,夜寐安。舌淡红苔薄白,脉沉细无力。守上方减淮山药、益母草、姜黄、蒲黄、紫石英;加党参 12 g,沙参 12 g,枳壳 12 g,川楝子 9 g,墨旱莲 18 g,14 剂,水煎服,每日 1 剂,早晚饭后温服。

随访患者月经量明显减少,色质转佳。

【按】本病多为冲任不固,胞宫藏泻失职所致。患者年近半百,气血亏虚,冲任不固,血失统摄,故经行量多;气虚火衰,阳不化血,则经血色淡质稀;气虚阳气不布,则面色苍白;气虚中气不振,则疲乏无力,气短懒言;气不摄血,血不归经,胞脉失养,则腹痛绵绵。治疗当以补气固冲,摄血调经,药症相投,临证加减,其效显著。

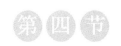

月经过少案

病案 1 (肾虚血瘀)

戚某,女,29 岁。2022 年 7 月 20 日初诊。

主诉:清宫术后经量减少 1 年余。

现病史:2022 年 5 月胎停清宫术,术后适时经转量少色暗,无痛经。LMP 2022 年 6 月 23 日,经转量少,色暗。刻下:经期将近,无乳腹胀痛,偶有腰酸,带下正常,胃纳可,寐安,二便调。舌质偏红边有齿痕苔薄白,脉细弦数。经带胎产史:5/35 日,量中。2021 年 4 月清宫术后经量减少。已婚未育,0-0-2-0,2021 年 4 月孕 7 周胎停清宫术(胚胎染色体 16 三体);2022 年 5 月孕 8 周胎停清宫术(胚胎染色体正常)。辅助检查,2022 年 7 月 19 日 B 超:内膜厚约 5 mm,连续欠佳(宫腔粘连可能)。

中医诊断:月经过少。

辨证:胞宫瘀滞,冲任失养。

治法:活血化瘀,调理冲任。

处方：

全当归 12 g	赤白芍^各 9 g	鸡血藤 15 g	女贞子 9 g
菟丝子 9 g	川续断 18 g	杜仲 18 g	制香附 9 g
生麦芽 30 g	桑枝寄生^各 9 g	枳壳 9 g	花蕊石 15 g
酸枣仁 18 g	天麻 9 g		

14 剂，水煎服，每日 1 剂，早晚饭后温服。

二诊：2022 年 8 月 10 日。LMP 2022 年 7 月 28 日，6 日净。经转稍错后，药后经量增多，经期延长，色暗少块，腰酸腹胀。时值中期，小腹胀痛，带下色黄，寐欠安易惊醒，便溏。辅检：2022 年 8 月 9 日复查 B 超与 2022 年 7 月 19 日对比，宫腔粘连消失，内膜厚约 5 mm，内引出稀疏血流信号。处方：治宗原法，上方加椿根皮 15 g、柴胡 9 g、延胡索 9 g。14 剂，水煎服，每日 1 剂，早晚饭后温服。

【按】《证治准绳·女科》曰：经水涩少，为虚为涩，虚则补之，涩则濡之。本患者多次妊娠后胎停，可见先天之肾精不充，精血不足以养胎，胎枯不长而亡；又二次清宫术，术后损伤胞宫，胞宫冲任瘀滞，故经转量少。辨证属肾亏血少，胞宫瘀滞。虚实夹杂，补通兼施，拟方以全当归、赤芍、白芍、鸡血藤养血活血；以女贞子、菟丝子、续断、杜仲补益肾精，补肾养血以培本；制香附、生麦芽、枳壳、桑枝、桑寄生疏冲通络；花蕊石化瘀生新，疏冲化瘀以祛邪，瘀血去则新血生。二诊患者经转量较前增多，复查 B 超宫腔粘连消失，如此见效患者喜出望外，继续原方增进，继续调理望经调嗣成。

病案 2 （脾肾两虚，冲任虚滞）

王某，女，35 岁。2022 年 10 月 19 日初诊。

主诉：月经减少 5 年。

现病史：已婚未育，0-0-1-0，结婚 4 年余，目前避孕中，2021 年生化妊娠。LMP 2022 年 9 月 19 日，8 日净；PMP 2022 年 8 月 27 日，3 日净。经事提前，经前瘀下，经量偏少，有血块，伴痛经，块下痛减。刻下：经时届期未转，腰腿酸痛，泄泻，夜寐多梦，纳平便调。脉弦细无力，舌淡边有齿印苔薄白。辅检：2022 年 9 月 30 日阴超示：子宫大小 36 mm×30 mm×37 mm，内膜厚 6 mm，ROV 35 mm×19 mm，LOR 37 mm×13 mm，双侧卵巢内见 10 个以上直径小于 10 mm 的小卵泡。处方：

生熟地^各 9 g	全当归 12 g	紫丹参 18 g	苍白术^各 9 g
鸡血藤 18 g	女贞子 9 g	菟丝子 18 g	巴戟天 9 g

益母草 18 g	生山楂 9 g	夜交藤 15 g	百合 30 g

14 剂,水煎服,每日 1 剂,早晚饭后温服。

二诊:2022 年 11 月 2 日。LMP 2022 年 10 月 19 日,8 日净;PMP 2022 年 9 月 19 日,8 日净。经转如期,经前瘀下,经量稍增,少许血块,痛经明显改善,腰酸不适。时值月中,夜寐易醒,夜间四肢欠温,纳平便调。脉细软舌淡苔薄。处方:

生黄芪 18 g	太子参 12 g	白术芍^各 9 g	女贞子 9 g
菟丝子 18 g	紫丹参 18 g	全当归 12 g	鸡血藤 18 g
生山楂 9 g	益母草 18 g	桃红^各 9 g	川续断 12 g

14 剂,水煎服,每日 1 剂,早晚饭后温服。

三诊:2022 年 11 月 16 日。LMP 2022 年 10 月 19 日,8 日净。本月未避孕,经事临期未转,少腹隐痛,夜寐多梦易醒,脉沉细无力,舌淡边有齿印,苔薄。辅检:2022 年 11 月 4 日优势卵泡 16 mm×20 mm;2022 年 11 月 7 日检测已排卵。今晨尿 HCG 阴性。处方:

生黄芪 18 g	太子参 12 g	全当归 12 g	紫丹参 18 g
莪白术^各 9 g	鸡血藤 18 g	女贞子 9 g	桑椹子 9 g
菟丝子 18 g	鹿角霜 18 g	知母 9 g	生麦芽 30 g

14 剂,水煎服,每日 1 剂,早晚饭后温服。

四诊:2022 年 12 月 14 日。LMP 2022 年 10 月 19 日,停经 57 日,提示早孕,恶心呕吐,腰酸不适,无阴道出血,无腹痛,夜寐多梦,纳可便调。脉沉细滑尺弱,舌暗淡苔薄黄腻。辅检:2022 年 12 月 9 日 HCG 121 402 mIU/mL;2022 年 12 月 6 日 HCG 75 355 mIU/mL。2022 年 12 月 13 日宫内早孕,孕囊大小 22 mm×32 mm×27 mm,内见胚芽长 9 mm,探及原始心管搏动。处方:

生黄芪 18 g	太子参 12 g	白术芍^各 9 g	女贞子 9 g
桑椹子 9 g	菟丝子 18 g	山茱萸 9 g	川续断 9 g
杜仲 9 g	竹茹 9 g	姜半夏 9 g	陈皮 9 g

7 剂,水煎服,每日 1 剂,早晚饭后温服。

嘱如有腹痛及阴道出血急诊。

【按】"男精壮而女经调,有子之道也"。受孕的基本条件是男女双方肾气盛、天癸至、任通冲盛,女子月事以时下,男子精盛而溢泻,两性适时相合,则可摄精成孕。故有"调经种子"之说。本例患者月经不调当先调经,月经过少及经期延长伴有血块及痛经,结合舌脉辨证属肾阳不足,冲任虚滞,治以调经疏冲,补肾助孕。气血为经血及胎孕的物质基础,当气血充盛,血海满溢而入胞宫以备种子育胎,既孕则营养胎元,未孕则化为月经。胡国华临证以当归、生地、熟地、丹参、白术、白芍、鸡血藤、黄芪、太子参等补益气血以调经,以巴戟天、鹿角霜、枸杞子、菟丝子、桑椹子等温养肾气以助孕,辅以百合、夜交藤、生麦芽以调神解郁。总体治则以温养肾气、调理气血、并辅以调神解郁,同时监测排卵,指导适时同房,经调后立即孕成,孕后予以固肾安胎。

病案3　膏方案（肝肾亏虚）

王某,女,43岁。

现病史:年过六七,经水亏少,经期略前,堕发,发始白,纳食欠佳,夜寐尚安,二便调。脉细无力,舌淡苔薄。

中医诊断:月经过少。

辨证:肝肾亏虚,冲任失调。

治法:补肾填精,调理冲任。时值冬令,以膏代煎,冀来年经调体健。

处方:

党沙参^各120 g	生黄芪90 g	麦门冬^各90 g	生熟地^各120 g
缩砂仁30 g	全当归120 g	紫丹参120 g	莪白术^各90 g
鸡血藤180 g	抚川芎60 g	女贞子120 g	桑椹子120 g
墨旱莲120 g	芡莲须^各90 g	制黄精120 g	炒谷麦芽^各90 g
制香附120 g	益母草120 g	泽兰叶120 g	桃红^各90 g
川牛膝120 g	广郁金120 g	柏子仁90 g	生甘草60 g
炒牡丹皮120 g	福泽泻90 g	巴戟天120 g	肉苁蓉120 g
炒山楂90 g	川楝子90 g	小青皮90 g	炒黄芩60 g

另加:

陈阿胶250 g	鳖甲胶200 g	文冰500 g	蜂蜜200 g
黑芝麻200 g	湘莲肉200 g	核桃肉200 g	
北冬虫夏草100 g	黄酒500 mL		

【按】胡国华认为月经过少与肝脾肾、冲任关系密切。月经过少或因先天禀赋不足、房劳孕产过度,损伤肾气,冲任虚损;或因饮食劳倦、节食减肥,损伤脾胃,脾失健运,气血生化乏源;或因工作紧张,压力日增,情志不舒,肝郁气滞,冲任气血不畅。胡国华非常重视肝、脾、肾三脏虚损、冲任失调这一病机变化在月经过少中的作用。每于临诊时首问患者有无失血、耗伤气血、手术损伤、节食减肥等病史,辨其有无气血不足、冲任受损之证候。其治疗不宜见涩即用攻破之药,而应以

益气养血,补肾疏肝,调理冲任为治本之道,气血充足,脏腑安和,冲任通盛,则经水自通。正如《证治准绳·女科·调经门》所云:"经水涩少,为虚为涩,虚则补之,涩则濡之。"精血同源,故肾精亏、气血少则堕发、白发生,治拟补肾填精,调理冲任。方中党参、黄芪、莪术补气行气,气能生血;熟地、当归、川芎养血生血;党参、沙参合用气阴双补;鸡血藤、川芎、丹参、益母草、泽兰叶、桃仁、红花、川牛膝、泽泻、牡丹皮养血活血,通利经水;肉苁蓉、巴戟天补肾助阳,女贞子、桑椹子、墨旱莲、制黄精滋补肝肾,阴阳双补,以填肝肾之亏;麦冬益胃生津,缩砂仁温脾开胃,炒谷芽、炒麦芽、炒山楂健脾益胃,诸药合用则健脾滋后天生化之源,再者膏方滋腻,健胃醒脾可助其吸收;制香附、广郁金、川楝子、小青皮疏肝理气;甘草调和诸药;陈阿胶、鳖甲胶养血滋阴。全方重在补肾填精、滋阴养血。冲任得调,经水自利。

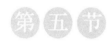

经期延长案

病案 1 (气虚夹瘀)

葛某,女,43岁。2018年2月14日初诊。

主诉:经期延长半年。

现病史:患者近半年月经周期基本规律,经期延长,持续 12～15 日方净。已婚未育,0-0-0-0。2017 年 12 月 5 日因月经淋漓不净行诊刮术,术后病理无异常。诊刮术后服用妇康片 2 个月经周期,未见明显好转。PMP 2017 年 12 月 20 日,12 净;LMP 2018 年 1 月 24 日,15 净。2018 年 1 月 29 日开始服用地屈孕酮片。刻下:瘀下量少色暗,无腹痛。脉细软,舌暗,边有齿印,苔薄。辅助检查:2017 年 12 月 12 日病理:宫颈黏膜慢性炎症伴鳞化;增生期子宫内膜。2017 年 10 月 21 日 B 超:子宫内膜 7 mm(10 月 31 日经行)。

中医诊断:经期延长。

辨证:脾肾两虚,冲任不固,兼瘀血阻络。

治法:健脾益肾,调摄冲任,活血化瘀。

处方:

全当归 12 g	白术芍※ 9 g	茜草 18 g	女贞子 12 g
菟丝子 12 g	墨旱莲 12 g	炮姜 9 g	花蕊石 18 g

| 续断 12 g | 杜仲 12 g | 茯苓 18 g | 白芥子 9 g |

7 剂,水煎服,每日 1 剂,早晚饭后温服。

二诊:2018 年 2 月 28 日。LMP 2018 年 2 月 26 日(口服地屈孕酮片 21 日),正值经期,经行量少,色咖啡,无腹痛腰酸,余无所苦。脉弦细无力,舌暗红,边有齿印,苔薄。证治同前,处方:

生蒲黄 20 g	茜草 18 g	山楂炭 12 g	女贞子 12 g
菟丝子 12 g	墨旱莲 18 g	仙鹤草 30 g	花蕊石 18 g
续断 12 g	杜仲 12 g	茯苓 18 g	炮姜炭 9 g

7 剂,水煎服,每日 1 剂,早晚饭后温服。

三诊:2018 年 3 月 7 日。LMP 2018 年 2 月 26 日。诉药后经量较前增多,经行 7 日干净,纳可,寐安,便调。脉细软,舌黯红,边有齿印,苔薄腻。证属:脾肾两虚,冲任不固。治以:益肾健脾,固摄冲任。处方:

生黄芪 18 g	党参 12 g	白术芍各 9 g	女贞子 12 g
菟丝子 12 g	鹿角霜 18 g	白茯苓 18 g	苍术 9 g
茜草 18 g	炒薏苡仁 15 g	生山楂 12 g	续断 12 g

14 剂,水煎服,每日 1 剂,早晚饭后温服。

患者随诊,LMP 2018 年 3 月 25 日,量中,5 日净。守方巩固治疗,以期经候如常。

【按】该患者初诊时值经前,有少量瘀下,故以健脾益肾固冲为主,化瘀止血为辅。方中菟丝子、川续断、杜仲补肾固冲;全当归、白术、白芍、茯苓健脾益气,养血活血;二至丸(女贞子、墨旱莲)补益肝肾,滋阴止血;茜草、花蕊石化瘀止血;炮姜炭温经止血;患者体型肥胖,肥者多痰湿,故加白芥子化痰除湿。二诊时患者正值经期,故以活血化瘀止血为主,药用生蒲黄、茜草、花蕊石、仙鹤草、山楂炭活血化瘀止血;炮姜炭温经止血;女贞子、墨旱莲滋肾养阴止血;菟丝子、续断、杜仲补益肝肾;茯苓健脾和中。三诊患者服药后经行 7 日干净,以生黄芪、党参、白术、菟丝子、女贞子、鹿角霜、续断补肾健脾,固摄冲任;茜草、生山楂化瘀止血;白术、茯苓、苍术、薏苡仁健脾除湿。全方以复旧固本,同时不忘针对兼症,辅以化瘀止血,健脾除湿,以达到固本澄源,以防复发的目的。该患者中药治疗疗效显著,取决于辨证准确,用药精准。

病案 2 (肾虚夹瘀)

黄某,女,37 岁。2018 年 7 月 18 日初诊。

主诉:经期延长 2 年。

现病史：经带胎产史，7/30 日，离异未育，0 - 0 - 0 - 0。近 2 年来月经周期尚准，经前 1 周开始阴道少量出血，后经行，经期 10 日左右，无痛经，无乳胀。目前口服炔雌醇环丙孕酮片 2 个月，经前瘀下仍有。LMP 2018 年 6 月 18 日，今日已开始阴道少量出血。纳可寐安，便调。脉沉细弦，舌暗边有齿印，苔薄。辅助检查：2016 年 12 月 13 日 B 超：子宫肌瘤，大小 20 mm×20 mm。

中医诊断：经期延长。

辨证：肾虚夹瘀，冲任不固。

治法：补肾化瘀，调摄冲任。

处方：

全当归 12 g	莪白术各 9 g	茜草 18 g	鸡血藤 18 g
花蕊石 18 g	女贞子 12 g	墨旱莲 15 g	徐长卿 18 g
川续断 12 g	杜仲 12 g	鹿角霜 18 g	炒芡实 18 g

7 剂，水煎服，每日 1 剂，早晚饭后温服。

二诊：2018 年 7 月 24 日。LMP 2018 年 6 月 18 日，10 日；PMP 2018 年 5 月 18 日，10 日净。现经前瘀下 8 日，量少色淡，目前口服炔雌醇环丙孕酮片第 22 日，停药 3 日，两侧腹胀伴隐痛，脉细弦，舌淡红苔薄。处方：

全当归 12 g	莪白术各 9 g	茜草 18 g	鸡血藤 18 g
花蕊石 18 g	女贞子 12 g	墨旱莲 15 g	徐长卿 18 g
川续断 12 g	杜仲 12 g	鹿角霜 18 g	炒芡实 18 g

7 剂，水煎服，每日 1 剂，早晚饭后温服。

经调治至四诊时，经前瘀下 2 日后经转。

【按】 胡国华认为经期延长者月经期大体表现分两种，一是经期点滴出血几日后经血如常；二是初月经如常后点滴数日。胡国华认为经前期属于阳长之时，此时肾阳不足，不能固涩，兼有血瘀，故导致经前瘀下。结合历代医家的认识，认为该病病机应为肾虚夹瘀，冲任不固。针对病机治疗经前瘀下以补肾化瘀，调摄冲任为大法。常用淫羊藿、鹿角霜、续断、杜仲温肾阳；山茱萸、菟丝子、芡实补肾固冲，涩精止血；二至丸（女贞子、墨旱莲）补肾止血，并取阴中求阳之意；花蕊石、仙鹤草、茜草化瘀止血；黄芪、白术、当归、白芍益气养血。胡国华治疗该病特点为通涩并用，阴阳并调。

病案 3　膏方案（肝肾亏虚）

吕某，女，37 岁。

现病史：正值中年，生育二胎，人流 2 次，冲任受损，经事失常，经期延长，日久经量趋少，神疲乏力，夜寐梦扰，便秘欠畅，脉细无力，舌淡红，苔薄。

中医诊断：经期延长。

辨证：肝肾不足，冲任失调。

治法：补肾养血，宁心润肠。时值冬令，欲以膏代煎，冀来年经调正复。

处方：

西洋参 100 g	生晒参 150 g	潞党参 100 g	北沙参 100 g
麦冬 90 g	生熟地^各 120 g	缩砂仁 30 g	全当归 120 g
紫丹参 120 g	鸡血藤 180 g	女贞子 120 g	墨旱莲 120 g
桑椹子 120 g	制首乌 120 g	制黄精 90 g	益母草 120 g
泽兰叶 120 g	鹿角霜 90 g	燀桃仁 90 g	西红花 90 g
淮小麦 300 g	川黄连 60 g	炙远志 60 g	夜交藤 150 g
合欢皮 120 g	鲜百合 180 g	巴戟天 90 g	肉苁蓉 120 g
柏子仁 90 g	抚川芎 90 g	全瓜蒌 120 g	炒栀子 60 g
灯心草 60 g	茯苓神^各 120 g	炒苍术 90 g	制香附 90 g
炒枳壳 90 g	炒谷麦芽^各 90 g	牡丹皮 90 g	生甘草 60 g
赤灵芝 120 g	莪白术^各 90 g		

细料：

陈阿胶 300 g	鹿角胶 90 g	鳖甲胶 90 g	湘莲肉 200 g
胡桃肉 200 g	黑芝麻 100 g	紫河车粉 100 g	白蜂蜜 300 g
文冰糖 300 g	北冬虫夏草 100 g	陈黄酒 500 mL	

【按】病患正值中年，生育二胎，人流 2 次，冲任受损，经事失常，故而经期延长，日久经量趋少，神疲乏力，夜寐梦扰，便秘欠畅，证属肝肾不足，冲任失调。方中用西洋参、生晒参、党参、北沙参、麦冬益气养阴；当归、熟地补血调经；生地、桑椹子、女贞子、墨旱莲、牡丹皮养阴清热，凉血调经；益母草、泽兰叶、桃仁、红花、丹参、川芎、鸡血藤、莪术活血祛瘀通经；巴戟天、肉苁蓉、鹿角霜、制黄精补肾填精，另投茯苓、茯神、远志、夜交藤、合欢皮、百合、灯心草等宁心安神以增强疗效；加之患者肠失水润，无以行舟，故用柏子仁、全瓜蒌等以奏润肠通便之效；枳壳、炒谷芽、炒麦芽理气健脾开胃。诸药相配，使全方滋而不腻，补而不滞，治宜补肾养阴，宁心安神，冀来年经调正复。

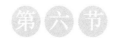

经间期出血案

病案 1 （虚热夹瘀）

汪某,女,33 岁。2017 年 12 月 12 日初诊。

主诉:经间期出血半年。

现病史:5～7/30 日,未婚。2017 年 6 月至今,每遇经后 1 周,阴道少量出血。LMP 2017 年 11 月 22 日。经行腹痛,量中无血块,腰酸,乳胀。12 月 2 日至 12 月 9 日阴道少量出血,无不适。刻下:疲惫乏力,面色暗黄,纳平,寐安,便调。脉沉细,舌淡红,苔薄黄腻。

中医诊断:经间期出血。

辨证:气阴两虚,瘀热内扰冲任。

治法:滋阴止血。

处方:

生黄芪 18 g	太子参 15 g	炒白术 9 g	炒白芍 18 g
女贞子 12 g	桑椹子 12 g	墨旱莲 15 g	炒川续断 12 g
茜草 18 g	柴延胡^各 9 g	炒牡丹皮 9 g	侧柏叶 12 g

14 剂,水煎服,每日 1 剂,早晚饭后温服。

二诊:2017 年 12 月 26 日。LMP 2017 年 11 月 22 日,PMP 2017 年 10 月 20 日。月经逾期未转,无行经预兆,纳平,寐安,大便不成形。12 月 2 日至 12 月 9 日阴道少量出血,脉细软,舌淡红,苔薄。处方:

生黄芪 18 g	党参 12 g	白术芍^各 9 g	茯苓 18 g
炒淮山药 18 g	炒芡实 18 g	全当归 12 g	茜草 18 g
女贞子 12 g	墨旱莲 18 g	炮姜 6 g	青陈皮^各 6 g

14 剂,水煎服,每日 1 剂,早晚饭后温服。

三诊:2018 年 1 月 10 日。LMP 2018 年 12 月 27 日,PMP 2018 年 11 月 22 日。经间期尚未出血,神疲乏力,晨起腹痛腹泻,纳可,寐安。脉弦细无力,舌淡苔厚。处方:

生黄芪 30 g	党参 12 g	炒白术 9 g	炒白芍 12 g
茜草 18 g	仙鹤草 30 g	女贞子 12 g	菟丝子 12 g

| 墨旱莲 12 g | 徐长卿 18 g | 炮姜 9 g | 川续断 12 g |

14 剂,水煎服,每日 1 剂,早晚饭后温服。

【按】经间期包括两方面的意义,第一,时间概念,一般指正常月经中间,即月经来潮后的第 14、15 日,但有的女性月经周期短,有的周期长,因而经间期也有相应偏前或偏后;第二,氤氲期,经间期有特殊的变化,即气血活动的"氤氲状态",才能命名为经间期,若没有氤氲状态出现,真正的经间期尚未到来,因此经间期不仅指时间已经达到月经中期,更重要的是指氤氲状态的出现。经间期出血主要机制是由于氤氲期阴精充实,阳气内动,加之以肾阴不足,或湿热内蕴,或瘀血内留等因素,动血伤络所致。胡国华认为本病临床以肾阴虚,虚热夹瘀内扰冲任为多见。瘀之形成,一方面素体瘀血内留,另一方面"血不循经而为瘀"。治疗采用育肾滋阴、化瘀止血调冲为主。本例经间期出血患者阴虚夹有血瘀,故治疗以育肾为主,佐以化瘀止血。方中二至丸(女贞子、墨旱莲)补益肝肾,滋阴止血;黄芪、党参、炒白术、白芍益气养血活血;茜草、仙鹤草化瘀止血;患者大便不成形,加炮姜温中止泻,并炮姜温经止血。并嘱咐患者勿劳累,忌食辛辣、热性等动血之品,经调治,患者经间期出血未再发。

病案 2 (湿热瘀滞)

胡某,女,41 岁。2013 年 8 月 2 日初诊。

主诉:经间期出血半年。

现病史:初潮 13 岁,5~6/30~35 日,经事尚调。LMP 2013 年 7 月 19 日,5 日净;PMP 2013 年 6 月 15 日,5 日净。每月经净 1 周后阴道现咖啡色分泌物,5 日净,伴轻微腹痛。自 2013 年 5 月人流后,经量较前减半,色红,偶有血块,痛经,经行前后腰部重坠,带下量多,色黄质稠,有异味。2 年前始觉左侧少腹部隐痛,劳累及经期加重,曾经西医诊断为盆腔炎,经治多有反复。刻下:阴道瘀下,色暗,左侧少腹隐痛,腰膝酸楚,神疲乏力,心烦,纳可,眠浅多梦,便调。脉沉细软,舌质淡,边有齿印苔薄。

中医诊断:经间期出血。

辨证:湿热瘀滞,冲任不疏。

治法:祛瘀止血,疏利冲任。

处方:

生蒲黄[包] 18 g	茜草炭 18 g	炮姜炭 6 g	熟大黄炭 6 g
地榆炭 12 g	仙鹤草 30 g	川续断 12 g	川杜仲 12 g
蒲公英 18 g	大红藤 30 g	桑海螵蛸[各] 9 g	

14 剂,水煎服,每日 1 剂,早晚饭后温服。

二诊:2013 年 8 月 27 日。LMP 2013 年 8 月 17 日,5 日净。腰酸好转,仍觉神疲,纳可,便调。脉沉细软,舌质淡边有齿印,苔薄。证治同前。氤氲的候将至,恐期中出血,处方:

蒲黄炭 18 g	茜草炭 18 g	花蕊石 15 g	山楂炭 12 g
仙鹤草 30 g	女贞子 12 g	菟丝子 12 g	川续断 12 g
杜仲 12 g	蒲公英 30 g	大红藤 30 g	

14 剂,水煎服,每日 1 剂,早晚饭后温服。

三诊:2013 年 9 月 17 日。本周期经间期仍有少量淡红色分泌物,3 日即净,腹稍隐痛,腰酸已愈。脉细软,舌偏红暗,苔薄黄少津。邪热渐清,正气待复,以补肾益气、化瘀疏冲为法。处方:

炮姜 6 g	熟大黄炭 6 g	茜草炭 18 g	山楂炭 9 g
仙鹤草 30 g	生黄芪 18 g	焦白术 9 g	川续断 12 g
杜仲 12 g	蒲公英 30 g	大红藤 30 g	路路通 12 g

14 剂,水煎服,每日 1 剂,早晚饭后温服。

守上法又调理 3 月,经间期出血未有再发,诸证渐平。

【按】该患者人流术后调养失当,肾气亏耗,致湿热外邪侵袭胞宫,湿热瘀滞,故见带下色黄气秽;冲任气机不利,故见少腹隐痛、经间期漏下难止;肾气不足故腰膝酸软;气血亏虚故月经量少、神疲乏力;心神失养而见心烦、寐浅多梦;脉沉细软,舌质淡边有齿印苔薄均为肾亏之象。方用将军斩关汤化裁加减,化瘀止血用熟大黄炭、炮姜炭、茜草、仙鹤草、花蕊石等;肾亏腰酸加用续断、杜仲益肾强腰;湿热瘀滞导致的腹痛、带下,酌用蒲公英、红藤清热利湿;用黄芪益气养血,路路通疏利络道。血止后重在养阴固本,用女贞子、菟丝子、续断、杜仲等养阴益肾之品以复旧固本。

病案 3　膏方案(气阴两虚)

陆某,女,34 岁。

现病史:年逾三旬,生育 1 胎。今年始经间期出血。经治病情好转,仍感体虚易感,夜梦、纳平、便调。脉弦细无力,舌偏红苔薄黄。

中医诊断:经间期出血。

辨证:气阴两虚,心脾不足。

治法:健脾养心,调补冲任。时值冬令,以膏代煎,冀来年正复经调。

处方:

西洋参^{另煎} 100 g	生晒参^{另煎} 60 g	生黄芪 100 g	全当归 120 g
赤白芍^各 90 g	女贞子 100 g	枸杞子 90 g	桑椹子 120 g
菟丝子 120 g	墨旱莲 100 g	茜草根 180 g	炒地榆 100 g
炒续断 100 g	炒杜仲 100 g	青防风 90 g	焦白术 90 g
夜交藤 180 g	合欢皮 120 g	鲜百合 180 g	酸枣仁 90 g
广佛手 60 g	炒谷麦芽^各 90 g	益母草 90 g	仙鹤草 300 g
紫灵芝 180 g	白扁豆 180 g	生甘草 60 g	山慈菇 100 g
生熟地^各 100 g	春砂仁 30 g	制黄精 100 g	炒枳壳 90 g
制香附 100 g			

另加:

陈阿胶 400 g	湘莲肉 150 g	黑芝麻 150 g	胡桃肉 150 g
北冬虫夏草 100 g	三七粉 30 g	冰糖 200 g	蜂蜜 250 g
灵芝孢子粉 30 g	黄酒 500 mL		

【按】本患者平素体虚,虽经调理病情好转,但正气未复,热扰心神则夜寐多梦,舌偏红苔薄黄,脉弦细无力为阴虚内热之象。故胡国华予西洋参益气养阴;生晒参、黄芪、当归、生地、熟地、白芍补气养血;女贞子、枸杞子、桑椹子、菟丝子滋肾填精;赤芍、墨旱莲、茜草根、炒地榆凉血止血;运用玉屏风散固护肺卫;益母草、仙鹤草调经止血;夜交藤、合欢皮、百合、酸枣仁、紫灵芝养心安神;山慈菇、枳壳、制香附疏肝理气,软坚散结。另予陈阿胶养血生津;《傅青主女科》曰:"妇人有经未来之前,泄水三日,而后行经者。人以为血旺之故,谁知是脾气之虚乎。"故胡国华注重脾胃调养,予莲子、黑芝麻、胡桃肉补肾健脾;北虫草补益肺肾;三七粉化瘀止血;灵芝孢子粉补肾纳气。全方补肾填精,益气养阴,凉血止血,冬令进补以期来年阴阳平衡,冲任协调。

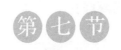

第七节

闭经案

病案 1 （肾虚血瘀）

侍某,女,18 岁。2011 年 11 月 2 日初诊。

主诉:月经后期甚至闭经 2 年余。

现病史：既往月经规律，近两年来出现月经后期，甚至闭而不行。室女。月经半年余未行，LMP 2011 年 7 月 23 日（服黄体酮后来潮），PMP 2011 年 5 月 18 日，现经水 3 月余未转，经行腹痛，双乳较前松弛缩小。刻下：形体肥胖，腰酸乏力，白带量少，纳可，寐安，便结。脉细涩，舌黯有瘀点，苔薄腻。辅助检查：2011 年 B 超检查示子宫大小正常，双侧卵巢呈多囊样。内分泌示：LH 9.88 IU/L，FSH 3.36 IU/L，E$_2$ 55.8 pmol/L，T 1.30 ng/mL，LH/FSH＞3，空腹胰岛素 31.84 mU/L（PCOS 伴胰岛素抵抗）。

中医诊断：闭经。

辨证：肾虚血瘀，冲任失调。

治法：补肾活血，调理冲任。

处方：

紫丹参 30 g	全当归 18 g	鸡血藤 18 g	莪白术 各9 g
益母草 20 g	桃红 各9 g	泽兰叶 12 g	生山楂 12 g
决明子 12 g	川牛膝 12 g	巴戟天 12 g	肉苁蓉 12 g

14 剂，水煎服，每日 1 剂，早晚饭后温服。

二诊：2011 年 11 月 16 日。LMP 2011 年 11 月 10 日，量较多，色黯，腹胀腰酸，余无明显不适，脉细涩，舌黯有瘀点。治以：补肾活血调经。处方：

全当归 15 g	生熟地 各12 g	赤白芍 各9 g	女贞子 12 g
桑椹子 12 g	决明子 12 g	生山楂 12 g	益母草 12 g
白茯苓 12 g	巴戟天 12 g	肉苁蓉 12 g	制香附 12 g

14 剂，水煎服，每日 1 剂，早晚饭后温服。

三诊：2011 年 11 月 30 日。LMP 2011 年 11 月 10 日，时值中期，无明显不适，舌脉同前，恐经水延后，治以：养血活血，调经促排。处方：

紫丹参 15 g	全当归 12 g	巴戟天 12 g	肉苁蓉 12 g
赤白芍 各9 g	鸡血藤 18 g	莪白术 各9 g	益母草 15 g
桃红 各9 g	泽兰叶 12 g	制香附 12 g	

14 剂，水煎服，每日 1 剂，早晚饭后温服。

四诊：2011 年 12 月 14 日。基础体温单相，经水逾期未转，无经行预兆，脉弦涩，舌黯苔薄腻，治宗原法。处方：上方加川牛膝 12 g、生黄芪 12 g。

五诊：2012 年 1 月 11 日。LMP 2012 年 1 月 10 日，经水后期，并月而至，今经行第二日，经量较多，轻微腹痛，色红无块，脉弦涩，舌黯苔薄腻。治以：补肝益肾，活血调经。处方：

生黄芪 12 g	紫丹参 12 g	全当归 12 g	赤白芍^各 9 g
鸡血藤 18 g	益母草 9 g	茜草 9 g	巴戟天 12 g
肉苁蓉 12 g	石菖蒲 12 g	石楠叶 12 g	广郁金 12 g
制香附 12 g			

14 剂,水煎服,每日 1 剂,早晚饭后温服。

六诊:2012 年 2 月 29 日。经事逾期尚未至,无明显不适,纳可寐安便调,舌脉同前。治以:补肾调肝,活血调经。处方:

紫丹参 15 g	全当归 12 g	赤白芍^各 9 g	鸡血藤 18 g
莪白术^各 9 g	益母草 15 g	巴戟天 12 g	肉苁蓉 12 g
桃红^各 9 g	泽兰叶 12 g	制香附 12 g	

14 剂,水煎服,每日 1 剂,早晚饭后温服。

该患前后调理治疗 9 个月,月经已可一月余到并月左右一行,量中色红,体重较前减轻 7.5 kg,基础体温有双相。证仍属肾气不足,冲任未充,痰湿蕴结,嘱家属及本人严格控制饮食,进行一定锻炼,以减轻体重,维持月经正常来潮。

【按】根据患者月经后期甚至闭经等临床表现和有关检查,诊为多囊卵巢综合征。中医诊断为月经后期。患者形体肥胖,腰酸乏力,脉细涩,舌黯有瘀点,证属肾气未盛、冲任未充、痰湿血瘀蕴结。胡国华初诊之时先以补肾活血调冲为要,以丹参、当归、鸡血藤、莪术、桃红等活血通经,以川牛膝引血下行,以益母草、泽兰叶化瘀利水、行而不峻,并酌加巴戟天、肉苁蓉兼顾温补肾阳,全方活血养血通经效果明显,二诊经行。之后二至六诊均根据患者基础体温单相、排卵功能障碍等实际情况,一方面用丹参、当归、鸡血藤、莪术、桃红、益母草、泽兰叶等养血活血、利水通经,同时取促卵助孕汤之义,以黄芪、当归、熟地、赤芍、白芍等气血并调、益气养血活血,用巴戟天、肉苁蓉温补肾阳,以女贞子、桑椹子滋养肾阴,以石楠叶、石菖蒲祛湿豁痰、怡情促排,并以制香附、广郁金等疏利冲任气机,酌加生山楂、决明子等利湿消脂,诸药并用,共奏养血活血、补益肝肾、促卵助排、调理冲任之功。并强调生活调理、饮食运动、控制体重在该病治疗中的重要性。

病案 2 （肾虚肝旺）

郑某,女,40 岁。2012 年 5 月 16 日初诊。

主诉:闭经 4 月余。

现病史:14 岁月经初潮,平素经行尚准,周期 28～30 日,3～5 日净,量中,色红,有痛经,伴有血块,经前乳胀,腰痛。已婚,2-0-0-2,结扎。LMP 2012

年1月,4日净。PMP 2011年11月25日,5日净。刻下:经阻3月余,偶潮热烦躁,腰酸不适,纳可,寐安,便调。脉弦细无力,舌偏红苔白腻。

中医诊断:闭经。

辨证:肾虚肝旺,冲任瘀滞。

治法:益肾清肝,活血通经。

处方:

全当归18 g	莪白术^各12 g	紫丹参18 g	鸡血藤18 g
益母草18 g	泽兰叶12 g	川楝子12 g	桃红^各9 g
川续断12 g	杜仲12 g	女贞子12 g	墨旱莲18 g

14剂,水煎服,每日1剂,早晚饭后温服。

二诊:2012年5月30日。LMP 2012年1月,4日净。PMP 2011年11月25日,5日净。经水仍未转,平素潮热汗出,腰痛,白带量少,纳可,寐安,便调。脉细软,舌偏红苔薄腻。处方:

全当归18 g	紫丹参18 g	巴戟天12 g	肉苁蓉12 g
益母草18 g	女贞子12 g	桑椹子12 g	桃红^各9 g
广郁金12 g	牡丹皮12 g	糯稻根30 g	淮小麦30 g
首乌藤18 g	合欢皮12 g	黄连3 g	

14剂,水煎服,每日1剂,早晚饭后温服。

三诊:2012年6月27日。LMP 2012年6月14日,4日净。药后经转,经水量偏少,色淡红,无痛经,带下少。刻下:腰酸较前减少,外阴瘙痒,纳可,寐安,便调。脉细弦,舌淡红苔薄。处方:

生黄芪12 g	全当归15 g	党沙参^各9 g	莪白术^各9 g
鸡血藤18 g	川续断12 g	杜仲12 g	女贞子12 g
桑椹子12 g	土茯苓12 g	生甘草6 g	

14剂,水煎服,每日1剂,早晚饭后温服。

四诊:2012年7月11日。LMP 2012年6月14日,4日净。刻下:时值经前,无行经先兆,带下增多,色白,下肢乏力,腰酸不适,纳可,寐安,便调。脉细弦,舌淡红苔薄。处方:

生黄芪12 g	全当归15 g	党沙参^各9 g	莪白术^各9 g
鸡血藤18 g	川续断12 g	杜仲12 g	女贞子12 g
桑椹子12 g	土茯苓12 g	生甘草6 g	川牛膝12 g
益母草18 g	络石藤18 g		

14 剂,水煎服,每日 1 剂,早晚饭后温服。

五诊:2012 年 7 月 25 日。LMP:2012 年 7 月 14 日,5 日净。末次经行准期,经量色如常,经行腰部冷感,畏寒,带下可,喉痒不适。纳可,寐安,便调。脉沉细,舌质偏红苔薄黄。处方:

生黄芪 18 g	党沙参^各 9 g	白术芍^各 9 g	鸡血藤 18 g
巴戟天 12 g	肉苁蓉 12 g	女贞子 12 g	桑椹子 12 g
菟丝子 12 g	络石藤 18 g	伸筋草 18 g	川续断 12 g
益母草 18 g	广郁金 12 g		

14 剂,水煎服,每日 1 剂,早晚饭后温服。

【按】闭经病因复杂,原则上分虚实两种,古人对闭经病因分析早有记载。临床上治疗闭经当辨清虚实,根据妇女月经周期的生理特点,强调调理肝、脾、肾、冲任、气血的功能,慎用破气破血药,使冲任充盛、血海满盈、胞脉通畅则经水自行。本案之闭经属房劳多产损伤肝肾致肝肾不足、冲任亏损,血海不足而致闭经。治宜补肾活血通络。方中全当归、莪术、白术、紫丹参、鸡血藤、益母草、泽兰叶、桃仁、红花养血活血;续断、杜仲益肾,女贞子、墨旱莲为二至丸,滋补肝肾;川楝子疏肝调冲。该患者年已 40 岁,已现阴虚肝旺之象,故可加用广郁金、牡丹皮清泻肝火,糯稻根敛汗,淮小麦、首乌藤、合欢皮宁心安神。待经行后,以益气活血、补益肝肾为根本,以图久功。

病案 3 膏方案(肝肾亏虚)

凌某,女,38 岁。

现病史:患者年近四旬,停经 4 月余,卵巢功能低下,时有烘热汗出,纳可,寐浅,二便调。脉弦细数,舌偏红苔薄。

中医诊断:闭经。

证属:肝肾亏虚,冲任失养。

治法:滋养肝肾,活血调经,佐以宁心安神。以膏代煎,冀以来年经调体健。

生晒参 100 g	西洋参 100 g	生黄芪 150 g	太子参 120 g
全当归 120 g	生熟地^各 120 g	缩砂仁 30 g	鸡血藤 180 g
枸杞子 90 g	女贞子 120 g	桑椹子 100 g	制黄精 120 g
抚川芎 90 g	菟丝子 120 g	覆盆子 100 g	补骨脂 100 g
淫羊藿 150 g	炒牡丹皮 90 g	天麦冬^各 90 g	京知母 90 g
夜交藤 180 g	合欢皮 120 g	酸枣仁 120 g	茯苓神^各 180 g

赤灵芝 180 g	制香附 120 g	青陈皮^各 60 g	广佛手 60 g
炒枳壳 90 g	糯稻根 300 g	瘪桃干 180 g	益母草 180 g
泽兰叶 180 g	燀桃仁 90 g	西红花 90 g	柏子仁 100 g
冬瓜仁 180 g	北沙参 100 g		

细料：

陈阿胶 200 g	鳖甲胶 100 g	鹿角胶 100 g	文冰糖 250 g
白蜂蜜 200 g	湘莲肉 120 g	黑芝麻 120 g	胡桃肉 120 g
紫河车粉 30 g	三七粉 30 g	铁皮石斛 20 g	陈黄酒 500 g

【按】患者平素操劳，耗伤气血，年近四旬已冲任亏虚，天癸衰少，血海不能按时满溢，经水停闭。气血不足则心神失养，故夜寐欠安。清代傅山在《傅青主女科》中谈到"年未老经水断"，曰："经水早断，似乎肾水衰涸。"《妇人大全良方·调经门》述："积想在心，由心而及五脏，五脏劳损，经水先闭。"胡国华认为该患者坎离不济，"心不宁则肾不实"。故予八珍汤加减补益气血；五子衍宗丸化裁补肾益精；人参归脾汤加减益气养血，健脾养心。胡国华在补益药中加用行气活血药以促药性的散发，故加燀桃仁、西红花、鸡血藤、益母草、泽兰叶、三七粉活血通络；小青皮、广陈皮、制香附、枳壳疏肝理气。患者阴虚内热，烘热汗出，稍佐北沙参、铁皮石斛滋阴清热，益胃生津。以陈阿胶、鳖甲胶、鹿角胶收膏，阴阳气血同补，以冀来年气血充足，肾中阴阳调和，经水按时调畅。

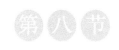

崩 漏 案

病案 1 （气阴两虚）

樊某，女，25岁。2012年7月25日初诊。

主诉：不规则阴道出血半年。

现病史：14岁初潮，既往月经周期规则。未婚，有性生活史，0-0-0-0。半年前因面部注射溶脂针后出现经期紊乱。月经1月2～3行，每次经净2日即再次出血，持续7日，如是反复至今半年。量中，色红，无血块，无痛经。刻下：阴道少量出血，纳平，寐安，便调。舌淡红，苔薄，脉沉细。

中医诊断：崩漏。

辨证：气阴两虚，冲任不固。

治法：益气养阴，固摄冲任。

处方：

细生地 12 g	淡黄芩 9 g	川续断 12 g	杜仲 12 g
女贞子 12 g	墨旱莲 12 g	仙鹤草 30 g	鹿含草 30 g
马鞭草 12 g	藕节炭 12 g	炮姜炭 4.5 g	

7 剂，水煎服，每日 1 剂，早晚饭后温服。

二诊：2012 年 7 月 31 日。药后阴道出血已停 4 日。阴痒伴异味。疲劳困倦，寐安，便调。舌偏红，苔薄，边有齿痕，脉弦细。证属：崩漏之后脾肾亏虚，湿热蕴结。治以：健脾益肾，清利湿热。处方：

生黄芪 18 g	潞党参 g	淮山药 9 g	川续断 9 g
杜仲 9 g	女贞子 9 g	桑椹子 9 g	墨旱莲 9 g
牡丹皮 9 g	仙鹤草 30 g	椿根皮 18 g	黄柏 12 g

14 剂，水煎服，每日 1 剂，早晚饭后温服。

三诊：2012 年 8 月 15 日。PMP 2012 年 8 月 1 日，LMP 2012 年 8 月 15 日。二诊后一日即行经，量多，5 日净。今日月经复来，经水量多，有痛经。纳可，便调，寐安。平时带下可，色黄伴异味。患者自诉从原经净 2 日即再次出血，延长至经净 9 日出血，间隔时间较前明显延长。舌偏红，苔薄，脉细软。证属：脾肾不足，气虚失固。治以：健脾益肾固冲。处方：

生黄芪 18 g	党沙参各 9 g	焦白术 9 g	白芍 9 g
女贞子 12 g	墨旱莲 18 g	仙鹤草 30 g	茜草 12 g
川续断 9 g	杜仲 9 g	炮姜炭 6 g	败酱草 30 g

7 剂，水煎服，每日 1 剂，早晚饭后温服。

四诊：2012 年 8 月 22 日。LMP 2012 年 8 月 15 日，7 日，量正常。脉细弦数，舌偏红，苔薄。证治从前法。处方：

生黄芪 18 g	焦白术 12 g	淮山药 12 g	女贞子 12 g
菟丝子 12 g	桑椹子 12 g	川续断 12 g	杜仲 12 g
牡丹皮 9 g	仙鹤草 30 g	制香附 12 g	

14 剂，水煎服，每日 1 剂，早晚饭后温服。

随访：服药后月经未再提前而行，按月如期而行。

【按】患者长时间月经提早而量多，属肾水不足，营血虚亏，且就诊时月经未净，急则治其标，先予以仙鹤草、鹿含草、马鞭草、藕节炭、炮姜炭止血。复用女贞子、墨旱莲、生地、续断、杜仲滋肾水补阴血,配以淡黄芩清热。药后显效,复用养阴补血、清虚热,控制经水之先期,并加入黄芪、党参,淮山药益气健脾增加脾脏摄血、统血生血能力。因带下异味,有湿热内蕴,故加入椿根皮、黄柏以清热利湿止带。治疗对症,续用前法,恐其胞宫瘀毒残留,加用败酱草清热解毒。崩漏后期复旧,治以培补元气,固肾健脾,冲任调和,则经候如常。

病案2 (胞宫虚寒,冲任瘀滞)

聂某,女,35岁。2022年9月27日初诊。

主诉:月经紊乱6年。

现病史:近6年经事紊乱,经转淋漓不净,需口服孕激素后方止。现后半周期口服地屈孕酮片调周近1年,痛经较剧,血块多,需止痛片缓解。LMP 2022年9月16日,5日净(地屈孕酮片),PMP 2022年8月16日(地屈孕酮片),平时乳房胀痛,腰酸,纳可,寐欠安,便调。脉沉细弦,舌淡边有齿痕苔薄。

中医诊断:崩漏。

辨证:胞宫虚寒,冲任瘀滞。

治法:益气补中,活血祛瘀,温经散寒。

处方:

当归12 g	白术芍^各12 g	女贞子9 g	菟丝子18 g
桑椹子9 g	茜草18 g	川续断9 g	杜仲9 g
柴延胡^各9 g	生蒲黄18 g	白芷12 g	益母草18 g

14剂,水煎服,每日1剂,早晚饭后温服。

嘱:停服地屈孕酮,经净后B超;月经第2~5日测性激素六项。

二诊:2022年10月18日。LMP 2022年10月15日,药后经转如期,量偏少,血块减少,第一至第三日痛经明显,止痛片止痛,伴有虚汗便溏。脉细涩,舌淡边有齿印苔薄白。辅检:10月14日,FSH 4.22 IU/L,LH 1.6 IU/L,E₂ 25 ng/mL,P 0.6 ng/mL,PRL 14.34 ng/mL,T 0.21 ng/mL。B超:子宫大小55 mm×56 mm×45 mm,肌层欠均匀,内膜厚10 mm,左卵巢囊肿49 mm×41 mm×43 mm。

处方:

生黄芪18 g	全当归12 g	白术芍^各9 g	茜草18 g
吴茱萸3 g	党参12 g	制香附9 g	炒芡实18 g
炒薏苡仁18 g	川续断9 g	杜仲9 g	白芷9 g

14 剂，水煎服，每日 1 剂，早晚饭后温服。

三诊：2022 年 11 月 8 日。LMP 2022 年 10 月 15 日，4 日净。药后经转如期，量偏少，痛经明显，经期腹泻。时值经前，无经行预兆，纳可，寐欠佳，便调，脉细弦数，舌淡边有齿印苔薄腻。处方：

生黄芪 18 g	太子参 12 g	当归 12 g	白术芍[各] 9 g
鸡血藤 18 g	女贞子 18 g	菟丝子 18 g	桑椹子 18 g
炮姜 6 g	炒山药 12 g	柴延胡[各] 9 g	炒芡实 18 g

14 剂，水煎服，每日 1 剂，早晚饭后温服。

四诊：2022 年 11 月 21 日。PMP 2022 年 10 月 15 日，4 日净；LMP 2022 年 11 月 17 日，月经期准，经行腹痛缓解，肛门坠胀，量偏少，伴腰酸。纳可，寐安，便调。脉细数，舌淡红苔薄。处方：

生黄芪 18 g	当归 12 g	白芍 18 g	鸡血藤 18 g
柴延胡[各] 9 g	白芷 12 g	胡芦巴 18 g	生蒲黄 18 g
益母草 18 g	桑枝寄生[各] 9 g	生山楂 12 g	

14 剂，水煎服，每日 1 剂，早晚饭后温服。

五诊：2022 年 12 月 6 日。LMP 2022 年 11 月 17 日，4 日净。经事准行，量少，痛经趋缓，经期正常。纳可，寐安，便调，脉沉细无力，舌淡苔薄。处方：

生黄芪 18 g	当归 12 g	生白芍 27 g	鸡血藤 18 g
茜草 18 g	花蕊石 18 g	白芷 12 g	胡芦巴 18 g
生蒲黄[包] 20 g	炒五灵脂 10 g	川续断 18 g	杜仲 18 g

14 剂，水煎服，每日 1 剂，早晚饭后温服。

六诊：2023 年 1 月 3 日。LMP 2022 年 12 月 23 日，4 日净；PMP 2022 年 11 月 17 日，4 日净。药后周期、经期及经量正常，血块偏多，痛经明显改善，经期腹泻，纳可寐安。脉沉细无力，舌淡红苔薄白。处方：

生黄芪 18 g	当归 12 g	白芍 18 g	白芷 10 g
益母草 18 g	胡芦巴 12 g	吴茱萸 3 g	炒薏苡仁 18 g
炒芡实 12 g	柴延胡[各] 9 g	淮山药 12 g	生山楂 9 g

14 剂，水煎服，每日 1 剂，早晚饭后温服。

七诊：2023 年 1 月 31 日。LMP 2023 年 1 月 20 日，4 日净。经事准行，痛经及经行泄泻已愈，时值经后，感头晕头痛不适，腰酸，纳可，寐安，便调。处方：

当归 12 g	白术芍[各] 9 g	女贞子 9 g	菟丝子 18 g
制香附 9 g	鸡血藤 18 g	钩藤 12 g	天麻 18 g
益母草 9 g	柴胡 9 g	延胡索 9 g	白茯苓 18 g
生山楂 9 g			

14 剂，水煎服，每日 1 剂，早晚饭后温服。

【按】《景岳全书·妇人规》云："崩漏不止，经乱之甚者也。"崩漏是月经周期、经期、经量严重紊乱的月经病，其发病非单一病因所致，但多因虚、瘀、热引起。本例病案患者见经行淋漓、量少夹块、经行腹痛、经行腹泻、乳胀腰酸等症，可辨证为胞宫虚寒，冲任瘀滞。本病虚实夹杂，非单一养血补虚或散寒祛瘀，需温清补消并用，胡国华临证处方取经方《金匮要略》温经汤之义，以黄芪、党参代人参以益气补中而资生化之源，气旺血充；当归、芍药、香附活血祛瘀、养血调经；吴茱萸、白芷、胡芦巴温经散寒止痛；因热象不显，瘀血阻滞之象明显，故不用牡丹皮、麦冬寒凉药，而加用生蒲黄、花蕊石、五灵脂化瘀止痛；调经勿忘补肾，故川续断、杜仲、菟丝子补肾调经贯穿始终。调治 3 个月经事规律、痛经已愈、经行泄泻亦愈。

病案 3　膏方案(脾肾两虚)

杨某，女，43 岁。

现病史：冲为血海，任主胞胎，女子以血为用，故经调为顺。年逾四旬，经期欠常，周期紊乱，量多崩漏，时需西药调周止血，神疲乏力，腰膝酸软，便溏心慌，近白发增多，夜寐尚安，晨起口中异味。脉细软，舌淡红苔白腻。

中医诊断：崩漏。

辨证：脾肾两虚。

治法：健脾益肾，调摄冲任。时值冬令，欲以膏代煎，冀来年正复经调。

处方：

西洋参 50 g	生晒参 60 g	潞党参 100 g	北沙参 100 g
生黄芪 100 g	焦白术 90 g	云茯苓 120 g	淮山药 120 g
女贞子 120 g	桑椹子 120 g	菟丝子 120 g	覆盆子 120 g
炒续断 120 g	川杜仲 120 g	巴戟天 90 g	肉苁蓉 90 g
制首乌 90 g	炒蒲黄 90 g	仙鹤草 300 g	炒地榆 120 g
藕节炭 120 g	生熟地[各] 90 g	赤白芍[各] 90 g	炒苍术 90 g
炒谷麦芽[各] 90 g	补骨脂 90 g	白扁豆 90 g	广陈皮 60 g

大红枣 50 g	川楝子 90 g	赤灵芝 120 g	炒薏仁 100 g
广木香 60 g	干荷叶 60 g	生甘草 60 g	墨旱莲 120 g
红景天 100 g			

另加：

鳖甲胶 90 g	鹿角胶 90 g	北冬虫夏草 100 g	文冰糖 300 g
黑芝麻 100 g	胡桃肉 200 g	白蜂蜜 300 g	湘莲肉 120 g
陈黄酒 500 g	陈阿胶 250 g		

【按】《素问·阴阳别论》曰："阴虚阳搏谓之崩。"患者素患崩漏,年逾四旬,肾气渐衰,封藏失司,冲任不固。脾胃为后天之本,脾主统血,脾气虚弱,统摄无权,不能制约经血,则或崩或漏,日久气血亏耗,出现神疲乏力,腰膝酸软,便溏心慌等症,舌淡红苔白腻,脉细软均为脾肾两虚之证。全方以西洋参、生晒参、党参、北沙参、四君子汤合参苓白术散健脾益肾止崩;加女贞子、桑椹子、菟丝子、何首乌、墨旱莲、覆盆子、补骨脂、续断、杜仲等补肾摄精;炒蒲黄、仙鹤草、炒地榆、藕节炭凉血固摄冲任,以四物汤养血调经;苍术、陈皮、薏苡仁、木香、荷叶、炒谷芽、炒麦芽、川楝子等健脾化湿,运化脾胃,又可防膏方滋腻。诸药合用,配制成膏,脾肾同补,本源相兼,以冀来年正复经调。

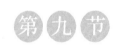

痛经案

病案 1 （寒凝血瘀）

饶某,女,29 岁。2013 年 7 月 2 日初诊。

主诉：痛经 10 余年。

现病史：既往月经规则,7～8/28 日,未婚室女。LMP 2013 年 6 月 20 日,7日净;PMP 2013 年 5 月 23 日,7 日净,经行尚准,量偏少,有块,色红,痛剧,全身发冷,恶心呕吐,持续一晚方缓解。脉细涩,舌淡边有齿印,苔薄腻。辅助检查：2007 年 7 月超声示：子宫肌壁间见无声回,大约 14 mm×12 mm,边界尚清,提示子宫肌瘤可能性大。

中医诊断：痛经。

辨证：寒凝血瘀,冲任瘀滞。

治法：温经散寒，化瘀止痛。

处方：

生蒲黄[包]24 g	五灵脂[包]9 g	茜草 18 g	益母草 9 g
全当归 12 g	白芍 9 g	吴茱萸 4.5 g	乌药 6 g
威灵仙 18 g	胡芦巴 18 g	川续断 12 g	杜仲 12 g

14 剂，水煎服，每日 1 剂，早晚饭后温服。

二诊：2013 年 8 月 27 日。LMP 2013 年 8 月 14 日，7 日净；PMP 2013 年 7 月 15 日，7 日净。经行腹痛，渐行加重伴恶心呕吐，刻下无不适，纳可，寐安，便调。脉细涩，舌淡边有齿印，苔薄腻。证属：寒凝血瘀、冲任瘀滞，治以：温经散寒，化瘀止痛。处方：

生黄芪 18 g	党参 12 g	全当归 12 g	白术芍[各]9 g
川续断 12 g	杜仲 12 g	吴茱萸 4.5 g	姜半夏 12 g
胡芦巴 18 g	益母草 9	桂枝 4.5 g	刘寄奴 12 g
延胡索 18 g	威灵仙 12 g		

14 剂，水煎服，每日 1 剂，早晚饭后温服。

三诊：2013 年 9 月 10 日。LMP 2013 年 9 月 10 日，时值月经第一日，经色暗，偶有血块，经前稍腹胀，痛经已无。纳可，寐安，二便调，脉细涩无力，舌暗淡边有齿印，苔薄白腻。证治同前，处方：

全当归 12 g	赤白芍[各]9 g	鸡血藤 18 g	胡芦巴 18 g
艾叶 6 g	小茴香 6 g	乌药 6 g	刘寄奴 9 g
延胡索 18 g	威灵仙 18 g	益母草 12 g	补骨脂 12 g
五灵脂[包]12 g			

14 剂，水煎服，每日 1 剂，早晚饭后温服。

【按】本案经行痛剧、全身发冷、恶心呕吐见寒凝之象，且素有癥瘕积聚，痛经证属寒凝血瘀，冲任瘀滞。治疗则重活血化瘀、温经散寒同时兼顾。胡国华化裁应用温经止痛方加减治疗，效果显著。方中生蒲黄、五灵脂合用即失笑散，功可活血化瘀止痛；茜草、益母草、全当归、白芍养血活血；吴茱萸、乌药、胡芦巴、威灵仙可温经散寒止痛；续断、杜仲益肾强腰。全方配伍，用药精简效彰。温经散寒止痛多用胡芦巴、艾叶、小茴香、乌药、吴茱萸、桂枝等。

病案 2 （胞宫虚寒）

贺某，女，33 岁。2014 年 10 月 16 日初诊。

主诉：经行腹痛半年余。

现病史：平素经行准期，5～6/29～30 日，量中。未婚室女。近半年来经行量中，色红，块多，5 日净。经行第 3 日始腹部冷痛，剧烈难忍，得热则缓，并伴有腰酸乏力、恶心呕吐，一般至第 5 日方缓。LMP 2014 年 9 月 25 日，PMP 2014 年 8 月 25 日。平素纳可、寐安、便调。舌淡苔薄白，脉细滑。

中医诊断：原发性痛经。

辨证：冲任虚寒，寒凝血瘀。

治法：益气调冲，温经止痛。

处方：

| 生黄芪 18 g | 党参 9 g | 全当归 12 g | 赤白芍^各 9 g |

生黄芪 18 g　　　党参 9 g　　　全当归 12 g　　　赤白芍^各 9 g

鸡血藤 18 g　　　丹参 12 g　　　艾叶 3 g　　　制香附 10 g

川楝子 10 g　　　胡芦巴 10 g　　　制乳香 6 g　　　炒五灵脂^包 9 g

14 剂，水煎服，每日 1 剂，早晚饭后温服。

二诊：2014 年 11 月 13 日。LMP 2014 年 10 月 22 日，经行量中，伴有血块，腹胀腰酸，疲乏无力，腹痛未作。刻下无所苦，纳可、寐安、便调。脉略滑，舌边尖红边有齿印，苔薄。时值经前，治以温经化瘀，行气止痛。处方：

炒当归 10 g　　　白芍 10 g　　　生地 10 g　　　鸡血藤 10 g

制香附 10 g　　　怀牛膝 10 g　　　艾叶 3 g　　　延胡索 12 g

花蕊石 15 g　　　生蒲黄^包 20 g　　　杜仲 12 g　　　川续断 12 g

川楝子 10 g　　　五灵脂^包 10 g　　　小茴香 6 g　　　生黄芪 18 g

10 剂，水煎服，每日 1 剂，早晚饭后温服。

三诊：2014 年 12 月 18 日。LMP 2014 年 11 月 23 日，量中，已无痛经，无不适，5 日净。刻下：纳可，寐安，便调。脉细软，舌淡苔薄。证治如前。处方：11 月 13 日方续服 10 剂。

四诊：2015 年 1 月 20 日。LMP 2014 年 12 月 23 日，5 日净，痛经未作，小腹微胀，微觉劳累。证治如前。处方：

生黄芪 18 g　　　党参 9 g　　　全当归 12 g　　　赤芍 9 g

白芍 9 g　　　鸡血藤 18 g　　　制香附 10 g　　　怀牛膝 10 g

乌药 12 g　　　吴茱萸 6 g　　　小茴香 6 g　　　川续断 12 g

杜仲 12 g　　　艾叶 3 g　　　制乳香 6 g　　　制没药 6 g

10 剂，水煎服，每日 1 剂，早晚饭后温服，经前 5 日开始服用。

【按】该患者 3 个月后随访，痛经未再发作。《傅青主女科》言："妇人有经水将来三五日前而脐下作痛,状如刀刺者;或寒热交作,所下如黑豆汁,人莫不以为血热之极,谁知是下焦寒湿相争之故乎!夫寒湿乃邪气耶……经水由二经而外出,而寒湿满二经而内乱,两相争而作疼痛。"《圣济总录·室女月水来腹痛》云:"室女月水来腹痛者,以天癸初至,营卫未和,心神不宁,间为寒气所克,其血与气不流利,致令月经结搏于脐腹间,如刺疼痛。"可见原发性痛经虽然病因相对简单,但仍需分辨寒热虚实、气血冲任而辨证论治。该患者经行腹部冷痛、得热则缓,结合舌脉,可辨为寒凝血瘀、冲任失养,治以温宫化瘀、调养冲任。以参芪四物汤加减益气活血调冲;以胡芦巴、艾叶、吴茱萸、小茴香等温宫化瘀止痛;以续断、杜仲益肾强腰;以乌药、乳香、没药温通理气化瘀,使气行则血行。诸药相配,痛经豁然而愈。

病案 3 (湿热瘀阻)

李某,女,37 岁。2012 年 9 月 8 日初诊。

主诉:痛经 2 年余。

现病史:平素月经略先期,PMP 7 月 22 日至 7 月 26 日,量中,痛经(++),已婚,0-0-0-0(领养一孩)。经行腹痛,需服止痛药,平素神疲乏力,腰酸腰痛,经行前后小腹坠胀明显,畏寒,口干口苦,喜热饮,纳差,寐欠安易醒,便软。LMP 2012 年 8 月 25 日,7 日净。1999 年查示子宫内膜异位症,1999 年底行囊肿剥除术,2009 年初查示子宫腺肌病,1 周前行宫颈活检术,阴道出血至今仍淋漓未净,脉弦细,舌淡暗边有齿印,苔薄黄腻。

中医诊断:痛经。

辨证:湿热夹瘀交结,肾气不足,冲任失调。

治法:清热利湿化瘀,通利冲任。

处方:

生蒲黄^包 20 g	炒五灵脂^包 15 g	茜草 15 g	大小蓟^各 15 g
地丁 15 g	败酱草 15 g	花蕊石 20 g	徐长卿 15 g
柴延胡^各 9 g	炙乳没^各 3 g	桑寄生 12 g	海螵蛸 15 g

14 剂,水煎服,每日 1 剂,早晚饭后温服。

二诊:2012 年 9 月 22 日。LMP 2012 年 8 月 25 日,经期将近,略有腰酸腹胀,脉弦迟,舌淡暗边有齿印苔薄腻。证属:湿热夹瘀气滞。治以:清热化瘀,理气通滞。处方:

生蒲黄^包 20 g	炒五灵脂^包 15 g	蒲公英 20 g	红藤 20 g

| 刘寄奴 15 g | 柴延胡^各 9 g | 制香附 12 g | 川楝子 12 g |
| 炙乳没^各 3 g | 青皮 6 g | 茜草 15 g | 海螵蛸 15 g |

7 帖,水煎服,每日 1 剂,早晚饭后温服。

三诊:2012 年 9 月 29 日。LMP 2012 年 9 月 23 日,时值经期,舌脉同前。证属:湿热夹瘀交结,治以原法。处方:

生蒲黄^包 20 g	炒五灵脂^包 20 g	蒲公英 20 g	红藤 20 g
刘寄奴 15 g	柴延胡^各 6 g	皂角刺 15 g	青陈皮^各 6 g
茜草 12 g	海螵蛸 15 g	花蕊石 20 g	

14 剂,水煎服,每日 1 剂,早晚饭后温服。

四诊:2012 年 10 月 20 日。LMP 2012 年 10 月 19 日,PMP 2012 年 9 月 23 日。量中,腹痛较前减,腰酸神疲。脉弦迟,舌淡暗边有齿印,苔薄黄腻。证属:湿热夹瘀,冲任气滞。治以:清热化瘀,理气止痛。处方:

生蒲黄^包 20 g	炒五灵脂^包 20 g	蒲公英 20 g	红藤 20 g
刘寄奴 15 g	柴延胡^各 6 g	制香附 12 g	川楝子 12 g
茜草 15 g	炙乳没^各 3 g	海螵蛸 15 g	

14 剂,水煎服,每日 1 剂,早晚饭后温服。

五诊:2012 年 11 月 10 日。LMP 2012 年 10 月 19 日,周期将近,脉弦细,苔薄黄腻。证属:湿热夹瘀交结,冲任气滞。防经来腹痛,继以清热化瘀,理气止痛。处方:

生蒲黄^包 20 g	五灵脂^包 15 g	蒲公英 30 g	红藤 30 g
刘寄奴 15 g	柴延胡^各 6 g	制香附 12 g	川楝子 12 g
茜草 15 g	炙乳没^各 3 g	乌药 9 g	血竭 3 g
威灵仙 12 g			

14 剂,水煎服,每日 1 剂,早晚饭后温服。

六诊:2012 年 11 月 24 日。LMP 2012 年 11 月 7 日,6 日净,腹痛 2 日,痛势较前明显减轻,量不多,色暗,脉细弦迟,舌质暗红苔薄腻。证属:湿热夹瘀交结。治以:清热化瘀,理气疏冲。处方:

生蒲黄^包 20 g	丹参 30 g	牡丹皮 15 g	赤芍 15 g
柴延胡^各 9 g	青陈皮^各 6 g	炙乳没^各 3 g	刘寄奴 15 g
蒲公英 30 g	红藤 30 g	皂角刺 15 g	乌药 9 g

14 剂,水煎服,每日 1 剂,早晚饭后温服。

【按】患者素有子宫内膜异位症、卵巢囊肿剥除术史,2009 年初又查示子宫腺肌病,宿瘀内结,不通则痛。患者脉弦细、舌淡暗边有齿印、苔薄黄腻,四诊合参,证属湿热瘀结、肾气不足,兼冲任失调。治以清热利湿化瘀、通利冲任。药用生蒲黄、炒五灵脂合用乃失笑散,用以活血化瘀止痛,茜草、花蕊石、炙乳没等活血止痛、化瘀止血,配以蒲公英、红藤、紫花地丁、败酱草清热利湿,并伍以青皮、橘皮、柴胡、延胡索疏利冲任气机,所谓"气为血之帅",气行则血行。经治后,患者痛经改善,月经量减。

病案4　膏方案（气虚血瘀）

陆某,女,29岁。

初潮14岁,即伴痛经,经前腹胀,经行腹痛,夹有血块,经事如期。婚年余未孕,平素胸闷气短,胃纳尚可,大便秘结,夜寐欠安。脉细,舌质淡红苔薄。

中医诊断:痛经。

辨证:气血亏虚,瘀阻冲任。

治法:益气养血,活血止痛,疏利冲任,以膏代煎,缓缓调治,冀来年体健恙除。处方:

生黄芪100 g	北沙参100 g	全当归120 g	赤白芍^各90 g
抚川芎90 g	天麦冬^各90 g	女贞子120 g	桑椹子100 g
川续断120 g	川杜仲120 g	生蒲黄180 g	五灵脂100 g
制乳没^各30 g	鸡血藤180 g	益母草180 g	络石藤120 g
青陈皮^各60 g	柴延胡^各90 g	川楝子90 g	制香附100 g
炒苍术100 g	柏子仁100 g	瓜蒌仁150 g	生甘草60 g

细料:

陈阿胶350 g	文冰糖250 g	白蜂蜜250 g	陈黄酒500 g
黑芝麻150 g	三七粉30 g	湘莲肉150 g	

【按】朱丹溪曰:"经将行腹痛属气滞。"患者经前腹胀,是谓气滞,经行腹痛夹瘀,是谓血瘀,平素胸闷气短又为气血亏虚夹郁之因。方中用参芪四物汤益气养血、活血调经;女贞子、桑椹子入肝肾经,补益肝肾,补血滋阴;川续断、杜仲补肝肾强腰。《本草纲目》有云:"乳香活血,没药散血,皆能止痛消肿生肌,故二药每每相兼而用"。联用失笑散共奏活血化瘀、散结止痛之功。鸡血藤、益母草等养血活血。柴胡、延胡索、青皮、陈皮、川楝子、制香附等疏肝理气,行气止痛;苍术配陈皮、甘草健脾燥湿,以防膏滋碍脾;柏子仁、瓜蒌仁安神定志,宽胸散结,润肠通便,通经活络。《本草纲目》云:"阿胶为治疗……女人血痛血枯,经水不调,

无子,崩中带下,胎前产后诸疾。"与莲肉同用,健脾养血,黑芝麻益肾,三七粉活血化瘀止痛。全方诸药合用调体、调经之余,不忘调神;益气养血,活血止痛,疏利冲任,补中有消,滋而不腻。

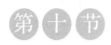

经行头痛案

病案1 (肾虚肝旺)

徐某,女,29岁。2014年5月10日初诊。

主诉:经行头痛3个月。

现病史:患者3个月前因工作繁忙,情绪抑郁,经前2日及经期出现头痛,且胀痛偏于左侧,目眩不清,经量减少,经后腰酸。LMP 2014年4月30日。怕热,纳欠香,大便调,寐欠安,舌红苔薄腻,脉弦细尺弱。经带胎产史:13岁初潮,7月27日,量中,素有痛经,经色红、无血块。已婚已育,1-0-0-1。

中医诊断:经行头痛。

辨证:肾虚肝旺。

治法:清肝益肾,疏利冲任。

处方:

细生地12 g	杭白芍10 g	女贞子12 g	桑椹子12 g
生蒲黄[包]18 g	炒五灵脂9 g	鸡血藤18 g	川楝子12 g
柴延胡[各]9 g	夏枯草12 g	潼白蒺藜[各]9 g	枸杞子9 g

14剂,水煎服,每日1剂,早晚饭后温服。

二诊:2014年7月22日。PMP 2014年5月27日,7日。药后行经即头痛明显减轻,痛经未作,因工作繁忙遂未回诊。LMP 2014年6月27日,7日。量稍增,腹痛、头痛又作,经净后腰酸,纳欠香,大便时干时溏,寐多梦。舌红苔薄黄,脉弦细尺弱。治以滋养肝肾,健脾调冲。处方:

细生地12 g	白术芍[各]10 g	女贞子12 g	桑椹子12 g
生蒲黄[包]18 g	炒五灵脂9 g	制乳没[各]3 g	川楝子12 g
柴延胡[各]9 g	夏枯草12 g	潼白蒺藜[各]9 g	白扁豆18 g

14剂,水煎服,每日1剂,早晚饭后温服。

三诊：2014年8月5日。LMP 2014年7月25日。患者用药后无不适，痛经较前明显好转，头痛减轻，稍觉腹胀、头晕，余无不适，纳欠香，夜寐欠安，舌质偏红苔薄黄，脉弦细尺弱。证治同前。处方：

细生地 12 g	白术芍^各 10 g	女贞子 12 g	桑椹子 12 g
墨旱莲 18 g	生蒲黄^包 18 g	鸡血藤 18 g	川楝子 12 g
柴延胡^各 9 g	夏枯草 12 g	潼白蒺藜^各 9 g	枸杞子 9 g

14剂，水煎服，每日1剂，早晚饭后温服。

【按】经行头痛，证随月经周期而作，必与冲任二脉之盈亏有关。故每当阴血下注胞宫之际，故无以上荣与脑，是故头痛不已。治疗不宜概投平肝。患者肝郁肾阴不足，冲任有热，肝失滋养，故头痛、目眩、腰酸，治宜清肝益肾。日久肝病传脾，肝郁脾虚，故见大便时干时溏。《金匮要略》云："夫治未病者，见肝之病，知肝传脾，当先实脾，四季脾旺不受邪，即勿补之；中工不晓其传，见肝之病，不解实脾，惟治肝也。"而且中医说"肾如薪火，脾如鼎釜"。《杂病源流犀烛》说："脾肾宜兼补……肾虚宜补，更当扶脾，既欲壮脾不忘养肾可耳。"故方中加用白术、白扁豆以健脾。

病案2 膏方案（肝肾亏虚）

郑某，女，40岁。

现病史：年方四旬，肝肾亏损，腰膝酸楚，神疲乏力，经行头痛，夜寐梦扰，纳可便调，经事稍前。脉细软，舌淡红苔薄。

中医诊断：经行头痛。

辨证：肝肾亏虚，气血不足，心神失养。

治法：滋养肝肾，宁心安神。

处方：

西洋参 100 g	党沙参^各 100 g	生黄芪 90 g	白术芍^各 90 g
茯苓神^各 120 g	全当归 120 g	生熟地^各 90 g	缩砂仁 30 g
鸡血藤 180 g	女贞子 120 g	桑椹子 120 g	墨旱莲 120 g
枸杞子 120 g	池菊花 90 g	川续断 120 g	川杜仲 120 g
金狗脊 120 g	明天麻 120 g	嫩钩藤 120 g	炒决明子 90 g
夜交藤 180 g	合欢皮 120 g	川黄连 60 g	酸枣仁 90 g
灯心草 120 g	全瓜蒌 120 g	柏子仁 120 g	福泽泻 90 g
炒牡丹皮 90 g	夏枯草 120 g	桑寄生 120 g	络石藤 180 g

伸筋草 180 g	石楠叶 90 g	生甘草 60 g	

另加：

陈阿胶 200 g	鳖甲胶 250 g	蜂蜜 200 g	文冰 400 g
灵芝 120 g	核桃肉 200 g	湘莲肉 200 g	黑芝麻 120 g
黄酒 500 mL	三七粉 30 g	北冬虫夏草 100 g	

【按】 患者年方四旬，六七三阳脉衰于上，精血已不足，肾气、气血虚弱，故腰膝酸楚、神疲乏力；气血不足无以濡养心神，故夜寐梦扰；肝肾同源，经期阴血下注冲任，导致肝肾阴血不足，无以濡养脑络，故经行头痛；舌脉为其佐证。治以滋养肝肾，宁心安神。方中西洋参、沙参养阴生津，党参补气养血，配伍黄芪、当归、熟地等增强补益气血效果；黄连、茯神、夜交藤、合欢皮、酸枣仁、灯心草等相配清心火，宁心安神；川续断、川杜仲、桑寄生等补肝肾、强筋骨；枸杞子、菊花养血平肝；明天麻、嫩钩藤、炒决明子平肝潜阳；茯苓、牡丹皮、泽泻清泻虚热；白术、白芍二者合用，一阴一阳，刚柔相济，具有柔肝安脾之功；络石藤、伸筋草相配通筋活络；女贞子、墨旱莲相配滋阴补肾养肝；陈阿胶、鳖甲胶阴阳相配，养肝益肾。全方益气养血，调阴和阳，补肾平肝，清热止痛。

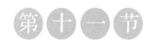

经行乳胀案

病案（肾虚肝郁）

罗某，女，35 岁。2013 年 10 月 9 日初诊。

主诉：经前乳房胀痛明显 3 年余。

现病史：患者病经前乳房胀痛已达 3 年余。每至经前 7～8 日乳胀痛颇甚，触之乳房有结块，伴小腹胀痛。曾检查为"乳房小叶增生"。平素月经错后，量中，色鲜红，无血块，无痛经，白带正常。刻下经阻 46 日未行，LMP 2013 年 8 月 23 日，经行量中有块，微有腰酸，纳可，寐安，便调。脉弦细涩，舌暗苔薄少津。

辅检：B 超示子宫肌瘤，卵巢囊肿。经带胎产史：14 岁月经初潮，7/40～50 日，已婚未育，0 - 0 - 3 - 0，流刮 3 次。

中医诊断：经行乳胀。

辨证：肾虚肝郁，冲任气滞。

治法：养血活血,理气疏冲。

处方：

全当归 18 g	紫丹参 18 g	赤白芍^各 9 g	莪白术^各 9 g
鸡血藤 18 g	川楝子 9 g	益母草 12 g	广郁金 9 g
橘核络^各 9 g	胆南星 9 g	苍术 12 g	制香附 9 g

14 剂,水煎服,每日 1 剂,早晚饭后温服。

二诊：2013 年 10 月 29 日。LMP 2013 年 10 月 11 日,6 日净,量多,有轻微腰痛,无腹痛及经前乳胀痛。经后腰两侧抽掣,脉弦细涩,舌暗苔薄腻少津,仍属肝肾不足,冲任气滞,治拟养肝益肾,疏理冲任。处方：

生黄芪 18 g	党沙参^各 9 g	全当归 18 g	赤白芍^各 9 g
鸡血藤 18 g	络石藤 18 g	胡芦巴 12 g	淫羊藿 9 g
石楠叶 9 g	石菖蒲 9 g	橘核络^各 9 g	益母草 18 g

14 剂,水煎服,每日 1 剂,早晚饭后温服。

三诊：2013 年 12 月 3 日。LMP 2013 年 11 月 23 日,6 日净,经阻 40 余日而行,经前双乳胀剧,行经后症状减轻,经行量少色淡,无血块,无痛经。刻下：畏寒,双膝僵滞感,胃纳可,夜寐安,二便调。脉细软,舌暗偏红边有齿印苔薄。证属气血不足,冲任气滞,经后宜清肝益肾,调补气血。处方：

生黄芪 18 g	紫丹参 18 g	全当归 12 g	莪白术^各 9 g
鸡血藤 18 g	桃红^各 9 g	益母草 15 g	巴戟天 12 g
肉苁蓉 12 g	女贞子 12 g	墨旱莲 12 g	石菖蒲 18 g
石楠叶 9 g	胆南星 9 g	川楝子 9 g	

14 剂,水煎服,每日 1 剂,早晚饭后温服。

四诊：2013 年 12 月 24 日。经阻 31 日未行。药后诸症好转,经期将至,乳胀较前明显减轻,偶有腰酸,无腹痛,白带可,四肢畏冷,胃纳可,夜寐安,二便调。脉细软,舌淡边有齿印苔薄。证属病程日久,肝肾不足,治拟益肾养肝,调理冲任。处方：

生黄芪 18 g	潞党参 18 g	全当归 18 g	生熟地^各 12 g
缩砂仁^{后下} 3 g	石楠叶 9 g	石菖蒲 9 g	益母草 30 g
泽兰叶 12 g	川续断 12 g	川杜仲 12 g	覆盆子 9 g

14 剂,水煎服,每日 1 剂,早晚饭后温服。

【按】经行乳房胀痛,是指每逢经期或行经前后,出现乳房或乳头胀痛,甚至不能触衣,或乳头作痒者,而经后消失,周而复始。从经络循行而言,乳房属胃,乳头属肝。而冲脉所司在肝且隶属于足阳明胃经,故肝经疏泄不畅,经前冲气偏盛,循肝脉上逆,致乳络不畅,故于经前乳房胀痛和乳头痛或作痒。女子以肝为先天,肝主藏血,易于怫郁,郁则气滞络阻。经前乳胀为肝郁气滞所致,然亦有虚实之分。触诊可佐证,如扪之乳房膨大胀实有块属实;扪之乳房松软平坦无块为虚。

患者多次行清宫术致胞宫冲任受损,肾气亏虚,经前阴血下注胞宫,乳络失养,络道不畅,冲任气滞,故见经前乳胀,月经后期。时值经前,有行经预兆,先治拟养血活血,通利冲任。考虑患者气机郁结犯胃,脾失健运,痰湿内停,佐苍术、胆南星之品燥湿化痰。经行乳胀,非独肝郁,经水出诸于肾,乳房随经孕产乳而变化,故乳胀与肾亦密切相关。女子善怀而多郁,而肝肾精血同源,故肝郁日久损及肾精,出现肝郁肾虚之证。病程日久,必定累及于肾,虚实夹杂,治拟养肝益肾,益气养血,补气通络,加入清肝益肾之品以调理冲任。如肾水匮乏,水不涵木,肝木失荣则成郁或横逆,发为经前乳胀,甚者接近排卵期已胀痛难忍。遇此若一味疏肝,则阴血更虚,乳胀愈甚,非滋肾平肝不能治。常用生地、熟地、女贞子、墨旱莲、桑椹子、玄参、沙参等滋养肾阴。治疗本病,必定注意治疗时机,多在经前乳胀开始时服用。此患者月经错后,故治病求本,以调经疏肝为主。

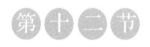

经行腰痛案

病案 1 (肾虚湿热)

王某,女,42 岁。2015 年 1 月 6 日初诊。

主诉:经行腰酸痛剧 2 月余。

现病史:患者近 2 月余来经行及经净后腰酸痛,经净后尤剧。LMP 2014 年12 月 31 日,经事先期 1 周余,量偏少色暗,无腹痛,腰酸痛剧。刻下:纳可,便调,夜寐欠安。平素带下量偏多,色黄白。脉细软,舌淡红边有齿印。经带胎产史:初潮 14 岁,3～4/26～27 日,经行量偏少,无痛经。已婚,1-0-2-1,末次为剖宫产。既往史:有盆腔积液、宫颈多发性纳氏囊肿、小叶增生病史 8 年余。辅检:2014 年 12 月 5 日 B 超示盆腔积液 2.1 cm×2.8 cm,纳氏囊肿较大,最大一枚为 1.0 cm。

中医诊断：经行腰痛，月经先期。

辨证：肝郁湿热，冲任气滞。

治法：疏肝清热，化湿调冲。

处方：

全当归 12 g	白术芍^各 9 g	白茯苓 12 g	生茜草 18 g
川续断 12 g	川杜仲 12 g	桑寄生 12 g	大红藤 18 g
小青皮 9 g	川楝子 9 g	蒲公英 18 g	山慈菇 12 g

14 剂，水煎服，每日 1 剂，早晚饭后温服。

二诊：2015 年 1 月 27 日。患者服药 2 周后又自行原方配药服用 1 周。刻下腰酸明显减轻，偶有腰部轻微酸痛感。PMP 2014 年 12 月 31 日，LMP 2015 年 1 月 27 日，经事尚准，今日经行第一日，量仍偏少色淡，无腹痛，无腰酸痛，经前微觉乳胀。纳可，寐安，便调。脉细，舌质淡，苔薄腻，边有齿印。证同前述，治宗前法。处方：

全当归 12 g	赤白芍^各 9 g	鸡血藤 18 g	益母草 18 g
川杜仲 12 g	川续断 12 g	淫羊藿 18 g	橘核络^各 9 g
生山楂 9 g	山慈菇 12 g	川楝子 9 g	广郁金 12 g

14 剂，水煎服，每日 1 剂，早晚饭后温服。

随访：续治 3 月，腰酸痛已无，月经准期而行，无所苦。

【按】经行腰痛是指每逢经行前后或经期，出现腰痛，经净后逐渐缓解，每月反复。腰为肾之所处，"腰为肾之府"。或气血不足，筋失所养，经脉失于通畅发为腰痛；或肾精亏虚、命门火衰，腰府失充而致痛；或寒湿伤于下焦，经脉气血凝滞而发为腰痛；或气血瘀滞经络而发为腰痛。临诊需辨病相结合，如腰骶部疼痛，常伴小腹隐痛，同房、劳累后加重，超声检查盆腔积液较多，则多为慢性盆腔炎症；如腰痛兼下腹坠痛，经期及月经前后加重，多考虑子宫内膜异位症、子宫腺肌病；如腰痛常伴经量多，经期延长，则考虑为子宫内膜炎、子宫肌瘤、宫内节育器引起的腰痛。辨清病位可使治疗做到有的放矢，同时临床还需注意多个病位的病症同时存在，需考虑兼顾治疗。该患者之腰痛与盆腔积液有密切关系，根据临床症状可判断为肝肾不足、湿热瘀滞、冲任气滞，故治疗需兼顾补肾疏冲、清热利湿。其中续断、杜仲、桑寄生补肾强腰，当归、白芍、白术、茯苓、茜草健脾益气养血，红藤、蒲公英清热利湿，山慈菇、山楂软坚散结化瘀，青皮、川楝子疏肝理气调冲。诸药合用，奏效迅捷。

病案 2　膏方案（肾虚寒凝）

孔某,女,35 岁。

现病史:未婚,每行经腰痛甚,服止痛药物方缓。经量稀少,宫腔息肉术后半年,平素面部热瘰频发。夜寐尚安,大便干结。脉细软,舌淡红苔薄。

中医诊断:经行腰痛。

辨证:宫寒血滞,冲任失调。

治法:养血活血,调经止痛,拟膏方调治。

处方:

生晒参 100 g	生黄芪 120 g	全当归 120 g	赤白芍^各 90 g
生熟地^各120 g	鸡血藤 180 g	女贞子 100 g	菟丝子 100 g
墨旱莲 120 g	牡丹皮 90 g	泽兰叶 100 g	福泽泻 90 g
绿豆衣 180 g	桑白皮 100 g	益母草 180 g	桃红^各 90 g
胡芦巴 100 g	陈艾叶 60 g	炒苍术 90 g	瓜蒌子 120 g
紫丹参 150 g	柴延胡^各100 g	川续断 100 g	川杜仲 100 g
生蒲黄 200 g	青陈皮^各 60 g	生甘草 60 g	稽豆衣 180 g

另加:

陈阿胶 200 g	鳖甲胶 100 g	鹿角胶 100 g	冰糖 200 g
饴糖 200 g	蜂蜜 150 g	胡桃肉 120 g	湘莲肉 120 g
黑芝麻 120 g	三七粉 30 g	黄酒 500 mL	

【按】此例患者证属肾虚宫寒,寒主收引则血行不畅,久则积聚成癥,发为宫腔息肉、面部热瘰,血行受阻故经行量少,"不荣则痛"故经行腰痛。胡国华多以"补法""和法"治之。腰为肾之府、带脉系于腰脐之间,环腰一周,宜弛缓不宜拘急,急则引起腰痛,俯仰不便。治以补肾和肝,缓带脉之急。方中生晒参、生黄芪、全当归、白芍、熟地、鸡血藤补气养血调经;芍药配甘草,为缓急止痛之要方;朱氏妇科注重肾水与肝木同调,女贞子、菟丝子柔嫩多汁,补而不腻,平补肝肾,佐以青皮疏肝理气;鸡血藤、益母草、桃仁、红花、丹参、柴延胡、生蒲黄活血祛瘀、行气止痛调经;胡芦巴、艾叶温肾助阳;瓜蒌子滑肠通便,缓解大便干结症状;续断、杜仲补肝肾,强腰膝;泽泻、桑白皮、绿豆衣、稽豆衣合用具有清热解毒、稀痘消肿之功。辅料中的三七粉为活血祛瘀、定痛的要药。纵观全方,虚和瘀同治,标与本兼顾。以膏代煎,冀来年经调体健。

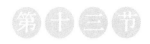

带下病案

病案（湿热瘀阻）

沈某,女,30岁。2012年5月30日初诊。

主诉:人流后下腹隐痛2年。

现病史:患者平素月经规律,2年前因孕50余日行人工流产后,渐感下腹疼痛,经期、同房或劳累后加剧,并伴有腰骶酸痛,带下似脓有秽味,曾反复用抗生素治疗,病情时好时坏,迁延难愈。LMP 2012年5月1日,量中等,色暗红,夹血块,稍有腹痛。刻下:下腹疼痛,腰骶酸痛,带下似脓有秽味,经前乳胀,夜寐欠佳,纳平,大便燥结不畅,舌质暗红,苔薄黄,脉沉细。妇科检查:外阴经产式;阴道通畅,内见较多淡黄色分泌物;宫颈光滑,轻举痛;子宫前位,质中等,大小正常,无明显压痛,活动差;双侧附件增厚,轻压痛。辅检:盆腔B超:子宫大小正常,子宫直肠陷凹少量积液。婚育史:已婚育有一子。

中医诊断:带下病。

证候:湿热瘀阻证。

治法:清热利湿,疏肝调冲,佐以补肾化瘀。

处方:

全当归18 g	鸡血藤18 g	赤白芍^各12 g	柏子仁12 g
蒲公英30 g	大红藤30 g	地丁草30 g	柴延胡^各9 g
刘寄奴9 g	川续断12 g	桑枝寄生^各9 g	威灵仙18 g

嘱经行不必停药。

二诊:2012年7月28日。药后2日即经行通畅,5日经净,乳胀消失,腹痛明显减轻,夜寐转佳,大便通畅,白带转少,色白无异味。遂自行配药续服此方。刻下:腰骶酸痛消失,诸症均消,劳累后易精神疲惫。处方:胡氏盆炎汤加黄芪20 g,党参12 g,鸡血藤18 g,巩固治疗。

【按】胡国华认为带下病所致痛证多见于其病久而导致的盆腔炎性疾病后遗症。然此病亦归入杂病。依据"冲任以盛为本,以通为用"的理论,制定以清利湿热为先,逐使气机升降宣泄,疏理冲任佐以补肾扶正化瘀止痛的治疗原则。并灵活运用止痛六法治之。盆腔炎性疾病后遗症常在经期前后症见少腹一侧或两侧隐痛或胀痛,白带增多,兼有结为癥瘕之疾。而又往往虚实夹杂,肝郁、脾虚、肾虚、血瘀俱全,故治疗也常六法兼备,湿者消之,热者清之,瘀者通之,虚者补之,郁者和之,而大堆清热利湿之药恐闭门留寇,需佐以温药,助湿邪外达。方用胡氏盆炎汤。此方是胡国华临床常用方,由朱南孙经验方盆炎汤化裁而来,主要药物蒲公英、红藤、败酱草、紫花地丁、续断、延胡索、软柴胡、刘寄奴、桑枝、桑寄生。蒲公英、红藤、败酱草、紫花地丁草清热解毒、活血散瘀、消肿止痛。续断补肝肾、畅血脉、调冲任、续筋骨、消肿止痛。桑寄生祛风湿,益肝肾,强筋骨。延胡索辛散温通、活血、行气止痛。柴胡疏散退热,疏肝解郁,升阳举陷。以上药物多入肝肾经,全方有补有清,治气亦治血,单味药亦是如此,有静有动,有补有通,诸药相配,标本同治,起到补肝益肾扶正治其本,清热利湿化瘀顾其标之功。充分体现了"温清消补通和"止痛六法。

本患者人工流产术后,出现下腹部隐痛,伴腰骶酸痛,带下似脓有秽味,舌质暗红,苔薄黄,脉沉细,四诊合参属带下病(湿热瘀阻证),湿邪与气血搏结于胞宫、胞脉,或病程日久正虚而余邪未净,致气运不畅,瘀血内阻,则发为痛。治以清热利湿,疏肝调冲佐以补肾化瘀,湿者消之,热者清之。方用胡氏盆炎汤加减。方中蒲公英、红藤、败酱草、紫花地丁草清热解毒、活血散瘀、消肿止痛。续断、桑寄生益肝肾,强筋骨。延胡索、柴胡行气止痛。根据朱南孙"痛必有瘀"的理论,佐以全当归、鸡血藤、赤芍、白芍活血化瘀,疗效更显。

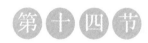

第十四节

胎漏、胎动不安案

病案 1 (脾肾亏虚,冲任失固)

柳某,女,29岁。2018年10月9日初诊。

主诉:孕8周,阴道少量出血2日。

现病史:平素月经规律,LMP 2018年8月14日。现停经8周,9月30日B超提示宫内早孕,见胚芽及心管搏动。2日前开始阴道少量出血,咖啡色,无腹痛,无腰酸,晨起呕吐,寐尚安,便调。脉沉细滑无力,舌淡红,苔黄厚腻。辅助检查:2018年9月30日B超:孕囊大小35 mm×30 mm×18 mm,胚芽10 mm,见心管搏动。血 HCG 121 225 IU/L(孕 7 周),P 21.95 ng/mL。经带胎产史:月经 5/30 日,量中等。已婚未育,0-0-0-0。

中医诊断:胎漏。

辨证:脾肾亏虚,冲任失固。

治法:健脾和胃,益肾固胎。

处方:

生黄芪 18 g	太子参 12 g	炒白术 12 g	炒白芍 12 g
女贞子 12 g	菟丝子 18 g	川续断 12 g	杜仲 12 g
仙鹤草 18 g	淡黄芩 9 g	姜半夏 6 g	竹茹 9 g
柿蒂 9 g	陈皮 6 g	砂仁 3 g	

7 剂,水煎服,每日 1 剂,早晚饭后温服。

二诊:2018 年 10 月 16 日。孕 9 周,10 月 13 日少量阴道出血,半日干净,无腹痛。现有赤带,无腰酸腹痛,呕吐泛酸。B 超:早孕 66 日,胚芽 25 mm,见心管搏动。现口服黄体酮胶囊保胎治疗。脉细滑无力,尺弱。舌偏红,苔白厚腻。

处方:

生黄芪 18 g	党参 12 g	炒白术芍^各 9 g	苎麻根 18 g
菟丝子 12 g	女贞子 12 g	川续断 12 g	杜仲 12 g
竹茹 12 g	淡黄芩 6 g	仙鹤草 30 g	藕节炭 12 g

7 剂,水煎服,每日 1 剂,早晚饭后温服。

三诊:2018 年 10 月 23 日。孕 10 周,近 1 周无阴道出血,仍有恶心呕吐,寐可,便调。脉沉细滑,舌偏红,苔白腻。处方:

生黄芪 18 g	太子参 12 g	炒白术 12 g	炒白芍 12 g
女贞子 12 g	墨旱莲 12 g	菟丝子 18 g	川续断 12 g
杜仲 12 g	仙鹤草 18 g	淡黄芩 9 g	姜半夏 6 g
竹茹 9 g	苎麻根 18 g	陈皮 6 g	

7 剂,水煎服,每日 1 剂,早晚饭后温服。

【按】胎漏之名首见于《脉经》。指妊娠期间阴道少量流血,时作时止,或淋漓不断,而无腰酸腹痛、小腹坠胀者。该患者孕 8 周出现阴道不规则出血,量少,无腹痛腰酸,脉沉细滑无力,舌淡红,辨证属于脾肾不足,胃失和降,胎元不固,治以健脾和胃、益肾固胎为大法,以补肾保胎方为主加减治疗。其中生黄芪、党参、炒白术、炒白芍健脾益气养血安胎;菟丝子、女贞子、续断、杜仲补肾安胎;女贞子、墨旱莲滋阴清热止血;仙鹤草、藕节炭化瘀止血;黄芩、苎麻根凉血止血,清热安胎;淡竹茹清热化痰,除烦止呕安胎;陈皮、半夏理气和胃,降逆止呕。经调治,患者阴道出血止,略有恶心、呕吐等妊娠反应。

病案 2 （脾肾不足,胎元不固）

蔡某,女,32 岁。2014 年 3 月 11 日初诊。

主诉:停经 50 日,下腹隐痛伴阴道少量出血半日。

现病史:因月经稀发、痛经求嗣于胡国华处调理半年受孕。孕后自行停药未来复诊。孕 50 日时因下腹隐痛伴阴道少量出血 1 次,至外院做 B 超检查发现:宫内见孕囊,胎心隐约可见,宫腔内见条状液性暗区,遂来安胎。时下腹隐隐坠痛,阴道少量褐色分泌物,有腰酸,纳可,寐安,大便秘结 2～3 日一行。舌淡苔薄脉涩滑。婚育史:已婚未育,0-0-1-0。

中医诊断:妊娠腹痛。

辨证:脾肾不足,胎元不固。

治法:益气升提,固肾安胎。

处方:

潞党参 12 g	生黄芪 18 g	淡黄芩 9 g	白术芍^各 9 g
菟丝子 12 g	陈阿胶^(烊冲) 9 g	人参蒂 9 g	苎麻根 18 g
升麻 9 g	川续断 12 g	桑寄生 9 g	鹿角霜 9 g

7 剂,水煎服,每日 1 剂,早晚饭后温服。

二诊:2014 年 3 月 18 日。患者服药后腹痛消失,腰酸减轻,无阴道出血。纳可寐安便调。守原方治疗。

【按】患者素体胞宫虚寒,经调治后受孕,孕后阴血聚于冲任而养胎元,只有气血充盛才能胎元牢固不致流产,故须固冲脉、养任脉、益精补气。方中党参善补五脏之气,与黄芪相须使用共同补气升提,大补气血。升麻甘、辛、微苦、凉。升阳举陷,摄血归经,常与黄芪、党参配伍补中益气。人参蒂益气升提安胎。白术健脾益气以固胎元。白芍缓急止痛。川续断、杜仲、桑寄生补肾安胎。鹿角霜温经止血。阿胶养血滋阴安胎。大便秘结则加用苎麻根清热安胎通便。该患者至孕 3 月复查 B 超,单胎活。

病案 3 （脾肾两虚,胎元不固）

陈某,女,29 岁。2022 年 4 月 26 日初诊。

主诉：停经 33 日，伴小腹隐痛，腰酸 1 周。

现病史：2022 年 11 月 25 日孕 7 周余无明显诱因出现阴道出血伴组织物排出，诊断为完全流产。自然流产后调理 2 月余，经事尚准，诸证已除，精力尚充。LMP 2022 年 3 月 23 日，PMP 2022 年 2 月 5 日，刻下停经 33 日，无阴道出血，偶有小腹隐痛，腰酸，头颈不舒，神疲乏力，焦虑不安，夜寐梦扰，纳可，便秘。脉细滑尺弱，舌苔厚腻。辅助检查：4 月 26 日 β - HCG 112 IU/L，E_2 183.9 pmol/L，P 30.78 ng/L。

中医诊断：胎动不安。

辨证：脾肾两虚，胎元不固。

治法：健脾养血，补肾安胎。

处方：

生黄芪 18 g	太子参 12 g	白术芍^各 9 g	苎麻根 18 g
女贞子 9 g	菟丝子 18 g	桑椹子 9 g	山茱萸 9 g
川续断 9 g	杜仲 9 g	桑寄生 9 g	黄芩 6 g
冬瓜仁 18 g			

7 剂。地屈孕酮片每次 1 片，每 12 小时服用 1 次，口服（自备）。

二诊：2023 年 5 月 10 日。孕 47 日，腰酸腹坠，神疲头晕，晨起恶心，焦虑不安，手足心热，无阴道出血，纳平，夜寐易醒，夜尿频，便调。脉弦滑尺弱，舌淡红苔薄黄腻。目前服用地屈孕酮片、雌二醇片/雌二醇地屈孕酮片（芬吗通）、泼尼松、黄体酮注射液等保胎。

2023 年 4 月 28 日，β - HCG 303.7 IU/L，E_2 206 pmol/L，P 25.3 ng/L。

2023 年 5 月 4 日，β - HCG 4550.9 IU/L，E_2 237 pmol/L，P 17.8 ng/L。

2023 年 5 月 8 日，β - HCG 18826.1 IU/L，E_2 288 pmol/L，P 22.4 ng/L。

处方：

生黄芪 18 g	太子参 12 g	白术芍^各 9 g	女贞子 9 g
桑椹子 9 g	菟丝子 18 g	川续断 9 g	杜仲 9 g
山茱萸 9 g	竹茹 9 g	柿蒂 6 g	砂仁 3 g
冬瓜仁 18 g			

7 剂。

三诊：2023 年 5 月 18 日孕 54 日，无阴道出血，偶有腹坠，腰酸明显，恶心欲吐，神疲乏力，带下可，纳可寐安，便软。脉细滑数，舌淡红边有齿痕苔薄黄腻。

2023 年 5 月 15 日，β - HCG 84097.07 IU/L，E_2 504 pmol/L，P 16.5 ng/L。

阴超:宫内早孕,孕囊 28 mm×22 mm×15 mm,内见卵黄囊,胚芽组织,似见心搏。

处方:

生黄芪 18 g	太子参 12 g	白术芍^各 9 g	炒谷麦芽^各 9 g
女贞子 9 g	菟丝子 18 g	川续断 9 g	杜仲 9 g
陈皮 9 g	柿蒂 6 g	淡黄芩 6 g	姜半夏 9 g

7 剂。

四诊:2023 年 5 月 24 日。孕 61 日,阴道少量出血 6 日,色暗,腰酸腹坠明显,疲劳头晕,恶心欲吐,纳平,焦虑,寐安,便溏。脉细滑数尺弱,舌淡红边有齿印苔薄黄腻。

2023 年 5 月 24 日 β - HCG 229048 IU/L,E_2 3104 pmol/L,P 57.5 ng/L,TSH 0.48 ng/L。

处方:

生黄芪 18 g	太子参 15 g	炒白术 12 g	炒白芍 18 g
苎麻根 18 g	升麻 9 g	女贞子 9 g	墨旱莲 12 g
菟丝子 18 g	川续断 9 g	杜仲 9 g	阿胶^{烊冲} 10 g
藕节炭 18 g	仙鹤草 30 g		

7 剂。

五诊:2023 年 5 月 31 日。孕 67 日,上述药后 2 日即血止,刻下无阴道出血,仍腰酸腹坠,头晕恶心,心慌不适,无心烘热,纳可,寐欠佳,便干。脉滑软,舌偏红,苔黄厚腻。

2023 年 5 月 30 日外院 B 超:宫内早孕,顶臀长 20 mm,见心管搏动。

处方:

生黄芪 18 g	太子参 12 g	细生地 9 g	淡黄芩 6 g
苎麻根 18 g	女贞子 9 g	墨旱莲 18 g	生白芍 18 g
菟丝子 18 g	川续断 9 g	杜仲 9 g	竹茹 9 g
姜半夏 9 g	柿蒂 6 g	山茱萸 9 g	

后续症情稳定,无阴道出血,腰酸腹坠改善,保胎至 3 月余,B 超提示胎儿发育正常,已停用中药保胎,转产科建卡产检。

【按】本患者有自然流产史,流产后予以生化汤加减化瘀生新,恶露净后予以补肾健脾、益气养血、调固冲任,预培其损,经调理 2 月余体虚刚复,患者距上次流产 4 月再次妊娠,故立即保胎治疗。结合患者舌脉辨证属肾虚证,处方以寿胎丸、补肾固冲丸加减补肾安胎,恶心呕吐加柿蒂、竹茹、半夏等降逆化痰止呕,砂仁、陈皮等理气安胎;出血者加苎麻根、阿胶、仙鹤草等凉血养血止血。全程虽有胎漏、胎动不安迹象,但有惊无险,现已孕 4 月余,产检一切正常,静候佳音。

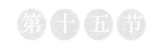

滑胎案

病案 (脾肾不足,气血亏虚)

周某,女,38 岁。2017 年 3 月 3 日初诊。

主诉:连续堕胎 7 次。

现病史:婚后 8 年未避孕,孕 7 次堕胎 7 次,每每孕至 40 余日应期而堕,屡孕屡堕,末次堕胎半月前。平素月经规律,7/30 日,量中等,色淡。LMP 2017 年 1 月 5 日,停经 35 日测尿 HCG 阳性,2017 年 2 月 16 日开始阴道少量出血,血 HCG 呈持续下降趋势,胚胎自然陨堕。现流产后半月,腰酸乏力,四肢欠温,胃纳平,大便溏薄,夜寐欠安,脉细软弱,舌淡边有齿印苔薄。辅助检查:夫妻双方染色体正常,男方精液检查正常。经带胎产史:既往月经规律,已婚未育,0 - 0 - 7 - 0,末次自然流产后半月。

中医诊断:滑胎。

辨证:脾肾不足,气血亏虚。

治法:补肾健脾,养血安神。

处方:

生黄芪 30 g	潞党参 12 g	白术芍 12 g	女贞子 12 g
菟丝子 12 g	山茱萸 12 g	覆盆子 12 g	川续断 12 g
杜仲 12 g	淫羊藿 15 g	灵芝 9 g	大枣 9 g

14 剂,水煎服,每日 1 剂,早晚饭后温服。

二诊:2017 年 4 月 14 日。LMP 2017 年 3 月 27 日,经转正常,量中色淡,6 日净。刻下腰酸,四肢欠温,脉细软,夜寐佳,舌淡边有齿印,苔薄。一诊原方加鸡血藤 18 g、茜草 12 g、当归 12 g,时值中期,在健脾补肾基础上加强活血通络。

三诊:2017 年 5 月 5 日。LMP 2017 年 4 月 26 日,经汛如期,量常,面色萎黄,四肢欠温,腰酸,胃纳可,舌质淡苔薄,脉细弱。原方党参改为太子参 15 g,加路路通 9 g、制香附 9 g,时值经后,重养阴生津以养天癸,辅以行气通络之品。

四诊:2017 年 6 月 3 日。LMP 2017 年 4 月 26 日,停经 37 日,无阴道出血,有下腹坠胀,伴腰酸不适,舌质淡红苔薄,脉细滑。辅助检查:血 HCG 459.39 IU/L,甲状腺功能正常。

中医诊断:早孕。

治法:健脾养血,固肾安胎。

处方:

生黄芪 30 g	太子参 15 g	焦白术 9 g	白芍 9 g
女贞子 12 g	菟丝子 12 g	山茱萸 9 g	覆盆子 9 g
川续断 12 g	杜仲 12 g		

14 剂,水煎服,每日 1 剂,早晚饭后温服。

同时,予以 HCG 2 000 IU,隔日肌内注射;黄体酮注射液 20 mL,隔日肌内注射;固肾安胎丸,每次 1 包,每日 3 次,口服。保胎期间门诊随访,诉有腰腹坠胀,余无所苦,治宗原方。

五诊:2017 年 7 月 7 日。停经 10 周,继续予 HCG 及黄体酮及中药保胎治疗中,刻下恶心欲吐,时有干呕苦水,无阴道出血,大便次数多,成形,脉细滑数无力,舌质红苔薄,边有齿印。辅助检查:2017 年 6 月 28 日 B 超提示,宫内早孕,胚芽 7 mm,见原始心管搏动。随访血 HCG 翻倍正常。证属肝胃不和,胃失和降。处方在健脾固肾安胎基础上加淡竹茹 9 g、陈皮 6 g、生甘草 6 g,清肝止呕。同时,予以黄体酮胶囊每粒 50 mg,每次 2 粒,每次 2 次。后续随访保胎至 12 周后,复查 B 超,胎儿发育正常,嘱转产科定期产检。2018 年 12 月底剖宫产一男婴,母子健康。

【按】该患者为高龄女性,屡孕屡堕,且应期而堕,属中医学滑胎范畴。中医认为,肾为先天之本、生殖之根,主人体生长发育与生殖机能。患者年过三八近四十,脾肾两脏虚衰,孕后胎元不固,故屡孕屡堕,又因屡孕屡堕后至冲任损伤,气血耗伤,且结合症状,审因辨证属脾肾不足,气血亏虚。治宜健脾补肾安胎。方用四君子汤和五子衍宗丸为基础方随证加减,达健脾益气安胎,补肾助孕之效。方中重用黄芪以补虚、益元气、壮脾胃,配以党参、白术、大枣补气健脾,以资化源;女贞子、菟丝子、覆盆子取五子衍宗丸之义补肾填精助孕,山茱萸、覆盆子益肾固精,益肾脏而固精,用于脾肾不足之滑胎而固精助孕、益肾安胎;川续断、杜仲、淫羊藿补肝肾,强筋骨,固肾安胎。同时,监测血 HCG 及孕酮,必要时查 B 超,予以人绒毛膜促性腺激素注射液、黄体酮注射液、黄体酮胶囊保胎治疗。嘱静养安胎,保持心神愉悦。辨证精确,选用经方,用药精简,衷中参西,中西医合璧,孕成胎安。

膏方案(气血两虚,冲任不固)

焦某,女,38 岁。2019 年 10 月 23 日膏方门诊。

年近四旬,已育 1 胎,连续堕胎 4 次,近两年经行量少,4 日即净。孕育 12 周因胎停行引产术,刻下术后 1 个月,无明显不适。脉细软,舌淡红,苔薄白腻。求嗣心切,欲膏方调治。

中医诊断:滑胎。

辨证:气血两虚,冲任不固。

治法:益气养血,调补冲任。

全当归 120 g	赤白芍^各 90 g	生熟地^各 90 g	鸡血藤 180 g
党沙参^各 90 g	苍白术^各 90 g	茯苓神^各 90 g	生黄芪 90 g
女贞子 120 g	桑椹子 120 g	菟丝子 120 g	川续断 120 g
川杜仲 120 g	桑寄生 120 g	覆盆子 120 g	淫羊藿 90 g
益母草 120 g	泽兰叶 120 g	桃红^各 90 g	制首乌 120 g
络石藤 180 g	伸筋草 180 g	皂角刺 120 g	嫩桑枝 90 g
路路通 120 g	青陈皮^各 60 g	紫丹参 120 g	缩砂仁 30 g
天麦冬^各 90 g	粉葛根 90 g	广郁金 120 g	橘核络^各 60 g
炒栀子 60 g	牡丹皮 60 g	福泽泻 90 g	西仙茅 90 g
生甘草 60 g	川楝子 90 g		

另加:

陈阿胶 250 g	鳖甲胶 200 g	文冰 500 g	蜂蜜 200 g
湘莲肉 200 g	核桃肉 200 g	紫河车粉 100 g	西洋参 100 g
黄酒 500 g			

【按】患者年近四旬,屡孕屡堕,证属滑胎也。《景岳全书·妇人规》云:"凡妊娠之数见堕胎者,必以气脉亏损为然……凡胎孕不固,无非气血损伤之病,盖气虚则提摄不固,血虚则灌溉不周,所以多致小产。"《诸病源候论》曰:"血气虚损者,子脏为风冷所居,则血气不足,故不能养胎,所以致胎数堕。"患者经行量少、脉细舌淡皆为气血两虚之候,气虚不能载胎,血虚不能养胎,故胎陨频作,治宜益气养血,调补冲任。方中党参、沙参、黄芪、白术、甘草补中益气以载胎;当归、赤芍、白芍、生地、熟地、鸡血藤、益母草、桃仁、红花、紫丹参,补血活血以养胎;舌苔

白腻,脾胃运化失调,缩砂仁调养脾胃以安胎;川续断、杜仲、桑枝、桑寄生、淫羊藿补肾强腰以固胎;女贞子、桑椹子、菟丝子、覆盆子滋养肝肾;患者术后不久,络石藤、伸筋草、皂角刺、路路通可通经活络;青皮、橘核络、广郁金、川楝子疏肝行气。纵观全方,益气养血,补肾填精,调补冲任。诸药配制成膏,冬令常服,翼来年体复正安,受孕有望。

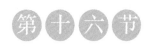

妊娠小便淋痛案

 病案　（脾肾不足,下焦湿热）

颜某,女,32岁。2014年10月9日初诊。

主诉:孕2月伴尿频尿急1周。

现病史:平素月经规律,LMP 2014年8月10日。现孕2个月,1周前出现尿频、尿急,伴神疲乏力,小腹酸痛,腰酸,无阴道出血。纳欠馨,晨起呕恶,夜寐欠安,便调。舌淡红,苔白腻,边有齿印。脉细滑无力。辅检:查尿常规:白细胞++/HP。B超:宫内早孕,见胚芽及心管搏动。经带胎产史:月经规律,已婚已育,1-0-0-1。

中医诊断:妊娠小便淋痛。

辨证:脾肾不足,下焦湿热。

治法:温肾健脾,清热安胎。

处方:

炙黄芪30 g	潞党参18 g	炒白术9 g	菟丝子12 g
川续断12 g	川杜仲12 g	补骨脂9 g	车前草30 g
玉米须12 g	桑海螵蛸^各9 g	茨莲须^各12 g	云茯苓12 g

7剂,水煎服,每日1剂,早晚饭后温服。

二诊:2014年11月16日。患者服药后尿频、尿急明显减轻,微觉腰酸。纳欠馨,寐欠安,便调。脉细软,舌淡尖红,苔薄白腻。处方:

炙黄芪18 g	太子参18 g	白术芍^各9 g	云茯苓12 g
车前草30 g	玉米须9 g	茨莲须^各9 g	补骨脂9 g
胡芦巴12 g	夜交藤18 g	远志4.5 g	生甘草6 g

7剂,水煎服,每日1剂,早晚饭后温服。

三诊:2014年11月23日。患者服药后已无尿频急,无腹痛、稍有腰酸。夜寐转安。舌偏红,苔薄黄。脉细滑数。处方:

生黄芪 18 g	太子参 18 g	白术芍^各 9 g	川续断 12 g

生黄芪 18 g　　　　太子参 18 g　　　　白术芍^各 9 g　　　　川续断 12 g

川杜仲 12 g　　　桑海螵蛸^各 9 g　　玉米须 12 g　　　女贞子 12 g

菟丝子 12 g　　　芡莲须^各 9 g　　　淡黄芩 9 g

14剂,水煎服,每日1剂,早晚饭后温服。

【按】 妊娠期间出现小便频急、淋漓涩痛等症状,称为"子淋",亦称"妊娠小便淋痛",或"妊娠小便难"。妊娠初期常常处于阴血下注胞宫,体内阴血偏虚,阳气偏亢,易阴虚血热,血不养心,待胎体渐长,则气机升降渐受阻,气血运行不畅,易水湿内停。故其病因多为阴虚、湿热。亦有先天禀赋不足,素体脾肾亏虚,孕后外感湿邪,下注膀胱而发病。本病最早见于《金匮要略·妇人妊娠病脉证并治》曰:"妊娠小便难,饮食如故,当归贝母苦参丸主之。"治疗总清热通淋安胎为主。如其病湿热,则治以清热利湿安胎;如心火偏旺移于小肠,则清心安胎,通淋泻火;如素体阴虚,孕后阴血聚下养胎,虚火内生,下移膀胱,则滋阴清热、安胎通淋。如素体脾肾阳虚者,孕前即反复尿感,孕后复感湿热,清热通淋不可不健脾温肾,以恐病复。该患者怀孕2月,出现尿频尿急症状,肾虚为本,湿热为标。本虚标实,虚实夹杂。通涩并用,标本兼顾。故予以温肾健脾安胎,少佐清热利尿通淋,药后症减,此病通淋不可太过,中病即止,以免损伤胎元。

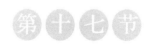

产后恶露不绝案

病案1 （气血亏虚,瘀阻胞宫）

丁某,女,31岁。2017年11月7日初诊。

主诉: 产后3月恶露未净。

现病史: 2017年8月11日剖宫产,术后至今3月,恶露未净,目前量少,呈咖啡色,无异味。哺乳中,乳汁不多,纳可,寐安,二便调。脉沉细,舌偏红苔薄。**辅助检查:** 产后42日复查B超,子宫、附件未见明显异常。**经带胎产史:** 既往月经规律,已婚育,1-0-0-2/剖宫产。

中医诊断:产后恶露不绝。

辨证:气血亏虚,瘀血未净。

治法:益气养血,化瘀摄冲。

处方:

生黄芪 30 g	炒白芍 20 g	茜草炭 18 g	炮姜炭 9 g
仙鹤草 30 g	川续断 12 g	杜仲 12 g	败酱草 18 g
藕节炭 30 g	炒山药 18 g	牡丹皮 9 g	三七粉^冲 3 g

7 剂,水煎服,每日 1 剂,早晚饭后温服。

二诊:2017 年 11 月 22 日。11 月 19 日恶露净,双下肢欠温,腰酸,乳汁欠畅,脱发,纳平,寐浅,大便欠实,脉沉细,舌淡红,苔薄。处方:

生黄芪 30 g	太子参 12 g	白术芍^各 9 g	茜草 18 g
女贞子 12 g	菟丝子 12 g	淫羊藿 15 g	川续断 12 g
杜仲 12 g	皂角刺 9 g	通草 9 g	茯苓 18 g

14 剂,水煎服,每日 1 剂,早晚饭后温服。

三诊:2017 年 12 月 6 日。11 月 25 日至今咖啡色分泌物,伴腰酸,乳汁不畅,脱发,畏寒肢清,纳可,眠浅,二便调。脉沉细,舌淡红,苔薄。处方:

生黄芪 30 g	防风 9 g	白术 12 g	威灵仙 18 g
淫羊藿 15 g	秦艽 9 g	羌独活^各 9 g	白芍 12 g
大枣 9 g	生甘草 6 g	络石藤 18 g	炮姜 6 g
仙鹤草 30 g			

14 剂,水煎服,每日 1 剂,早晚饭后温服。

四诊:2017 年 12 月 20 日。药后恶露于 12 月 12 日干净,后偶有分泌物带淡咖啡色。刻下无腹痛,无阴道流血,双下肢畏寒,夜寐欠安,纳平,大便欠实。脉沉细,舌淡红,苔薄。处方:

生黄芪 30 g	党参 15 g	全当归 9 g	白术 9 g
白芍 18 g	炒山药 18 g	白扁豆 18 g	仙鹤草 30 g
川续断 12 g	杜仲 12 g	炮姜 9 g	生甘草 6 g

14 剂,水煎服,每日 1 剂,早晚饭后温服。

【按】产后恶露不绝是产科常见病,其发生的主要病因是产后子宫复旧不良、感染、胎盘胎膜残留等。《金匮要略》首载"恶露不尽"。《诸病源候论》列"产后恶露不尽候",归纳其病机为"风冷搏于血""虚损""内有瘀血"。胡国华认为产后恶露不绝为产后气血亏虚,无力推动津血运行或无力摄血而致瘀血内阻或血溢脉外,因此产后病有多虚多瘀的病理特点,治疗以益气养血、化瘀摄冲为主。该患者产后3月恶露未净,量少,无味,咖啡色,属气虚血瘀。方中生黄芪、炒白芍益气养血以扶正,茜草炭、炮姜炭、仙鹤草、藕节炭、三七粉化瘀止血以祛瘀;败酱草、牡丹皮清热凉血以止血;山药、川续断、杜仲健脾益肾以固冲。血止后健脾益肾固冲以复旧。

病案2 膏方案(胞宫瘀滞,正虚未复)

徐某,女,37岁。2020年10月21日膏方门诊。

现病史:孕6月小产,恶露未净。小腹隐痛,神疲腰酸,心烦抑郁,胃脘不舒,四肢关节酸痛。夜寐欠安,纳可便调。脉细软,舌淡红苔薄。

中医诊断:产后恶露不绝。

辨证:胞宫瘀滞,正虚未复。

治法:益气养血,化瘀复宫。

处方:

西洋参100 g	生晒参100 g	生黄芪120 g	党沙参^各90 g
全当归100 g	赤白芍^各90 g	茜草根180 g	益母草90 g
仙鹤草300 g	藕节炭100 g	炒续断120 g	炒杜仲120 g
女贞子120 g	墨旱莲150 g	山茱萸90 g	淫羊藿90 g
广郁金90 g	夜交藤180 g	合欢皮90 g	生蒲黄100 g
柴延胡^各90 g	大腹皮120 g	广木香60 g	炒枳壳90 g
络石藤180 g	羌独活^各90 g	伸筋草180 g	桑枝寄生^各120 g
炙川草乌^各30 g	鲜百合180 g	炒谷麦芽^各90 g	灯心草90 g
生甘草60 g	牡丹皮90 g	荆芥炭100 g	灵芝150 g
三七粉30 g			

另加:

陈阿胶300 g	黄明胶100 g	冰糖250 g	蜂蜜250 g
胡桃肉100 g	湘莲肉150 g	黑芝麻150 g	黄酒500 g

【按】《女科经纶》言:"女子肾脉系于胎,是母之真气,子之所赖也,若肾气亏损,便不能固涩胎元。"患者年逾五七,肾气不足,故不能固涩胎元,以至小产。陈素庵言:"产后恶露宜去,但七日后,或半月内,当去尽而止。若迁延日久不止,淋漓不断者,大约劳伤经脉所致。或肝虚不能藏血,或脾郁生热,血不归源。"本例

患者产后恶露不绝,胃脘不舒,关节酸痛,皆因肝肾亏虚,气滞血瘀,风寒乘虚内袭所致。方中西洋参、生晒参、生黄芪、党沙参补气养阴;炒续断、炒杜仲、女贞子、山茱萸、淫羊藿补肝益肾,培本固元;茜草、益母草、仙鹤草、藕节炭、牡丹皮、生蒲黄、荆芥炭、三七粉化瘀止血,荆芥炭入血分,为引经药;广郁金、柴胡、延胡索、大腹皮、木香、枳壳疏肝理气,配炒谷芽、炒麦芽和胃助运,配夜交藤、合欢皮、百合、灵芝养心解郁安神;络石藤、羌活、独活、伸筋草、桑枝、桑寄生、炙川乌、炙草乌温通经脉,祛风散寒,配当归、白芍补血养阴,以防辛温苦燥伤阴;甘草调和诸药。纵观全方攻补兼施,以翼来年恙平康健。

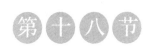

产后腹痛案

病案 (气血亏虚,冲任失调)

王某,女,35岁。2013年9月17日初诊。

主诉:产后恶露未净伴腹痛2月半。

现病史:患者2013年6月25日二胎剖宫产,产后46日阴道出血止,1周后又开始阴道出血,量不多,时断时续,间隔7~10日不等,出血持续3~5日。刻下阴道少量出血夹血块,伴小腹坠痛,腰酸,足后跟痛,哺乳中,乳少,胃纳欠佳,心慌,夜寐欠安,二便调。脉沉细,舌偏红苔薄。经带胎产史:既往月经规则,13岁初潮,5/30日,量少,痛经(+)。已婚育,2-0-1-2/剖宫产。

中医诊断:产后腹痛,产后恶露不绝。

辨证:气血亏虚,冲任失调。

治法:补气养血,化瘀止血。

处方:

生蒲黄^包 18 g	炒五灵脂 9 g	茜草炭 18 g	仙鹤草 30 g
炒牡丹皮 12 g	川续断 12 g	川杜仲 12 g	炮姜炭 6 g
炙黄芪 18 g	菟丝子 12 g	补骨脂 12 g	佛手片 9 g
三七粉^{冲服} 3 g			

7剂,水煎服,每日1剂,早晚饭后温服。

二诊:2013年9月21日。药后血性恶露已止,色转咖啡色,小腹仍坠痛,纳

增便调。脉细软,舌淡,苔薄腻。处方:

| 炙黄芪 18g | 白术芍^各 9g | 茜草炭 18g | 女贞子 12g |

炙黄芪 18g　　白术芍^各 9g　　茜草炭 18g　　女贞子 12g

墨旱莲 18g　　炮姜炭 6g　　川续断 12g　　川杜仲 12g

补骨脂 12g　　桑寄生 12g　　仙鹤草 30g　　灵芝 12g

7剂,水煎服,每日1剂,早晚饭后温服。

三诊:2013年9月28日。药后恶露已止,带下转常,无腰酸腹痛,自觉神疲乏力,纳平便调,夜寐欠安。脉细弦,舌淡红,苔薄黄腻。处方:

生黄芪 18g　　白术芍^各 9g　　女贞子 12g　　墨旱莲 18g

川续断 12g　　川杜仲 12g　　生茜草 18g　　补骨脂 12g

仙鹤草 30g　　夜交藤 18g　　百合 9g　　淮小麦 30g

【按】产后腹痛、产后恶露不绝,责之虚、瘀两端。产妇分娩耗伤气血,元气大伤,津血亏耗,产后体虚易感受外邪,如感受外寒,寒气凝结于胞宫、胞络而致腹痛;如感受湿热之邪,则湿热下注于胞宫胞络,导致气机不畅而致腹痛。产后阴血亏虚,胞宫失养可致腹痛。产后瘀血未净,瘀阻胞宫胞络,不通而痛。《医学心悟》曰:"产后恶露不绝,大抵因产时劳伤经脉所致。"本例患者2次剖宫术,脾肾重损,冲任不固,以致胞宫复旧不良,恶露淋漓不断。产后血脉空虚,气血虚弱不能濡养经脉胞宫;气为血帅,虚则推动无力,而致血瘀;失血致肝血不足,肝失条达,心血不足,神明不安。故见产后腰酸、小腹坠痛、恶露不绝、心烦急躁、夜寐不安、神疲乏力等诸症。虚则补之,方中黄芪、白术、川续断、杜仲、补骨脂健脾益肾;二至丸养阴涩冲;失笑散化瘀止痛;茜草、仙鹤草化瘀止血防崩;佐牡丹皮清热凉血止血。攻补兼施,通涩并用,冲任得固,则腹痛自消,恶露乃止。

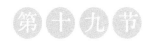

产后身痛案

病案1 (气血两亏,肾气不足)

徐某,女,38岁。2014年5月27日初诊。

主诉:剖宫产后身痛2月。

现病史:患者剖宫产后2月余,未转经,哺乳中,乳水充足。恶露已净,产后出现手指关节酸胀痛,背痛。刻下:纳可,寐安,大便2~3日一行,排便困难,脉细滑数尺弱,舌暗边有齿印,苔薄。经带胎产史:既往月经规律 7/28 日。已婚育,1-0-0-1。

中医诊断:产后身痛。

辨证:气血两亏,肾气不足。

治法:益气固表,通络养血。

处方:

生黄芪 18 g	炒防风 9 g	炒白术 9 g	络石藤 18 g
伸筋草 18 g	鸡血藤 18 g	全当归 12 g	羌独活^各 9 g
淫羊藿 15 g	柏子仁 9 g	冬瓜仁 9 g	生甘草 6 g

14 剂,水煎服,每日 1 剂,早晚饭后温服。

二诊:2014 年 6 月 10 日。患者服药后关节酸痛稍减,腰酸,纳可,寐安,大便二日一行,或成形,或黏滞不爽。脉细软,舌暗偏红苔薄腻。继以调补气血,补肾通络。处方:

生黄芪 18 g	白术芍^各 9 g	炒防风 12 g	络石藤 18 g
伸筋草 18 g	透骨草 18 g	秦艽 9 g	羌独活^各 9 g
川续断 12 g	川杜仲 12 g	淫羊藿 12 g	灵芝 12 g

14 剂,水煎服,每日 1 剂,早晚饭后温服。

三诊:2014 年 6 月 24 日。关节酸痛较前明显好转,腰酸肢冷,乏力,汗出多,纳可,便调,寐安。脉弦细尺弱,舌偏红苔薄。处方:

炙黄芪 18 g	白术芍^各 9 g	全当归 12 g	抚川芎 6 g
鸡血藤 18 g	络石藤 18 g	羌独活^各 9 g	淫羊藿 15 g
川续断 12 g	桑寄生 9 g	川桂枝 6 g	大枣 9 枚

14 剂,水煎服,每日 1 剂,早晚饭后温服。

四诊:患者服药后诸证已除大半,略有关节酸痛,偶有腰酸,纳可,便调,寐安,脉弦细无力,舌暗苔薄腻。继以调补气血,补肾通络。处方:

生黄芪 30 g	党沙参^各 9 g	全当归 18 g	赤白芍^各 9 g
鸡血藤 18 g	络石藤 18 g	伸筋草 18 g	独活 9 g
淫羊藿 15 g	川续断 12 g	川杜仲 12 g	桑寄生 12 g

14 剂,水煎服,每日 1 剂,早晚饭后温服。

【按】产褥期间,肢体、关节疼痛酸楚者,称为"产后身痛",又名"产后痹症""产后关节痛""产后痛风""产后遍身疼痛"。产后身痛病因虽不同,但历代医家都强调因产失血多虚为发病之根本,论治亦提出以养血为主。《经效产宝》曰:

"产后中风,身体酸痛,四肢赢弱不遂。"《校注妇人良方》云:"产后遍身痛者,由气虚百节开张,血流骨节,以致肢体沉重不利,筋脉引急。"妇人产时耗气伤血,产后气血虚弱,故易感受风邪,痹阻脉络。胡国华以治疗卫虚腠理不密、感受风邪的玉屏风散作为基础方,加络石藤、伸筋草、羌活、独活等蠲痹通络止痛,当归、鸡血藤养血活血。加川续断、杜仲、淫羊藿、桑寄生以补肝肾强筋骨。出入月余,身痛渐止。该患者至五诊诸症均已除。

病案2 （气血亏虚证）

叶某,女,32 岁。2013 年 1 月 30 日初诊。

主诉:产后身痛 2 月。

现病史:患者于 2 月前顺产一女婴,已断乳月余,产后 56 日恶露方净,现未转经。产后手指关节作痛,腰酸痛,背部僵硬不适,右膝盖酸痛无力,双目遇风干涩流泪,情绪焦虑急躁,自觉乏力,自汗出,夜寐易醒,胃纳尚佳,大便正常,偶有尿频,脉弦细无力,舌淡红,苔薄。经带胎产史:既往月经规律 6/30 日。已婚育,1-0-0-1。

中医诊断:产后身痛。

辨证:气血亏虚证。

治法:益气养血,益肾通络止痛。

处方:

黄芪 30 g	党参 18 g	川续断 12 g	杜仲 12 g
鸡血藤 18 g	络石藤 18 g	防风 9 g	制川草乌[各] 6 g
羌独活[各] 12 g	知母 12 g	牡丹皮 12 g	当归 20 g

14 剂,水煎服,每日 1 剂,早晚饭后温服。

上法治疗 1 个月后,患者月经来潮,量色如常,腰背部酸痛明显好转,仍有手指关节酸痛,纳可,便调。脉弦细无力,舌淡红,苔薄。处方:

生黄芪 30 g	防风 9 g	炒白术 12 g	透骨草 9 g
络石藤 18 g	伸筋草 18 g	川续断 18 g	川杜仲 18 g
桑寄生 12 g	狗脊 18 g	当归 12 g	白芷 12 g
淫羊藿 15 g	桑枝 12 g		

14 剂,水煎服,每日 1 剂,早晚饭后温服。

中药宗上法调理治疗历时 4 个月,患者身痛症状尽除,嘱其停药,平时多加锻炼,避风寒,保持心情舒畅。

【按】患者产后 2 个月,生产时由于分娩失血,其舌淡红,苔薄,脉弦细无力,证属产后身痛气血亏虚证,耗伤精力,气血俱虚,冲任不足,四肢百骸、筋脉关节失之濡养,外邪乘虚而入,留滞经络,流入关节使气血瘀阻,而发生周身疼痛不适,气虚不摄血,则无以养心,可见自汗、夜寐欠安。此患者新产后气血不足、肝肾亏损,外邪侵袭,导致腰酸背痛、乏力而关节作痛。治宜益气养血、补益肝肾、祛风通络兼顾,一诊外邪袭络而致的关节疼痛症状明显,急则治其标,加重祛风通络,活血温经止痛之功,药用鸡血藤、络石藤、防风、制川乌、制草乌、羌活、独活。兼顾益气养血补肾,党参与黄芪为其常用药对,功能益气健脾,升阳举陷,川续断、杜仲、全当归补益肝肾,力求固本止痛,知母、牡丹皮清热化湿。二诊后根据病情变化,在治疗中当因势利导,以冲任通盛为要,加重桑寄生、狗脊等补肾益肝之品,而去川乌、草乌、羌活、独活等性烈之品,加重通络之品,如透骨草、络石藤、伸筋草等,标本兼顾,后又渐加重益肾之品,以图治本。如此服药数月余,患者痊愈。

 ### 病案 3　膏方案(气血亏虚证)

陈某,女,30 岁。2012 年 11 月 20 日膏方门诊。

现病史:已婚,1-0-2-1。现产后 1 月,产后恶露持续半月方净。感受风邪,周身酸痛,关节屈伸不利,身倦怠乏力,面色无华,时有头痛心悸,腰痛如折,脉沉细无力,舌淡红,苔薄腻。夜寐尚安,纳可,便调。

中医诊断:产后身痛。

辨证:气血亏虚证。

治法:益气养血,益肾通络止痛。正值冬日,欲以膏方,扶正祛邪。

处方:

潞党参 150 g	炙黄芪 150 g	全当归 150 g	大熟地 150 g
杭白芍 120 g	何首乌 150 g	明天麻 120 g	女贞子 120 g
枸杞子 150 g	桑椹子 120 g	抚川芎 90 g	川杜仲 120 g
金狗脊 150 g	桑螵蛸 120 g	菟丝子 150 g	覆盆子 150 g
金樱子 120 g	怀山药 150 g	山茱萸 120 g	巴戟天 120 g
淫羊藿 120 g	桑寄生 120 g	鸡血藤 150 g	怀牛膝 120 g
焦白术 90 g	广陈皮 60 g	南楂肉 120 g	佛手干 60 g
川续断 150 g	湘莲肉 150 g	小红枣 150 g	黑芝麻 120 g

另加:

吉林人参^{另煎} 50 g　　陈阿胶 250 g　　　龟甲胶 200 g　　　　胡桃肉 150 g

龙眼肉 120 g　　　冰糖 500 g　　　黄酒 500 mL

【按】本病始见于《诸病源候论》:"产则伤动血气,劳损脏腑,其后未平复,起早劳动,气虚而风邪乘虚伤之,致发病者,故曰中风。若风邪冷气,初客皮肤经络,疼痹不仁,若乏少气。"《经效产宝·产后中风方论》指出其因"产伤动血气,风邪乘之"所致。产时耗伤气血,产后四肢百骸空虚,筋脉失于濡养,致筋脉拘急、麻木甚或疼痛。产后气血未复,百节空虚,卫表不固,风邪乘虚入侵,客于经络、肌肉关节,经脉痹阻,不通则痛。因此产后病多虚,又易感外邪,故治疗以扶正为主,辅以驱邪,不可峻投驱邪之猛药。《沈氏女科辑要笺正》则进一步从病因和治法上进行论述:"产后遍身疼痛,多血虚,宜滋养。或有风寒湿三气杂至之痹,则养血为主,稍参宣络,不可峻投风药。"全方以吉林人参大补元气;四物汤和党参、黄芪、白术补气养血;何首乌、女贞子、枸杞子、桑椹子平补肝肾;怀山药、山茱萸健脾益气,益肾涩精;杜仲、狗脊、菟丝子、覆盆子、巴戟天、淫羊藿、桑寄生、怀牛膝、金樱子、桑螵蛸等补肝肾、强筋骨、固冲任;鸡血藤活血养血通络;配陈皮、山楂、佛手和胃助运,促进膏方消化。

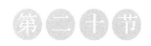

产后头痛案

病案(气血不足,风邪入络)

陈某,女,28 岁。2013 年 4 月 16 日初诊。

主诉:产后头痛 2 月余。

现病史:2013 年 2 月 18 日顺产一子,产后头痛,全身乏力、酸胀、伴腹酸。刻下头部、背部作痛,恶露未净,量少,色褐,无腹痛,哺乳中,乳房胀痛,结块,纳可,寐安,大便干结。脉细软,舌暗淡边有齿印,苔薄腻。经带胎产史:既往月经规则,7/30 日,已婚育,1 - 0 - 0 - 1,产后未同房。

中医诊断:产后头痛。

辨证:气血不足,风邪入络。

治法:益气养血,祛风通络。

处方:

生黄芪 30 g	白术芍^各 9 g	茜草 18 g	仙鹤草 30 g
杜仲 12 g	荆芥 9 g	天麻 12 g	沙苑子 12 g
透骨草 18 g	冬瓜仁 9 g	柏子仁 9 g	鸡血藤 9 g

7 剂,水煎服,每日 1 剂,早晚饭后温服。

二诊:2013 年 4 月 23 日。刻下头痛好转,仍有发作,遇寒则加重,乏力,腰酸,四肢关节疼痛,药后 3 日恶露已净,昨日少量出血,畏风寒,纳可,寐安,便结。脉细弦无力,舌质淡红苔薄。证属肝肾亏损,阳气不足,风邪入络。治以益气固表,益肾通络。处方:

生黄芪 30 g	炒白术 9 g	防风 9 g	桂枝 4.5 g
透骨草 18 g	络石藤 18 g	柏子仁 9 g	全瓜蒌 18 g
川续断 12 g	桑寄生 12 g	荆芥 9 g	沙苑子 12 g
金狗脊 12 g	茜草 18 g	仙鹤草 30 g	

14 剂,水煎服,每日 1 剂,早晚饭后温服。

三诊:2013 年 5 月 7 日。4 月 22 日到 26 日阴道出血 5 日,色鲜红,现出血已干净 1 周,白带量多,色淡黄。腰脊酸楚,头胀目酸,脉细带弦,舌淡苔薄,边有齿印。治从上法。处方:

生黄芪 18 g	全当归 12 g	天麻 12 g	络石藤 18 g
白芷 12 g	蔓荆子 9 g	沙苑子 12 g	仙鹤草 30 g
首乌藤 18 g	合欢皮 12 g	炒牡丹皮 9 g	柏子仁 9 g

14 剂,水煎服,每日 1 剂,早晚饭后温服。

四诊:2013 年 5 月 21 日。4 月 26 日至今无阴道出血,哺乳中,产后头痛较前好转,疲劳乏力,纳可,寐安,便调。治从上法加减。处方:

全当归 12 g	赤白芍^各 9 g	鸡血藤 18 g	络石藤 18 g
藁本 9 g	天麻 12 g	川芎 9 g	沙苑子 12 g
夜交藤 18 g	合欢皮 12 g	薄荷 6 g	蔓荆子 12 g

21 剂,水煎服,每日 1 剂,早晚饭后温服。

【按】妇人产后气血亏虚,卫表不固,稍有起居不慎,风寒湿邪易乘虚而入,留滞筋脉关节,阻滞脉络,导致产后各种痛症。本案患者产后头痛,伴有全身乏力、腰酸、腹酸等,说明既有气血亏虚,又有邪气入络,故以益气养血,祛风通络为治,同时须兼顾其恶露未净,需要化瘀止血。方中生黄芪、白术芍以益气,茜草、仙鹤草活血化瘀止血,荆芥、天麻、沙苑子解表祛风止痛,冬瓜仁、柏子仁润肠通便,鸡血藤、透骨草舒筋通络止痛。二诊时关节疼痛、腰酸、乏力、畏风寒等症状突出,则用方变化,加防风祛风散寒、胜湿止痛,黄芪、桂枝等温阳益气固表之品,同时应用续断、桑寄生、狗脊以益肾强腰,透骨草、络石藤合用以舒筋通络止痛,以茜草、仙鹤草化瘀止血。

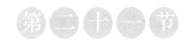

产后缺乳案

病案 （气血亏虚）

姚某,女,30岁。2022年8月16日初诊。

主诉:产后乳汁少4月。

现病史:顺产后4月,恶露3周净,哺乳期,未转经。产后乳汁偏少,神疲乏力,纳可寐安,大便偏干。脉沉细无力,舌偏红苔薄白。经带胎产史:既往月经尚规律7/30～35日,量中。已婚育,1-0-0-1,顺产。

中医诊断:产后缺乳。

辨证:气血亏虚,乳汁生化无源。

治法:健脾益气,养血通乳。

处方:

生黄芪18 g	党参12 g	全当归12 g	赤白芍^各9 g
鸡血藤15 g	路路通9 g	王不留行9 g	广郁金9 g
陈皮9 g	冬瓜仁18 g	大枣9 g	通草10 g

14剂,水煎服,每日1剂,早晚饭后温服。

二诊:2022年8月30日。药后乳汁增多,精力渐充,纳可寐安,大便调。脉沉细无力,舌质红苔薄白。治宗原法增进,继上方14剂。

【按】《三因极一病证方论·下乳治法》曰:"产妇有二种乳脉不行,有气血盛而壅闭不行者,有血少气弱涩而不行者。虚当补之,盛当疏之,盛者当用通草、漏芦、土瓜根辈,虚者当用炼钟乳粉、猪蹄、鲫鱼之属,概可见矣。"本案产后体虚未复,乳汁偏少,无乳房胀痛,乃因产后因气血虚弱,乳汁化源不足。然缺乳有虚有实,产后虽多虚,亦不宜峻补,应以调理气血,通脉下乳为治疗原则。方用黄芪、党参、大枣、陈皮益气健脾,当归、白芍、鸡血藤养血补血,诸药补气血,滋化源;佐以路路通、王不留行、通草通乳下乳,广郁金理气疏肝,冬瓜仁润肠通便,全方配伍使气血充盛,乳汁生化有源,补中有疏,补而不滞,使乳汁排出通畅。

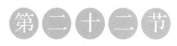

第二十二节
卵巢早衰

病案1 (肝肾亏虚,冲任不足)

陈某,女,28岁。2019年6月13日初诊。

主诉:闭经6个月。

现病史:15岁初潮,既往月经周期规则,5~6/28~34日,经量中等,色红,有小血块,经前小腹痛。近两年来因工作压力增大,月经后期30~90日一行,伴潮热汗出,曾服用雌二醇片/雌二醇地屈孕酮片治疗半年,其间月经规律,停药诸证复作。LMP 2018年12月3日,量少,4日净(服用雌二醇片/雌二醇地屈孕酮片来潮)。刻下:闭经6个月,症见心慌,口干口苦,潮热汗出,四肢畏寒,胃纳可,二便调,夜寐欠安。舌淡边有齿印,苔薄,脉沉细。辅助检查:2018年6月11日月经第3日查性激素:促卵泡生成素(FSH)80.94 mIU/mL,促黄体生成素(LH)29.81 mIU/mL,E_2 12 mIU/mL。2018年12月5日查性激素:FSH 61.38 mIU/mL,LH 28.65 mIU/mL,E_2<11 mIU/mL。AMH 0.08 mIU/mL。婚育史:未婚,有性生活,0-0-2-0(人工流产2次,末次妊娠2014年8月)。

中医诊断:闭经。

辨证:肝肾亏虚,冲任不足。

治法:调养肝肾,补益冲任。

处方:止衰方加减。

黄芪30 g	党参12 g	生熟地^各9 g	女贞子12 g
菟丝子18 g	巴戟天9 g	鳖甲^{先煎}12 g	丹参12 g
鹿角霜^{先煎}18 g	淫羊藿15 g	益母草18 g	川牛膝12 g
紫河车3 g	首乌藤18 g		

14剂,水煎服,每日1剂,早晚饭后温服。

另嘱患者平时多服用鲍鱼汤、松茸鸽蛋海参汤等药膳,有助于改善卵巢功能。

二诊:2019年6月26日。患者经水至今未转,自测尿妊娠(一),自述服药后潮热汗出好转,仍有四肢畏寒,口苦口干,纳平,寐安。舌淡红,苔薄白边有齿印,脉细弦无力。处方:上方加知母 9 g、制香附 12 g、川楝子 9 g。14 剂,煎服同前。

三诊:2019 年 7 月 10 日。LMP 2019 年 7 月 8 日,量少,伴有下腹部隐痛,舌淡红,苔薄,脉细滑数。继上方去菟丝子、鹿角霜,加柴胡 9 g、灵芝 18 g,改黄芪 18 g。14 剂,煎服同前。

四诊:2019 年 7 月 24 日。LMP 2019 年 7 月 8 日,时值经间期,偶有腰酸,余无不适。舌淡红,苔薄,脉细滑数。处方:宗初诊方,去鳖甲、鹿角霜、牛膝,改黄芪 18 g,加制香附 12 g。14 剂,煎服同前。

五诊:2019 年 8 月 7 日。LMP 2019 年 8 月 6 日,月经来潮,经量较前增多,色红,下腹部隐痛较前好转,仍有乏力感,舌淡红,苔薄,脉弦细。处方:守三诊方,加生麦芽 30 g。14 剂,煎服同前。

六诊:2019 年 9 月 11 日。LMP 2019 年 8 月 6 日,经水逾期未转,但有行经预兆,乳房作胀。舌淡红,苔薄,脉沉细。处方:守四诊方。加泽兰 18 g。14 剂,煎服同前。

七诊:2019 年 9 月 25 日。LMP 2019 年 9 月 15 日,量中,偶有夜寐欠安。舌偏红,苔薄,脉弦细数。处方:守五诊方加栀子 12 g、合欢皮 12 g、首乌藤 18 g。14 剂,煎服同前。另嘱患者放松情绪,可日常泡花茶。

八诊:2019 年 10 月 16 日。LMP 2019 年 10 月 13 日,量中,色红,舌淡红,苔薄,脉沉细弦。处方:守四诊方。14 剂,煎服同前。

遵以上方法服用中药 3 个月后,月经尚能如期至,经量较前增多,2019 年 12 月 15 日复查性激素:FSH 24.6 mIU/mL,LH 18.59 mIU/mL,E$_2$ 36.71 mIU/mL。AMH 1.53 mIU/mL。

【按】患者 2 次人工流产术后冲任受损,且加上工作压力增大,导致患者年仅四七而闭经,概肝肾亏虚,冲任受损,经脉枯涩使然。女子以血为用,血旺则经行,故调经重在补肾以资血源。患者症见口干口苦,潮热汗出,四肢畏寒,此为肾阳不足见四肢畏寒,肾阴亏损,则肝木失于滋养,阴虚而阳亢,见口干口苦,潮热汗出,故宜调养肝肾,补益冲任。组方以黄芪、党参、丹参益气养血;生地、熟地、鳖甲滋养肾阴,巴戟天、鹿角霜、淫羊藿、紫河车温养肾阳;女贞子、菟丝子平补肝肾;益母草、川牛膝活血通经,引药下行。使肝肾充养,经水有源出。及至三诊,已见其效,经水至,使其顺势而下,去固摄之品,以培本调经为主。五诊时患者经量增加,治法宗前,加疏肝理气之品。如是调治 5 个月后,

名中医胡国华学术传承集

患者月经恢复如常。卵巢早衰(POF)这一疾病开始越来越困扰现代女性,西医以激素替代疗法治疗本病有其弊端,中医药在治疗 POF 上有其特有优势。肾主生殖,乙癸同源,肝肾亏虚,冲任受损为本病的主要病机,本病病程较长,且症情易反复,辨证确立治则,当谨守治则,缓缓调之。通过调体、调经、调神,从肝肾入手,调体首辨虚实,补肾填精,药食结合;调经疏肝养肝,以通冲任;调神解郁养心,调畅情志,以调达平来恢复女性整体阴阳平衡,从而提高卵巢功能,恢复月经。

 ### 病案2 膏方案(肝肾亏损,冲任失调)

杨某,女,37 岁。2020 年 11 月 18 日膏方门诊。

现病史:卵巢功能低下,经水数月一行,两腹侧隐痛,时潮热出汗,经期延长,夜寐欠安,乳房结节,纳平,便调,脉弦细无力,舌偏红苔光少津。

中医诊断:月经后期。

辨证:湿热瘀滞,肝肾亏损。

治法:养肝益肾,调补冲任,佐以疏冲之品,以膏代煎,冀正复经调。

处方:

西洋参 120 g	生晒参 60 g	党沙参^各 120 g	生黄芪 90 g
苁白术^各 90 g	茯苓神^各 120 g	全当归 100 g	紫丹参 120 g
赤白芍^各 120 g	鸡血藤 150 g	女贞子 120 g	桑椹子 120 g
墨旱莲 120 g	枸杞子 120 g	淮小麦 300 g	首乌藤 180 g
合欢皮 120 g	大红藤 300 g	蒲公英 300 g	车前草 300 g
炒牡丹皮 120 g	福泽泻 90 g	刘寄奴 90 g	川楝子 90 g
川续断 120 g	川杜仲 120 g	桑寄生 120 g	伸筋草 120 g
小青皮 90 g	炒知柏^各 90 g	生甘草 60 g	糯稻根 300 g
灯心草 90 g	川黄连 60 g	白花蛇舌草 120 g	

另加:

陈阿胶 200 g	鳖甲胶 250 g	核桃肉 200 g	湘莲肉 200 g
蜂蜜 250 g	黑芝麻 50 g	文冰 400 g	黄酒 500 g
灵芝 120 g			

【按】《万氏妇人科》中记载:"妇人女子经闭不行,其候有三,乃脾胃伤损、饮食减少、气耗血枯而不行者。一则忧愁思虑,恼怒怨恨,气郁血滞而经不行者。一则躯脂痞塞,痰涎壅盛而经不行者。"《素问·上古天真论》曰:"女子七七,任脉

虚,太冲脉衰少,天癸竭,地道不通。"患者年未及六七,经水惯后,肝肾阴亏,阴虚内热,冲任不调,故见潮热汗出,经期延长。治疗上应以养肝益肾,疏调冲任为主。方中西洋参、生晒参、党参、北沙参、生黄芪、莪术、白术、白茯苓益气养阴,合全当归、紫丹参、赤芍、白芍、鸡血藤养血调经,女贞子、桑椹子、墨旱莲、枸杞子合用滋补肾阴,续断、杜仲补肝肾强筋骨,首乌藤、合欢皮宁心安神,川楝子、小青皮合用疏肝理气止痛,丹参、红藤、牡丹皮、泽泻、蒲公英、车前草、刘寄奴等清热利湿、活血通络,黄连、知母、黄柏配伍使用清泻心火,淮小麦、糯稻根收敛止汗。全方配伍,补而不腻,诸药成膏,缓缓图治,使精血充足,肾阴渐充,经水得调。

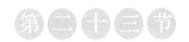

卵巢功能低下

病案 1 （肝旺肾虚）

李某,女,35 岁。2009 年 1 月 13 日初诊。

主诉:月经量少 3 月余。

现病史:患者既往月经规则。12 岁月经初潮,5～7/30 日,量多,无痛经。LMP 2008 年 12 月 29 日,4 日净,痛经。近 3 月无明显诱因下出现月经量少,仅如从前 3/5 量,伴痛经,经后时有腰酸乏力。刻下:腰酸乏力,夜间潮热盗汗,时有口苦,二便尚调,寐欠佳。右脉沉细,左脉弦细,舌暗红,苔薄腻少津。辅助检查:LH 6.77 mIU/mL,FSH 23.81 mIU/mL,E_2 27pg/mL,P 0.1 nmol/L,T 0.47 mmol/L,PRL 5.3 mmol/L。婚育史:未婚,否认性生活史。

中医诊断:月经过少。

辨证:肝旺肾虚。

治法:平肝益肾。

处方:

党参 20 g	丹参 20 g	当归 20 g	牡丹皮 15 g
钩藤 12 g	首乌藤 20 g	合欢皮 12 g	桑寄生 12 g
怀山药 12 g	柴延胡^各 6 g		

14 剂,水煎服,每日 1 剂,早晚饭后温服。

二诊：2009 年 1 月 24 日。LMP 2008 年 12 月 29 日，经期将近，腰酸甚，心烦易怒，大便溏薄。脉细软，舌暗，苔薄腻少津。证属肝旺肾虚，肝气乘脾。治以健脾益肾，平肝调冲。处方：

党丹参^各 15 g	当归 20 g	怀山药 12 g	陈皮 5 g
莪白术^各 9 g	柴延胡^各 6 g	川楝子 12 g	川续断 12 g
川牛膝 12 g			

14 剂，水煎服，每日 1 剂，早晚饭后温服。

三诊：2009 年 2 月 7 日。LMP 2009 年 1 月 26 日，经前小腹隐痛，经量稍增，大便仍不实，腰背酸楚。脉细软，舌暗苔薄。经后治以健脾益肾，养肝调冲。处方：

潞党参 20 g	炒白术 9 g	白茯苓 12 g	怀山药 12 g
山茱萸 12 g	菟丝子 12 g	枸杞子 12 g	川续断 12 g
川杜仲 12 g	金狗脊 12 g	茯苓神^各 12 g	淮小麦 30 g

14 剂，水煎服，每日 1 剂，早晚饭后温服。

四诊：2009 年 2 月 21 日。上药服后带下量少，神疲乏力，腰背酸楚，略有小腹坠胀，心烦夜寐欠安。脉细软，舌暗偏红，苔薄。证属脾肾两虚，冲任亏虚。治以健脾益肾，填补冲任。处方：

党参 20 g	白术 9 g	茯苓 12 g	怀山药 12 g
山茱萸 12 g	菟丝子 12 g	枸杞子 12 g	川续断 12 g
杜仲 12 g	狗脊 12 g	茯苓神^各 15 g	

14 剂，水煎服，每日 1 剂，早晚饭后温服。

嘱患者原方服用，随证加减，持续半年后患者随访诉经量较前明显增多。2009 年 9 月 4 日复查血 LH 5.67 mIU/mL，FSH 8.74 mIU/mL，E_2 45 pg/mL，P 0.2 mol/L，T 0.37 nmol/L，PRL 6.5 ng/mL。

【按】中医对于月经过少的认识，早在晋代王叔和《脉经·平妊娠胎动血分水分吐下腹痛症》中即有"经水少"的记载。本病病机有虚实两端，虚多实少。虚者多因精亏血少，血海不充；或因禀赋虚弱，或房劳多产伤及肾气，以致肾精匮乏；实者多因瘀血阻滞或痰湿阻滞胞宫胞脉，或本虚标实。在治疗方面，注重肝、脾、肾脏腑功能的调理。肝藏血，主疏泄，与冲任血海的充盈相关；气血化源于水谷精微，离不开脾的运化功能；肾藏精，主生殖，肾精气冲盛，天癸盛，月经调。该患者平素月经周期尚准，月经量少，伴腰酸乏力，夜间潮热盗汗，时有口苦，属肾精血亏虚，水不涵木，故在治疗方面以补肾平肝，药用桑寄生、山药、杜仲、续断、菟丝子、山茱萸、枸杞子等补肾填精;以钩藤、柴胡、延胡索、川楝子疏肝平肝。同时月经以血为用,以党参、白术、当归、丹参健脾益气养血,以资化源。经治后患者肾精得充,气血调和,经血以时下。

病案2　膏方案(肝肾虚损,冲任脉衰)

周某,女,40岁。2008年12月12日膏方门诊。

现病史:时值中年,经闭2载余,天癸早竭,冲任不足。血虚气乏,血海空虚。服结合雌激素片、黄体酮,经事仍闭塞不通。素腰酸肢麻,口干夜难眠,大便溏薄,日一行。舌边尖红,苔薄白,脉细弦。

中医诊断:闭经。

辨证:肝肾虚损,冲任脉衰。

治法:养肝益肾,健脾调冲。时值冬至,以膏代煎,冀经调体健。

处方:

西洋参100 g	生晒参90 g	太子参100 g	紫丹参300 g
全当归120 g	赤白芍^各90 g	细生地120 g	大熟地120 g
抚川芎90 g	紫石英300 g	覆盆子150 g	菟丝子120 g
桑椹子120 g	福泽泻120 g	云茯苓120 g	牡丹皮120 g
川牛膝120 g	泽兰叶120 g	益母草300 g	淫羊藿100 g
巴戟天120 g	肉苁蓉120 g	炒杜仲120 g	川续断120 g
麦天冬^各90 g	女贞子120 g	墨旱莲100 g	炒枣仁100 g
石楠叶120 g	石菖蒲90 g	莪白术^各90 g	鸡血藤300 g
夜交藤150 g	合欢皮150 g	柏子仁100 g	桃红^各100 g
软柴胡90 g	粉葛根300 g	制香附90 g	青陈皮^各60 g

另加:

陈阿胶250 g	鳖甲胶100 g	胡桃肉250 g	湘莲肉250 g
文冰250 g	陈酒500 g		

【按】《素问·上古天真论》云:"女子七岁,肾气盛,齿更发长;二七而天癸至,任脉通,太冲脉盛,月事以时下,故有子……七七,任脉虚,太冲脉衰少,天癸竭,地道不通,故形坏而无子也。"该患者年近六七,肾气已衰,天癸已竭,肝肾阴虚,脾失健运,精血匮乏,冲脉不盛,任脉不通,故经闭不行。全方中西洋参、太子参、生晒参、丹参、当归、白芍、熟地、鸡血藤益气养血,以充气血之源。巴戟天、淫羊藿、菟丝子、覆盆子、续断、杜仲、巴戟天等补益肝肾,以养先天。白术、

茯苓健脾以养后天。夜交藤、合欢皮、酸枣仁养心、解郁安神。川芎、益母草、川牛膝、桃红、莪术活血调经。冬令之际,以图根本,使肾精充盛,气血得充,以冀来年康复。

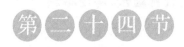

慢性盆腔炎案

病案 1 （肝旺肾虚,冲任瘀滞）

李某,女,23岁。2011年11月30日初诊。

主诉:左下腹隐痛1年余。

现病史:1年前因人流术后左少腹隐痛伴有腰酸不适,劳累过度后痛加重,带下量多,色黄。LMP 2011年11月11日,周期尚准,偏少,5～7日净,轻微痛经,经前腰酸乏力。纳可,寐安,便溏2～3次/日。脉细软,舌淡红边有齿印苔薄。辅助检查:B超示子宫及附件未见异常。经带胎产史:月经规律5～7/30日,量偏少。未婚,有性生活史,0-0-1-0,1年前人流1次。

中医诊断:慢性盆腔炎。

辨证:肝旺肾虚,冲任瘀滞。

治法:清肝益肾,调理冲任。

处方:

紫丹参15g	全当归15g	赤芍9g	鸡血藤15g
焦白术9g	益母草9g	大血藤30g	蒲公英30g
车前草30g	续断12g	延胡索15g	威灵仙15g
炒栀子9g	土茯苓12g		

14剂,水煎服,每日1剂,早晚饭后温服。

二诊:2011年12月14日。LMP 2011年12月10日,量中等,色红,无痛经,5日净。时值经后,少腹隐痛及腰酸不适较前减轻,带下量中,色白。纳可,寐安,便溏。脉细,舌质淡红苔薄。处方:

党沙参^各 12g	紫丹参12g	全当归15g	赤白芍^各9g
鸡血藤15g	大血藤30g	蒲公英30g	川续断12g
炒桑枝12g	桑寄生12g	皂角刺12g	小青皮9g

延胡索 15 g   怀山药 12 g   白茯苓 12 g

14 剂,水煎服,每日 1 剂,早晚饭后温服。

三诊:2011 年 12 月 28 日。时值中期,药后无明显不适,偶有左少腹隐痛及腰酸,带下可,纳平,寐安,便调。脉细,舌质淡红苔薄。处方:

| 丹参 15 g | 生黄芪 15 g | 当归 15 g | 赤白芍^各 9 g |

丹参 15 g   生黄芪 15 g   当归 15 g   赤白芍各 9 g

鸡血藤 15 g   益母草 9 g   大血藤 30 g   蒲公英 30 g

车前草 30 g   续断 12 g   延胡索 15 g   络石藤 15 g

伸筋草 15 g

14 剂,水煎服,每日 1 剂,早晚饭后温服。

【按】患者因人流术后年余,损伤肾阴引起腰酸不适,肾阴亏虚日久则脾虚肝旺,冲任瘀滞,不通则痛,则少腹隐痛,带下量多,色黄,平素疲劳乏力。患者服上方 14 日后,症状较前明显减轻,胡国华运用胡氏盆炎汤和按月经周期加减调理方法,3 个月为 1 个疗程,用药加减时如患者带下量多者加椿根皮、土茯苓;外阴瘙痒者加蛇床子、地肤子;大便秘结者加全瓜蒌、柏子仁;夜寐欠安者加合欢皮、夜交藤;经行乳胀加青皮、陈皮、广郁金;经行腹痛者加小茴香、制没药;经前情绪异常者加淮小麦、生甘草。经期延长淋漓未净者加茜草、仙鹤草等。胡国华强调慢性盆腔炎患者改变生活行为来达到治疗目的,如保持心情舒畅,生活规律,注意卫生,避免生气、劳累过度,饮食清淡,适当运动提高免疫力等。

病案 2 (湿热瘀阻,冲任气滞)

王某,女,31 岁。2014 年 7 月 12 日初诊。

主诉:腹痛伴腰酸 1 年余。

现病史:1 年前因胎停清宫后出现两侧少腹隐痛,腰酸,平素带下量多,色黄质稠,有异味。平素月经欠规律,时有错后,LMP 2014 年 6 月 23 日,5 日净,量中色红,夹少量血块,经行腹痛,经前乳胀明显,经后仍有少腹隐痛,腰酸。刻下:两侧少腹隐痛,腰酸不适,纳可,寐安,二便调。脉弦细,舌质暗偏红有瘀斑,苔黄腻少津。2009 年行双侧卵巢囊肿剥离术,2011 年双侧输卵管造影示:右侧伞端粘连,左侧通而欠畅。经带胎产史:月经 7/30～50 日,量中。已婚未育,0 - 0 - 1 - 0。

中医诊断:慢性盆腔炎。

辨证:湿热瘀阻冲任,络道气机受阻。

治法：清热化瘀,疏利气机。

处方：

紫丹参 30 g	全当归 15 g	牡丹皮 15 g	赤芍 15 g
生地 15 g	抚川芎 6 g	制香附 12 g	川楝子 12 g
地丁草 15 g	石见穿 15 g	川牛膝 12 g	益母草 20 g
泽兰叶 12 g			

14 剂,水煎服,每日 1 剂,早晚饭后温服。

二诊：2014 年 9 月 6 日。LMP 2014 年 8 月 3 日,量中,4 日净,药后经行血块减少,乳胀减轻,仍有腰骶部酸楚,两侧少腹抽痛。纳可,寐安,二便调。脉弦细,舌质暗偏红,苔薄腻少津。证属邪侵冲任,肝肾耗损,气机不利。治以祛邪为先,疏利冲任。处方：

蒲公英 30 g	大血藤 30 g	败酱草 15 g	地丁草 15 g
大青叶 12 g	徐长卿 12 g	软柴胡 6 g	延胡索 6 g
刘寄奴 12 g	制香附 12 g	川楝子 12 g	王不留行 12 g

14 剂,水煎服,每日 1 剂,早晚饭后温服。

三诊：2014 年 10 月 11 日。LMP 2014 年 10 月 5 日,量中等。药后腹痛明显好转,腰酸减轻,仍有下肢酸软。脉弦细,舌质暗红,苔薄腻。证属湿热蕴阻冲任已久,肝肾耗损。治以清养肝肾,调理冲任。处方：

肥知母 12 g	炒黄柏 9 g	生地 15 g	女贞子 12 g
桑椹子 12 g	菟丝子 12 g	怀山药 12 g	山茱萸 12 g
地丁草 15 g	川续断 12 g	川杜仲 12 g	桑寄生 12 g
金狗脊 12 g			

14 剂,水煎服,每日 1 剂,早晚饭后温服。

四诊：2014 年 11 月 22 日。LMP 2014 年 11 月 13 日,量中等,5 日净,药后诸症好转,经行轻微腹痛,经后仍有腰酸,经后无不适,BBT 单相,脉弦细尺弱,舌暗苔薄腻略有齿印,二便调。证属邪热减轻,肝肾不足。治以清养肝肾,调理冲任。处方：

全当归 15 g	生地 15 g	焦白术 9 g	炒白芍 9 g
女贞子 12 g	桑椹子 12 g	菟丝子 12 g	淮山药 12 g
山茱萸 12 g	白茯苓 12 g	茯苓神^各 12 g	川续断 12 g
川杜仲 12 g	金狗脊 12 g	威灵仙 12 g	

14 剂,水煎服,每日 1 剂,早晚饭后温服。

【按】患者胎停清宫后胞宫受损,体虚未复,湿热邪侵冲任导致正虚邪恋,反复发作。胞宫宿瘀停留,与湿热之邪蕴阻下焦,络道气机不畅,冲任受损则下腹隐痛,腰酸,带下量多色黄。治病需辨证准确,分清主次,药力功专,先后有序。考虑患者胞宫受损,经前乳胀,经行腹痛,恐胞宫内有瘀滞,首先祛邪,治拟活血化瘀,佐以清热利湿,防止闭门留寇。继用清热养阴、理气通络之品,以顾护真阴,祛除余邪,兼以健脾补肾,调理冲任助孕。鉴于本病病程较长,易于反复,临床治疗中应攻补兼施,辨证而施,循环往复,消长有道,攻邪不宜峻猛,补益不宜滋腻,以免伤正或体虚不受补。慢性盆腔炎反复发作,总责之于正气亏虚,余邪不尽,因此应嘱患者平时注意休息,保持心情舒畅,适量活动,忌食辛辣油腻之品,辅助药物增强人体正气以驱邪外出,防止复发。

病案3 膏方案(湿热瘀滞,肝肾亏损)

李某,女,35岁。

现病史:盆腔炎多年,正气已虚,腰背酸楚,肛门坠胀,神疲乏力,小便频数,时有足底痛,畏寒肢冷,夜寐梦扰,纳平便调。脉细软,舌质偏红,苔薄腻少津。

中医诊断:慢性盆腔炎。

辨证:湿热瘀滞,肝肾亏损。

治法:清养肝肾,疏理冲任。冀服膏后体健正复,痛止经调。

处方:

西洋参 100 g	生黄芪 100 g	党沙参^各 120 g	焦白术 90 g
茯苓神^各 90 g	女贞子 120 g	桑椹子 120 g	墨旱莲 120 g
覆盆子 90 g	补骨脂 90 g	玉米须 90 g	车前草 180 g
生熟地^各 90 g	缩砂仁 30 g	侧柏叶 90 g	仙鹤草 300 g
炒地榆 90 g	赤白芍^各 90 g	伸筋草 180 g	络石藤 180 g
威灵仙 120 g	粉防己 90 g	炒薏仁 90 g	全当归 90 g
制香附 90 g	川续断 120 g	川杜仲 120 g	桑寄生 120 g
金狗脊 120 g	炒谷麦芽^各 90 g	椿根皮 120 g	炒知柏^各 90 g
柴延胡^各 90 g	大红藤 300 g	川黄连 60 g	首乌藤 180 g
合欢皮 120 g	柏子仁 90 g	蒲公英 300 g	牡丹皮 120 g

另加:

| 陈阿胶 250 g | 鳖甲胶 200 g | 文冰 500 g | 蜂蜜 200 g |
| 湘莲肉 200 g | 胡桃仁 200 g | 灵芝 150 g | 黄酒 500 mL |

【按】胞宫位于人体下焦,最易遭受湿邪侵袭而致病,感受寒、热之邪,亦多挟湿为患。五脏之伤,穷必及肾。该患者慢性盆腔炎病程较长,久不能复,为本虚标实,肾亏为本,湿热瘀为标。肝肾耗损,故腰背酸楚,小便频数,足跟痛;心肾不交,夜寐不安。治宜清养肝肾,疏理冲任。方用党参、黄芪、白术、茯苓、当归柔肝健脾,阿胶、鳖甲胶、补骨脂、狗脊、覆盆子温肾填精。红藤、蒲公英、椿根皮、牡丹皮、知柏清热利湿,伸筋草、络石藤、威灵仙益肾通络,首乌藤、柏子仁、合欢皮宁心安神。

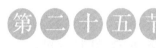

多囊卵巢综合征案

病案 1 (肝肾不足,冲任失调)

鲍某,女,30 岁。2012 年 12 月 26 日初诊。

主诉:未避孕 2 年未孕。

现病史:患者结婚 4 年,性生活正常,未避孕 2 年未孕。平素月经后期,6/40~60 日,LMP 2012 年 12 月 19 日,量少,色暗红,无痛经,6 日净。PMP 2012 年 11 月 6 日。半年前在外院确诊为多囊卵巢综合征(PCOS),2012 年 8 月开始口服炔雌醇环丙孕酮片,共服用 3 月,现已停服 1 月。形体稍胖,平素腰酸腹痛,畏寒肢冷,带下正常,无明显乏力等不适。纳可,夜寐尚安,便调。脉沉细弦,舌暗红,苔薄黄。辅助检查:2012 年 6 月查 B 超示双侧卵巢多囊样改变。血内分泌检查示:LH 13.22 IU/L,FSH 4.9 IU/L,T 3.02 ng/mL,PRL 7.88 ng/mL,E_2 46.23 pmol/L。经带胎产史:月经稀发,6/40~60 日,已婚未育,0 - 0 - 0 - 0。

中医诊断:不孕症。

辨证:肝肾不足,冲任失调。

治法:养肝益肾,疏理冲任。

处方:

| 紫丹参 18 g | 全当归 18 g | 赤白芍^各 12 g | 苍白术^各 9 g |

| 鸡血藤 18 g | 石菖蒲 12 g | 石楠叶 12 g | 苍术 9 g |
| 益母草 18 g | 桃红^各 9 g | 延胡索 18 g | 川续断 12 g |

14 剂,水煎服,每日 1 剂,早晚饭后温服。

二诊:2013 年 1 月 23 日。经水逾期未转,腹胀腰酸,小腹隐痛,余无明显不适。胃纳可,夜寐安,便调。脉细弦无力,舌淡暗边有齿印,苔薄腻,中后黄腻。辅助检查:尿妊娠试验(-)。治以补肾活血调经。处方:

紫丹参 18 g	全当归 30 g	莪白术^各 9 g	鸡血藤 18 g
益母草 18 g	泽兰叶 9 g	川牛膝 9 g	桃红^各 9 g
川续断 12 g	杜仲 12 g	荷叶 9 g	苍术 9 g

14 剂,水煎服,每日 1 剂,早晚饭后温服。

三诊:2013 年 2 月 6 日。LMP 2013 年 2 月 5 日,逾期半月而行,双乳微胀,经前两日腹痛,时值经期。胃纳可,夜寐安,便调。脉细弦无力,舌淡暗边有齿印,苔薄黄腻。处方:

生黄芪 18 g	党沙参^各 12 g	全当归 12 g	白术芍^各 9 g
鸡血藤 18 g	仙茅 12 g	淫羊藿 12 g	川续断 12 g
杜仲 12 g	益母草 18 g	泽兰叶 9 g	制香附 12 g

14 剂,水煎服,每日 1 剂,早晚饭后温服。

四诊:2013 年 2 月 20 日。LMP 2013 年 2 月 5 日,5 日净,刻下基础体温未升,自诉小腹隐痛,原有盆腔炎史,胃纳可,夜寐欠安,大便干结。脉细弦,舌淡边有齿印,苔薄腻。治以补肾活血止痛。处方:

全当归 30 g	紫丹参 30 g	白术芍^各 9 g	鸡血藤 18 g
川续断 12 g	杜仲 12 g	桑枝寄生^各 12 g	大红藤 30 g
刘寄奴 18 g	皂角刺 18 g	柴延胡^各 9 g	全瓜蒌 18 g

14 剂,水煎服,每日 1 剂,早晚饭后温服。

五诊:2013 年 3 月 6 日。LMP 2013 年 2 月 5 日,基础体温双相,高温相持续 10 日,偶有小腹隐痛,有经行预感,纳可,便调,夜寐欠安。脉细弦,舌淡边有齿印,苔薄腻。治以补肾活血调经。处方:

生黄芪 30 g	党沙参^各 9 g	全当归 18 g	鸡血藤 18 g
苍术 9 g	茯苓 9 g	益母草 18 g	泽兰叶 9 g
川续断 12 g	杜仲 12 g	夜交藤 18 g	广郁金 9 g

14 剂,水煎服,每日 1 剂,早晚饭后温服。

六诊:2013 年 3 月 20 日。LMP 2013 年 3 月 7 日,量中等,5 日净,经水按期

自转,腰酸好转,纳可,便调,夜寐转安。脉细弦,舌淡边有齿印,苔薄腻。治以补肾活血,促卵助孕。处方:

生黄芪 30 g	党沙参^各 9 g	全当归 18 g	莪白术^各 9 g
鸡血藤 18 g	茯苓 9 g	川续断 12 g	杜仲 12 g
石菖蒲 12 g	石楠叶 12 g	夜交藤 18 g	广郁金 9 g

14 剂,水煎服,每日 1 剂,早晚饭后温服。

七诊:2013 年 4 月 10 日。LMP 2013 年 3 月 7 日,停经 34 日,经水逾期未转,BBT 已上升 14 日,今日测尿 HCG 阳性,纳平,便稍干,寐安。脉细滑,舌淡,苔薄腻。治以补肾益气安胎。处方:

生黄芪 30 g	白术芍^各 9 g	女贞子 12 g	桑椹子 12 g
川续断 12 g	杜仲 12 g	菟丝子 12 g	桑寄生 12 g
淡黄芩 9 g	竹茹 9 g	全瓜蒌 9 g	柏子仁 9 g
炒谷麦芽^各 9 g			

14 剂,水煎服,每日 1 剂,早晚饭后温服。

嘱其注意休息,勿劳累,不适随诊。

【按】患者未避孕 2 年未孕,西医诊断为多囊卵巢综合征,中医辨证属肝肾不足,冲任失调,治以养肝益肾、疏理冲任。在治疗本病时注重病证结合,依据患者的临床症状辨证加减。经前以补肾活血调经为主,经后常用参芪四物加减补益气血,患者有盆腔炎史,小腹隐痛,治疗时活血化瘀、利湿止痛兼顾,治疗 4 月即怀孕。患者平素月经后期,女子月经以通调为顺,在治疗本病时应遵循妇女特有的生理周期,经前因势利导,活血化瘀调经;平时补肾健脾益气,以助卵泡发育,多用参芪四物加补肾药调治。因多囊卵巢综合征患者妊娠结局较差,故予以补肾益气安胎治疗。若出现先兆流产症状,则建议中西医结合保胎治疗。临床治疗多囊卵巢综合征,因其病情复杂,临证时应从中医整体观出发,四诊合参,并结合现代诊断技术,强调辨病与辨证相结合,圆机治疗,方能获效。临床上应指导患者注意日常生活饮食、运动、精神压力、烟酒等与本病发生的密切相关,注重防治结合,以防为主,尤其是肥胖患者,在用中医中药辨证分型治疗同时,重视加强健康教育,通过改变生活方式,调整饮食结构,增加体育运动,保持良好心态,以提高药物治疗的效果。

病案 2　膏方案(肾虚血瘀,痰湿阻胞)

韩某,女,26 岁。2020 年 11 月 25 日膏方门诊。

现病史：女子以肝肾为本，以血为用，经闭量少，体稍胖，诊断为PCOS，经中药调理，经事落后自转，纳可，便调。脉沉细，舌淡红苔薄。

中医诊断：不孕症。

辨证：肾虚血瘀，痰湿阻胞，冲任失调。

治法：补肾化痰，活血调冲。时值冬令，以膏代煎，冀来年体健正复。

处方：

西洋参 100 g	生晒参 60 g	潞党参 120 g	紫丹参 120 g
全当归 120 g	赤白芍^各 120 g	莪白术^各 90 g	鸡血藤 150 g
炒苍术 60 g	石楠叶 120 g	石菖蒲 120 g	生熟地^各 120 g
巴戟天 120 g	益母草 120 g	肉苁蓉 120 g	西仙茅 90 g
淫羊藿 90 g	桃红^各 90 g	制香附 120 g	抚川芎 60 g
女贞子 120 g	桑椹子 120 g	广佛手 60 g	广郁金 120 g
小青皮 60 g	广陈皮 60 g	伸筋草 150 g	炒谷麦芽^各 60 g
决明子 120 g	生甘草 60 g	川牛膝 120 g	干荷叶 60 g
生牡蛎 300 g			

另加：

陈阿胶 200 g	鳖甲胶 200 g	文冰 400 g	胡桃肉 250 g
黄酒 500 mL	湘莲肉 250 g		

【按】该患者四七未至，因作息不规则，而暗耗气血，肾精已亏，精血同源，故冲任不足，又因脾肾阳虚，命门火衰，不能上暖脾土，致脾阳不振，引起运化失职，水液输布失常，停留体内，日久凝聚成痰，阻滞胞络，血海不能按时满溢，则月经后期、量少，甚则停闭。对于肥胖型多囊卵巢综合征患者，当予补肾化痰、活血化瘀同治。该患者气血亏耗，故予西洋参、生晒参、黄芪大补元气；桃红四物汤打底养血活血；白术、莪术互为对药，健脾逐瘀；丹参、鸡血藤活血通络；苍术、石楠叶、石菖蒲燥湿化痰；巴戟天、肉苁蓉、仙茅、淫羊藿温补肾阳，助阳化湿；女贞子、桑椹子补肾填精；香附、佛手、广郁金疏肝理气；生牡蛎、荷叶软坚散结，消脂化痰；少佐炒谷芽、炒麦芽、陈皮健脾助运，防止滋补过度而生痰湿。予陈阿胶、鳖甲胶收膏养阴补血；胡桃肉、湘莲肉补肾健脾；冰糖、黄酒调味，诸药制成补膏，补肾益气，化痰养血，以冀来年经调康复。

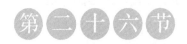

不孕症案

病案 1 （肝郁脾虚，癥瘕积聚）

吴某，女，35 岁。2020 年 12 月 9 日初诊。

主诉：未避孕 1 年余未孕。

现病史：2019 年 3 月生化妊娠后未避孕 1 年余不孕，性生活正常。平素月经周期 6/37 日，经量中，偶有痛经，无异常阴道出血。LMP 2020 年 12 月 3 日。刻下：情绪欠畅，乏力，畏寒腰酸，带下量多色白，胃纳欠馨，大便软，小便畅，夜寐梦扰时作。舌暗红苔薄白腻，脉沉细弦。辅助检查：丈夫精液检查均正常。输卵管造影示：双侧输卵管通而欠畅。性激素正常。阴道超声（月经 D6）：子宫质地欠均匀（小肌瘤可能），子宫内膜双层厚度 6.9 mm，内部回声欠均匀。经带胎产史：月经规律 6/37 日，已婚未育，0-0-1-0，生化妊娠 1 次。

中医诊断：不孕症。

辨证：肝郁脾虚，癥瘕积聚。

治法：疏肝健脾，消癥散瘀，调冲助孕。

处方：

生黄芪 15 g	太子参 15 g	炒白术 12 g	白茯苓 12 g
鸡血藤 15 g	络石藤 15 g	川芎 9 g	莪术 9 g
橘核络^各 9 g	炒薏苡仁 18 g	生麦芽 12 g	远志 12 g

14 剂，水煎服，每日 1 剂，早晚饭后温服。

嘱基础体温（BBT）监测，调畅情志，适当锻炼。

二诊：2020 年 12 月 23 日。LMP 2020 年 12 月 3 日。刻下：畏寒腰酸好转，带下正常。胃纳欠佳，夜寐安，便调。自测 BBT 未见升温，舌暗红苔薄白，脉细弦。在一诊方基础上加入石菖蒲 12 g、石楠 12 g、刘寄奴 9 g。14 剂，水煎服，每日 1 剂，早晚饭后温服。

三诊：2021 年 1 月 6 日。BBT 爬坡式上升，高温第 12 日，测血 HCG 阴性，胃纳可，夜寐安，便调。舌暗红苔薄白，脉细弦。治以疏肝健脾，活血通经。处方：2020 年 12 月 23 日方去石菖蒲、石楠叶、橘络，加三棱 9 g、紫草 15 g、牡蛎

15 g,以破血逐瘀,共 7 剂。

四诊:2021 年 1 月 20 日。LMP 2021 年 1 月 7 日来潮,夹较多瘀血块,经前轻微乳胀,上月 BBT 双相爬坡式,高温 13 日。刻下:时有神疲乏力,偶有腰酸,肢冷。胃纳尚可,偶有胃脘部胀感,夜寐安,便调。舌淡红苔薄白,脉细带弦。处方:

生黄芪 15 g	太子参 15 g	熟地 12 g	鸡血藤 15 g
络石藤 15 g	川芎 9 g	莪术 9 g	刘寄奴 9 g
橘核 9 g	炒薏苡仁 18 g	石菖蒲 12 g	石楠叶 12 g
鹿角霜 15 g	覆盆子 9 g	女贞子 12 g	桑椹子 12 g
佛手 6 g			

14 剂,水煎服,每日 1 剂,早晚饭后温服。

五诊:2021 年 2 月 3 日。LMP 2021 年 1 月 7 日。本周期 B 超监测排卵:排卵时宫内膜厚度 8.5 mm,卵泡大小约 21 mm×21 mm×19 mm。排卵后 1.5 日 BBT 升温 0.4℃,现高温相第 6 日。刻下:偶有乏力、腰酸,胃纳可,夜寐欠佳,便调。舌淡红苔薄白,脉细。处方:

生黄芪 12 g	太子参 12 g	生熟地^各 9 g	炒白术 12 g
白茯苓 12 g	杜仲 9 g	川续断 9 g	女贞子 12 g
桑椹子 12 g	川芎 9 g	茯神 15 g	佛手 9 g

14 剂,水煎服,每日 1 剂,早晚饭后温服。

六诊:2021 年 2 月 17 日。月经逾期未转,无腹痛,无阴道流血,乳胀(+),测血 HCG 51 IU/L。刻下:胃纳欠佳,夜寐多梦,便调。治以益气健脾,固肾安胎。处方:

生黄芪 12 g	太子参 12 g	炒白术 12 g	炒白芍 9 g
女贞子 9 g	菟丝子 18 g	墨旱莲 12 g	川续断 9 g
杜仲 9 g	生麦芽 30 g	炒谷麦芽^各 9 g	酸枣仁 9 g

7 剂,水煎服,每日 1 剂,早晚饭后温服。

后随访 B 超见宫内早孕,随访至孕 3 个月,胎儿 NT 检查均正常。

【按】该患者生化妊娠后、长期求子无果,病史询问时告知常梦中多因子嗣与丈夫争吵。长期试孕失败而肝气郁结明显,肝气郁阻后易影响气机代谢,使血瘀内结于冲任胞宫,血瘀日久使胞脉不畅,既会影响卵子的排出,又暗生癥瘕,成为肌瘤、息肉等,故难以成孕。不孕症调治应注重病因病机分析,重审证,而非一味补肾助阳求孕。该患者病在情志,故初诊时以疏肝健脾为主,不急于温肾暖宫,因若气血不畅,即使予以滋补也是无效。一诊时 B 超见内膜回声欠均匀,经血方净不可攻伐太过以免损伤正气,故理气同时只加入了莪术、橘核、川芎等破血逐瘀品,同时薏苡仁健脾消痰、远志化痰安神,全方以理气疏肝化瘀、健脾安神为主。二诊因在排卵前,此时气血仍未通畅,故稍加石菖蒲、石楠叶促排。三诊汤剂于经期服用,转经即为内膜脱落,全方需破血逐瘀,以免出现《傅青主女科》中所述"疝瘕碍胞胎而外障,则胞胎必缩于疝瘕之内,往往精施而不能受"的情况。经净后四诊,此时瘀血已去,气机渐畅,临近排卵,氤氲之时,故方中破瘀通络、肾中阴阳双补、养血调冲兼顾,排卵前后"消""补"兼施。随即五诊时为黄体期,需平补气血阴阳、安神定志,独留川芎理气活血,改善内膜环境,最终喜获佳音。

病案 2 （肾虚夹瘀,冲任气滞）

毕某,女,34 岁。2022 年 7 月 26 日初诊。

主诉:发现卵巢巧克力囊肿 1 年余,婚后未避孕未孕 1 年。

病史:已婚未育,0 - 0 - 0 - 0,结婚 3 年余,未避孕未孕 1 年,男方精液质量欠佳,中药治疗中。2021 年 1 月发现右侧卵巢巧克力囊肿大小约 73 mm×58 mm×57 mm,后续中药祛湿化瘀消癥治疗,半年后 2021 年 8 月 27 日复查巧囊缩小至 45 mm×32 mm×28 mm,继续巩固治疗,化瘀消癥、疏冲助孕。平素经事规律,28～31 日一行,经量色正常,经期腰酸腹坠,经前腹泻。BBT不典型双相,带下正常。刻下:PMP 2022 年 6 月 8 日;LMP 2022 年 7 月 9日,7 日净。经转如期,量中无血块,腰腹坠胀,纳平寐安便调。脉沉细,舌淡苔薄白。

中医诊断:不孕症,癥瘕病。

辨证:肾虚夹瘀,冲任气滞。

治法:补肾通络,散结疏冲。

处方:

生黄芪 18 g	太子参 12 g	当归 12 g	鸡血藤 18 g
皂角刺 15 g	夏枯草 12 g	半枝莲 20 g	浙贝母 9 g
铁刺苓 18 g	泽泻 9 g	泽兰叶 18 g	小青皮 9 g
川续断 12 g	杜仲 12 g	桂枝 6 g	

上方 14 剂,水煎温服,每日 2 次,每次 200 mL。

二诊:2022 年 8 月 10 日。LMP 2022 年 8 月 10 日,经行第 1 日量少,色常,

腰酸腹坠,上月基温呈不典型双相,胃纳可寐安便调。脉沉细弦,舌淡红边有齿印苔薄腻。

生黄芪 18 g	太子参 12 g	全当归 12 g	赤白芍^各 12 g
鸡血藤 18 g	生薏苡仁 18 g	生牡蛎^(先煎)30 g	夏枯草 18 g
皂角刺 9 g	浙贝母 15 g	鹿茸草 15 g	川续断 18 g
小青皮 9 g	桂枝 9 g		

上方 14 剂,水煎温服,每日 2 次,每次 200 mL。

三诊:2022 年 8 月 24 日。LMP 2022 年 8 月 10 日,7 日净。量常,腰酸腹坠。时值中期,腰酸明显,情绪烦躁,带下正常,胃纳可寐安,便溏。脉细涩,舌暗淡边有齿印薄腻。辅助检查:2022 年 8 月 16 日 B 超右侧附件多房囊块约 48 mm×45 mm×40 mm。2022 年 8 月 11 日性激素:FSH 9.0 IU/L,LH 3.05 IU/L,E₂ 172 pmol/L,PRL 321. 37 μIU/mL,AMH 3. 31 ng/L,CA 125 34. 19 ng/L。
处方:

生黄芪 18 g	党参 12 g	莪白术^各 9 g	鸡血藤 18 g
白芥子 9 g	胆南星 9 g	石楠叶 9 g	石菖蒲 9 g
鹿茸草 15 g	紫丹参 18 g	生牡蛎 30 g^(先煎)	夏枯草 9 g
桂枝 9 g	茯苓 18 g		

上方 14 剂,水煎温服,每日 2 次,每次 200 mL。

四诊:2022 年 9 月 6 日。LMP 2022 年 9 月 6 日,经转如期,腰腹坠痛,量偏少,色红,胃纳可,寐安,便调。脉细滑数,舌淡红边有齿印苔薄。测尿 HCG 阴性。处方:

生黄芪 18 g	党参 15 g	白术芍^各 9 g	莪术 9 g
鸡血藤 18 g	鹿茸草 15 g	浙贝母 9 g	夏枯草 18 g
生薏苡仁 18 g	白芥子 9 g	陈皮 9 g	益母草 18 g
川续断 18 g	杜仲 18 g		

上方 14 剂,水煎温服,每日 2 次,每次 200 mL。

五诊:2022 年 9 月 21 日。LMP 2022 年 9 月 6 日,经转如期,经前及经期腰部酸痛明显,经量正常,1 周净。时值中期,胃纳可,咽干不适,寐安,便调,脉沉细,舌淡红边有齿印苔薄白腻。处方:

全当归 12 g	赤白芍^各 9 g	鸡血藤 18 g	浙贝母 9 g
鹿茸草 15 g	生牡蛎^{先煎} 30 g	夏枯草 9 g	白芥子 10 g
桂枝 9 g	茯苓 18 g	川续断 18 g	桑枝寄生^各 9 g

上方 14 剂,水煎温服,每日 2 次,每次 200 mL。

六诊:2022 年 10 月 11 日。LMP 2022 年 9 月 6 日,7 日净,现停经 35 日,4 日前血 HCG 提示早孕,无阴道出血,腰酸不适,小腹抽痛,乳房胀,纳可,便溏。脉细滑无力,舌红边有齿印苔薄腻。辅检:2022 年 10 月 7 日血 HCG 195.81 mIU/mL,2022 年 10 月 10 日血 HCG 557.95 mIU/mL,P 107.11 nmol/L。处方:

生黄芪 18 g	党参 12 g	炒白术芍^各 9 g	女贞子 9 g
菟丝子 18 g	枸杞子 9 g	山茱萸 9 g	川续断 18 g
杜仲 18 g	狗脊 9 g	桑寄生 9 g	陈皮 6 g
姜半夏 6 g	苎麻根 15 g		

上方 7 剂,水煎温服,每日 2 次,每次 200 mL。

嘱腹痛阴道出血急诊。

七诊:2022 年 10 月 19 日。LMP 2022 年 9 月 6 日,孕 42 日,无阴道出血,无腹痛,伴有腰酸乳胀,怕冷,无明显早孕反应,纳可多梦便溏。脉沉细滑无力,舌淡边有齿印苔薄白。辅检:2022 年 10 月 14 日血 HCG 4134.0 mIU/mL,P105.32 nmol/L。处方:

生黄芪 18 g	太子参 12 g	白术芍^各 9 g	女贞子 9 g
菟丝子 18 g	川续断 9 g	杜仲 9	陈皮 6 g
苎麻根 15 g	姜半夏 9 g	炒芡实 18 g	炒淮山药 15 g

上方 7 剂,水煎温服,每日 2 次,每次 200 mL。

八诊:2022 年 10 月 25 日。孕 7 周,3 日前阴道少量出血,有腰酸,无腹痛,予以口服地屈孕酮每次 10 mg,每 12 小时服用 1 次,药后血止,恶心不适,头晕,纳平,夜寐梦扰,便调。脉沉细滑数,舌淡边有齿印苔薄腻。

2022 年 10 月 23 日阴超:宫内妊娠孕囊大小 17 mm×6 mm×14 mm,见卵黄囊,右侧卵巢巧囊可能大小约 43 mm×25 mm×31 mm。

生黄芪 18 g	太子参 12 g	白术芍^各 9 g	女贞子 9 g
菟丝子 18 g	川续断 18 g	杜仲 9 g	淡黄芩 6 g
姜半夏 9 g	竹茹 9 g	仙鹤草 30 g	苎麻根 15 g

上方 7 剂,水煎温服,每日 2 次,每次 200 mL。

产检胎儿发育正常,患者自愿要求保胎至 37 周余,于 2023 年 5 月 31 日顺产一女婴,重 2.9 kg。

【按】《医宗金鉴·妇科心法要诀》曰:"不孕之故伤冲任,不调带下经漏崩,或因积血胞寒热,痰饮脂膜病子宫。"不孕症病因复杂,临诊应辨证与辨病结合,首先明确病因,分析病位,辨其虚实,身心兼顾,需病证结合,审证求因。治疗本病应重视病机探索,女子诸疾皆以气血为因,血不和则经不调,故求孕必先调经。治疗原则以补肾调经种子为主,兼调气血。本患者因癥结盆腔,冲任胞宫阻滞,久致不孕,以邪实为主,首先疏理清化祛邪,以生牡蛎、夏枯草、皂角刺、浙贝母、铁刺苓等清热软坚散结消癥,补肾调经贯穿始终,四物汤之意兼调气血。孕前疏通冲任勿忘疏肝理气,方中佐以青皮疏肝行滞,使补而不滞,行而不涩,加强破瘀化滞、疏冲助孕之功。四诊后任络通畅,气血调和,肾充调经,即子嗣也。孕后补肾安胎以防胎陨,同时随症加减缓解孕期不适,患者随访中药保胎至孕足月且顺产分娩,母女平安。

病案3 (肝肾不足,冲任失养)

刘某,女,31 岁。2023 年 4 月 25 日初诊。

主诉:婚后未避孕未孕 1 年。

现病史:MC 6/30~40 日,量中,有痛经。LMP 2023 年 4 月 2 日,6 日净;PMP 2023 年 3 月 10 日,6 日净。平经事落后,量时多时少,有痛经。4 月 13 日子宫内膜薄,予以服用雌二醇片雌二醇地屈孕酮片 2/10 mg,时值经前,带下色黄,纳可寐安,大便黏滞。脉沉细,舌淡红苔薄。辅检:3 月 13 日性激素,FSH 13.1 IU/L,LH14.1 IU/L,E_2 171 pmol/L,PRL 9.8 ng/L,T 1.75 ng/L,AMH 1.09 ng/L,TSH 0.457 mol/L。2023 年 4 月 13 日(D11)阴超示子宫内膜 4 mm,卵泡偏小约 9 mm。

中医诊断:不孕症。

辨证:肝肾不足,冲任失养。

治法:益肾养血,调冲助孕。

处方:

生黄芪 18 g	太子参 12 g	全当归 12 g	白术芍各 9 g
女贞子 12 g	桑椹子 12 g	菟丝子 18 g	淫羊藿 15 g
川续断 12 g	鹿角霜 15 g	鳖甲 9 g	生麦芽 30 g

上方 14 剂,水煎温服,每日 2 次,每次 200 mL。

二诊:2023 年 5 月 9 日。LMP 2023 年 4 月 28 日,7 日净(雌二醇片/雌二醇地屈孕酮片),经事提前,量略增多,痛经不显,时值中期,纳可寐安,大便黏滞。脉细数,舌淡边有齿印苔薄。辅检 2023 年 5 月 6 日阴超:卵泡大小 7 mm×6 mm。处方:

生黄芪 18 g	太子参 12 g	当归 12 g	女贞子 12 g
桑椹子 12 g	菟丝子 12 g	鹿角霜 18 g	鳖甲 12 g
茯苓 18 g	生麦芽 30 g	川续断 12 g	桑枝寄生^各 18 g

上方 14 剂,水煎温服,每日 2 次,每次 200 mL。

三诊:2023 年 5 月 30 日。LMP 2023 年 4 月 28 日,孕 32 日,无阴道出血,无腹痛腰酸不适,纳可寐安,便调。脉细滑数,舌淡红苔薄。辅检:2023 年 5 月 25 日血 HCG 30.5 mIU/L,P 52.5 nmol/L,2023 年 5 月 29 日血 HCG 290 mIU/L。处方:

生黄芪 18 g	党参 12 g	白术芍^各 9 g	女贞子 9 g
菟丝子 18 g	川续断 18 g	杜仲 18 g	山茱萸 9 g
狗脊 9 g	阿胶 9 g	陈皮 9 g	桑寄生 9 g

上方 7 剂,水煎温服,每日 2 次,每次 200 mL。

嘱:阴道出血腹痛急诊,定期复查 HCG、P、E_2、TSH。

四诊:2023 年 6 月 6 日。孕 39 日,无阴道出血,时有腹坠腰酸,神疲困倦,无恶心不适,纳平寐安,便调。脉细滑尺弱,舌淡红苔薄。2023 年 6 月 2 日 HCG 2 180 mIU/L,E_2 600 pmol/L,P 48.2 nmol/L。处方:

生黄芪 18 g	党参 12 g	白术芍^各 9 g	女贞子 9 g
菟丝子 18 g	川续断 9 g	杜仲 18 g	狗脊 9 g
苎麻根 18 g	陈皮 6 g	炒山药 15 g	阿胶 9 g

上方 7 剂,水煎温服,每日 2 次,每次 200 mL。

地屈孕酮片 20 mg×20 片,1 盒,每次 1 片,每 12 小时服用 1 次,口服。

五诊:2023 年 6 月 13 日。孕 46 日,无阴道出血,腰酸腹胀改善,恶心欲吐不适,纳少神疲,寐安便调。2023 年 6 月 9 日 HCG 34 683 mIU/L,E_2 1 782 pmol/L,P 52.2 nmol/L。2023 年 6 月 6 日阴超示孕囊大小 11 mm×12 mm×6 mm,未见胚芽组织,似卵黄囊。

【按】本患者西医诊断为 DOR 合并不孕,中医辨证以虚为主,肝肾不足,精血亏虚,冲任失养,故不能摄精成孕。《傅青主女科》中论述:"精满则子宫易于摄精,血足则子宫易于容物。"胞宫以血为本,精血充足,才能有正常的行经和孕育功能。肾藏精,精生髓,血之源头在于肾,只有肾精充足,气血充沛,才能胞宫血流丰富,卵巢功能正常,子宫内膜得精微物质滋润濡养后利于受精卵的种植。因此临诊处方以滋肾填精、益气养血并重,以期卵泡发育、内膜增长。处方时以参芪四物汤为基础补养气血,以女贞子、桑椹子、菟丝子、续断、杜仲、淫羊藿等滋肾益精,加入鹿角霜、鳖甲血肉有情之品加强滋补填精益血之效。二诊时正值排卵期,加入桑枝、桑寄生对药疏冲助孕,生麦芽疏肝解郁,氤氲之候指导同房。三诊即得早孕喜讯,伴腰酸腹坠不适,补肾养血固胎以防胎陨。随后B超随访胎儿发育正常。

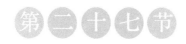

中药 IVF 辅助生殖案

病案 1 （肝肾亏虚,冲任瘀滞）

刘某,女,34 岁。2018 年 9 月 5 日初诊。

主诉:继发不孕 2 年。

现病史:患者 2 次孕 8 个月胎动消失,行引产术。后心情抑郁不舒,肋胁胀痛,月经周期紊乱,经下无时,经量减少,并夹有血块。LMP 2018 年 8 月 29 日,6 日净,量偏少,夹血块,痛经(一)。末次引产后至今 2 年未避孕未孕,夫妻性生活正常。曾欲行 IVF-ET,促排卵 2 次,均取卵失败。平素腰酸头晕,内热口燥,纳可,夜寐安,便调。脉细弦迟,舌暗尖红、苔薄腻少津。辅助检查:测基础体温呈不典型双相;产前检查:夫妻双方染色体正常。经带胎产史:月经周期紊乱 2 年,已婚未育,0-0-2-0。

中医诊断:继发性不孕。

辨证:肝肾亏虚,冲任瘀滞。

治法:养肝益肾,疏理冲任。

处方:

党丹参^各 9 g	当归 18 g	赤白芍^各 9 g	鸡血藤 18 g
熟地 12 g	柴延胡^各 9 g	川续断 9 g	菟丝子 12 g
女贞子 12 g	枸杞子 12 g	炒桑枝 9 g	桑寄生 9 g

14 剂,水煎服,每日 1 剂,早晚饭后温服。

二诊:2018 年 9 月 19 日。适逢月中,带下不多,阴中干涩,神疲腰酸。两侧少腹胀痛不舒,胃纳尚可,大便偏干,脉沉弦细,舌红、苔薄黄腻。证治同前,处方:

党丹参^各 9 g	生熟地^各 9 g	全当归 12 g	白术芍^各 9 g
女贞子 9 g	菟丝子 9 g	川续断 9 g	皂角刺 12 g

| 柏子仁 9 g | 广郁金 9 g | 炒桑枝 9 g | 桑寄生 9 g |

14 剂,水煎服,每日 1 剂,早晚饭后温服。

三诊:上月已成功取卵配胚。现月经后 10 日,少腹两侧隐痛,少量黄带,胃纳便调。本月准备移植。昨日 B 超提示子宫内膜 6 mm,三线征不明显。脉细弦数,舌淡红,苔薄黄腻。治拟益气养血,补肾助孕。处方:

生黄芪 18 g	党沙参^各 9 g	白术芍^各 9 g	全当归 12 g
女贞子 12 g	菟丝 12 g	桑寄生 12 g	川续断 12 g
淮山药 15 g	钩藤 12 g	红藤 18 g	紫花地丁 15 g

7 剂,水煎服,每日 1 剂,早晚饭后温服。

四诊:移植后 10 日。少腹抽痛,腰酸,纳欠佳,便调寐安。血 HCG 200.30 IU/L,孕酮 40 nmol/L。脉细弦数,舌红,苔薄白。治拟益气健脾,固肾安胎。处方:

太子参 12 g	白术 12 g	当归 9 g	黄芩 6 g
杜仲 12 g	桑寄生 12 g	菟丝子 12 g	川续断 12 g
山药 15 g	钩藤 12 g	南瓜蒂 6 g	苎麻根 12 g

14 剂,水煎服,每日 1 剂,早晚饭后温服。

随访至孕 3 月余,B 超提示宫内中孕,见胎心搏动。各项产检指标无异常。

【按】患者年近五七,阳明脉衰。又 2 次死胎引产,邪侵冲任,肝肾渐衰,精血衰少,冲任胞宫不能满溢,为肝肾阴虚、阴血亏虚之证。久病入络,加之情绪不舒,气机络道不畅。因此,初诊时先以调养气血、疏利冲任为要。以四物汤、党参、丹参养血活血;枸杞子、菟丝子、女贞子、续断、桑寄生补肝益肾;二诊时患者拟行取卵术,故予桑枝、皂角刺等通络之品,促进优势卵泡发育。胚胎移植前益气养血,改善宫腔内环境,肥沃土壤。三诊因宫腔操作术后伴有小腹隐痛,佐以红藤、紫花地丁清热利湿、疏利冲任。四诊患者移植成功,为防治流产及早孕反应,予以清热安胎。方中苎麻根、南瓜蒂为朱氏妇科安胎常用对药。苎麻根甘寒,清热止血安胎;南瓜蒂止呕安胎,合用宜于妊娠胎漏、下血腹痛,兼有恶心呕吐之症。苎麻根且能通便,胎热便结者尤宜,用量 15~30 g。

病案 2 （肝肾不足,气血两亏）

程某,女,34 岁。2017 年 11 月 1 日初诊。

主诉:IVF‐ET 失败 6 次,要求调理。

现病史:7/28~30 日,已婚未育,0‐0‐0‐0,既往盆腔结核,右侧输卵管切除术。IVF‐ET 行 6 次均失败,目前已经进入促排周。LMP 2017 年 10 月 26

日,PMP 2017 年 9 月 26 日,平素月经周期准,量中,色红,痛经不显,血块少,经前无不适。刻下:带下正常,腰酸乏力,畏寒,纳平,寐安,二便调。脉沉细尺弱,舌淡红苔薄。

中医诊断:不孕症。

辨证:肝肾不足,气血两亏。

治法:益气养血,补益肝肾。

处方:

生黄芪 18 g	太子参 9 g	全当归 12 g	白术芍^各 9 g
女贞子 12 g	菟丝子 12 g	覆盆子 12 g	淫羊藿 12 g
川续断 12 g	桑枝寄生^各 9 g	生麦芽 30 g	天麻 9 g

14 剂,水煎服,每日 1 剂,早晚饭后温服。

二诊:2017 年 12 月 5 日。LMP 2017 年 11 月 18 日,月经第 18 日,内膜 8.1 mm(12 月 4 日),拟 12 月 8 日行移植,疲惫乏力,大便偏干,腰酸,纳可,食后胃脘闷胀,寐安便调。12 月 4 日有赤带。舌淡苔薄,脉沉细软。处方:

生黄芪 30 g	党参 12 g	白术芍^各 9 g	女贞子 9 g
菟丝子 9 g	覆盆子 9 g	茯苓 12 g	炒淮山 18 g
灵芝 18 g	青陈皮^各 9 g	川续断 9 g	炒芡实 9 g

12 剂,水煎服,每日 1 剂,早晚饭后温服。

三诊:2017 年 12 月 20 日。LMP 2017 年 11 月 18 日,停经 32 日,12 月 8 日 IVF 移植,12 月 16 日至 12 月 17 日阴道少量咖啡色分泌物。

2017 年 12 月 18 日:血 HCG 393.14 IU/L,P 24.8 IU/L,E_2 100 pmol/L。

2017 年 12 月 20 日:血 HCG 1 133.4 IU/L,P 24.62 IU/L,E_2 131.7 pmol/L。

刻下:腰酸不显,小腹坠胀,阴道少许咖啡色分泌物,无恶心,夜间潮热,手足心出汗,带下正常,纳可,寐差,便调。脉细滑无力,舌暗苔灰黑。处方:

生黄芪 18 g	太子参 15 g	白术芍^各 9 g	女贞子 12 g
菟丝子 12 g	川续断 12 g	川杜仲 12 g	山茱萸 9 g
墨旱莲 12 g	炒谷麦芽^各 9 g	陈皮 6 g	桑寄生 12 g

7 剂,水煎服,每日 1 剂,早晚饭后温服。

四诊:2017 年 12 月 26 日。LMP 2017 年 11 月 18 日,今试管移植后第 18 日,12 月 22 日:血 HCG 2 759.9 IU/L,P 31.58 IU/L,E_2 199.24 pmol/L。刻下:阴道有深黄色分泌物,小腹坠胀,无腹痛,无腰酸,纳平,寐安,便调。脉沉细涩,舌淡红苔薄腻。处方:

生黄芪 18 g	太子参 15 g	白术芍^各 9 g	女贞子 12 g
菟丝子 18 g	川续断 12 g	杜仲 12 g	陈皮 6 g
墨旱莲 12 g	山茱萸 9 g	芡实 18	炒谷麦芽^各 9 g

7 剂,水煎服,每日 1 剂,早晚饭后温服。

五诊:2018 年 1 月 9 日。停经 7 周＋,阴道无出血,无腹痛。2018 年 1 月 5 日血 HCG＞2 000 000 IU/L,B 超示:双胎。2018 年 1 月 8 日:谷丙转氨酶 65 U/L↑。晨起稍有恶心,纳呆,便调。脉细软,舌淡红苔薄。治拟补肾养血,和胃安胎。处方:

生黄芪 18 g	太子参 15 g	白术芍^各 12	女贞子 12
菟丝子 12 g	炒川续断 12 g	杜仲 12 g	竹茹 9 g
山茱萸 9 g	桑寄生 12 g	陈皮 9 g	炒谷麦芽^各 9 g

7 剂,水煎服,每日 1 剂,早晚饭后温服。

六诊:2018 年 1 月 23 日。早孕 9 周,双胎妊娠。LMP 2017 年 11 月 18 日。刻下:口干舌燥,夜寐困难,无阴道出血,无腹痛,略有腹胀。B 超(1 月 19 日):宫腔内 2 个胎儿,CRL 120.3 mm,CRL 219.5 mm,均见心搏。胃纳欠馨,大便时干。脉沉细滑,舌暗偏红,苔薄黄。处方:

生黄芪 18 g	太子参 12 g	细生地 9 g	淡黄芩 9 g
女贞子 12 g	菟丝子 12 g	墨旱莲 12 g	姜半夏 9 g
竹茹 9 g	瓜蒌仁 18 g	川续断 12 g	陈皮 6 g

7 剂,水煎服,每日 1 剂,早晚饭后温服。

嘱若腹痛出血,立即急诊。

七诊:2018 年 1 月 30 日。早孕 10 周,双胎妊娠。夜间燥热,夜寐欠安,多梦,胃纳欠馨,余无所苦。脉沉细,舌淡红苔薄。处方:

生黄芪 18 g	太子参 15 g	白术芍^各 9 g	女贞子 12 g
菟丝子 12 g	川续断 12 g	川杜仲 12 g	竹茹 9 g
鲜百合 18 g	夜交藤 18 g	淡黄芩 6 g	陈皮 6 g
墨旱莲 15 g	细生地 12		

7 剂,水煎服,每日 1 剂,早晚饭后温服。

八诊:2018 年 2 月 6 日。妊娠 11 周,双胎妊娠。略有恶心,午后燥热,腰酸,下肢酸软,便调。B 超(2018 年 2 月 1 日)宫内妊娠,双胎。脉沉细,舌质偏红,苔薄。处方:

| 生黄芪 18 g | 太子参 12 g | 细生地 12 g | 淡黄芩 6 g |

女贞子 12 g	菟丝子 12 g	川续断 12 g	杜仲 12 g
竹茹 9 g	白术 9 g	百合 18 g	藕节 18 g

7 剂,水煎服,每日 1 剂,早晚饭后温服。

随访:足月自然分娩,母子平安。

【按】IVF-ET 失败主要是气血不和,肾气不固为本,痰湿瘀滞为标,治疗以养为主,以通为用。促排卵前以调养气血,补益肝肾,固本培元,改善体质为主;促排卵期以益气养血,滋养肝肾,通络促排为主,移植后以益气健脾,固肾安胎为主。该患者在移植前用参芪四物汤为主加减治疗,方中生黄芪、太子参、全当归、白术、白芍健脾益气养血,女贞子、菟丝子、覆盆子、淫羊藿、川续断补益肝肾;桑枝、桑寄生为胡国华常用药对,具有补肾通络之功,常用于肾虚输卵管阻塞性不孕;生麦芽取其舒肝生发之功。

病案 3　膏方案(脾肾阳虚,肝郁气滞)

郁某,女,35 岁。2017 年 11 月 8 日膏方门诊。素体禀赋不足,婚久不孕。尝试 IVF-ET,促排取卵 4 次,移植 1 次生化妊娠,剩余 3 枚囊胚准备移植。患者多次取卵,损伤生殖之精,经量趋少,经前乳胀,手足欠温,大便易溏。脉细软,舌偏红,苔薄。辅助检查:女性激素提示:卵巢功能低下。B 超:甲状腺结节。

中医诊断:不孕症。

辨证:脾肾阳虚,肝郁气滞。

治法:补肾疏肝,健脾养血。时值冬令,以膏代煎,以冀来年体健经调,胎孕乃成。

处方:

生晒参 100 g	西洋参 100 g	生黄芪 150 g	太子参 120 g
紫丹参 100 g	生熟地^各 90 g	全当归 120 g	鸡血藤 180 g
抚川芎 90 g	女贞子 100 g	桑椹子 100 g	枸杞子 90 g
巴戟天 90 g	天麦冬^各 90 g	威灵仙 180 g	益母草 180 g
桃红^各 90 g	茯苓神^各 180 g	淮山药 180 g	炒牡丹皮 90 g
橘核络^各 90 g	山慈菇 90 g	夏枯草 120 g	浙贝母 90 g
桑枝寄生^各 120 g	小青皮 90 g	川续断 120 g	首乌藤 180 g
合欢皮 120 g	炒谷麦芽^各 90 g	广陈皮 60 g	大红枣 70 g
皂角刺 120 g	墨旱莲 120 g	伸筋草 120 g	生甘草 60 g

另加:

陈阿胶 200 g	鳖甲胶 100 g	鹿角胶 100 g	冰糖 200 g
蜂蜜 200 g	湘莲肉 120 g	黑芝麻 120 g	胡桃肉 120 g
北冬虫夏草 100 g	紫河车粉 30 g	三七粉 30 g	黄酒 500 g

【按】《女科要旨》曰:"母不受胎者,气盛血衰故也。衰由伤于寒热,感于七情,气凝血滞,荣卫不和,以致经水前后、多少,谓之阴失其道,何以能受?"患者婚后求子心切,4次人工周期取卵,卵巢遭受打击,虽胚胎移植,但未成功,情绪焦虑,肝气不疏;年已五七,阳明脉衰,肾气亦衰。《医宗金鉴·妇科心法要诀》曰:"血者水谷之精气,若伤脾胃何以生,不调液竭血枯病,合之非道损伤成。"患者经量变少,大便溏薄,手足欠温,乃脾胃虚弱,运化无力,故气血不足,无以温煦四肢,经量偏少。《傅青主女科》曰:"血藏于肝,精涵于肾……肾为肝之母,母既泄精,不能分润以养其子,则木燥乏水,而火且暗动以铄精,则肾愈虚矣。"故用生地、熟地、全当归、女贞子、桑椹子、枸杞子、巴戟天、紫河车、北冬虫夏草、鹿角胶、阿胶,补肾填精,温补肾阳;夏枯草、橘核、橘络、小青皮、川芎,疏肝理气,清泻肝热;生晒参、西洋参、黄芪、太子参、天冬、麦冬,益气养阴。胡国华认为在补益药中需加入动药,以鼓舞气血,丹参、鸡血藤、桃仁、红花,活血通络;炒谷芽、炒麦芽、陈皮、茯苓、莲子,健脾助运;结合患者有甲状腺结节及乳房胀痛,以山慈菇、浙贝母、皂角刺、鳖甲胶,软坚散结。

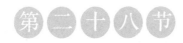

第二十八节

子宫腺肌病(癥瘕案)

案例1 (气滞血瘀)

李某,女,34岁。2014年6月28日初诊。

主诉:渐进性痛经5年。

现病史:患者初潮15岁,既往月经规则6/25～30日,量中,色红,有血块,无痛经。5年前人流术后出现渐进性痛经,逐渐加剧,经行量多挟瘀。LMP:6月4日,量多,色红,有血块,6日净,痛经(++),遇暖不减,经前后无明显不适,带下正常。刻下:纳可,寐安,便调。脉弦细尺弱,舌偏红,苔薄边有瘀斑。妇科检查:外阴(-),阴道:畅,宫颈:光。宫体:后位,饱满质硬。附件:(-)。辅助检查:B超:子宫腺肌病。宫体 58 mm×59 mm×51 mm,EN 8 mm,后壁见

15 mm×13 mm 低回声团。左卵巢囊性结构 39 mm×30 mm×28 mm，巧克力囊肿可能。经带胎产史：月经尚规律 6/25～30 日，已婚未育，0‐0‐1‐0。

中医诊断：癥瘕。

辨证：气滞血瘀。

治法：行气活血，疏利冲任。

处方：

生蒲黄^包 18 g	大红藤 30 g	刘寄奴 9 g	柴延胡^各 9 g
胡芦巴 9 g	威灵仙 18 g	炙乳药^各 3 g	田三七^冲 2 g
半枝莲 18 g	浙贝母 9 g	川楝子 9 g	徐长卿 18 g

生蒲黄^包18 g　　大红藤 30 g　　刘寄奴 9 g　　柴延胡^各9 g
胡芦巴 9 g　　威灵仙 18 g　　炙乳药^各3 g　　田三七^冲2 g
半枝莲 18 g　　浙贝母 9 g　　川楝子 9 g　　徐长卿 18 g

14 剂，水煎服，每日 1 剂，早晚饭后温服。

二诊：2014 年 7 月 1 日。患者用药后无不适，LMP 2014 年 6 月 30 日至今，PMP 2014 年 6 月 4 日，6 日净。服药后痛经明显好转，月经量中，较前减少，色红，无血块，无恶心呕吐。刻下：寐安，纳可，二便调。舌脉同前。治法：活血化瘀，补肾调冲。处方：

生蒲黄 18 g　　大红藤 30 g　　刘寄奴 9 g　　柴延胡^各9 g
胡芦巴 9 g　　威灵仙 18 g　　炙乳药^各3 g　　田三七^{冲服}2 g
鸡血藤 18 g　　女贞子 12 g　　川续断 9 g　　川杜仲 9 g

14 剂，水煎服，每日 1 剂，早晚饭后温服。

【按】癥瘕为有形之邪所致，是脏腑、经络功能失调，局部气血痰湿阻滞壅塞的结果，清代汪淇曾提出当从气、从瘀、从痰论治。此例患者经行腹痛，B 超提示子宫腺肌病。证属气滞血瘀、肝肾耗损。一诊来时值经前，急则治其标，先以行气活血止痛为先。胡国华用痛经宁方加味，方中生蒲黄、大红藤为君，生蒲黄活血化瘀，大红藤解毒消痈，活血止痛；刘寄奴破血通经，散瘀止痛；柴胡、延胡索疏肝理气止痛；胡芦巴、威灵仙温肾助阳，散寒通络止痛；乳香、没药皆可活血祛瘀，行气止痛为佐，相互为用增强止痛之力；半枝莲、浙贝母合用清热化痰，软坚散结；川楝子、徐长卿疏肝理气。上方药仅 14 味，但皆将每味药的功效发挥到极致，皆切合病机。二诊药后正值经期，痛经明显减轻，缓则治其本，故仍以痛经宁方为主方，酌加调补肝肾之品。鸡血藤活血补血，调经止痛；女贞子、川续断、杜仲补益肝肾，调冲任，标本兼顾以固疗效。患者继按上法治疗 2 个月痛经止，经量转常。

案例 2 （冲任瘀滞）

于某，女，46 岁。2020 年 12 月 30 日初诊。

主诉：阴道淋漓出血1月余。

现病史：已婚已育,1-0-0-1。LMP 2020 年 12 月 2 日,出血至今,其间痛经明显,有血块,服用黄体酮 10 日,血未止。平素服用维生素 E,哈士蟆等保健品。超声：子宫大小 75 mm×67 mm×81 mm,内膜厚 22 mm,提示：子宫腺肌病可能。脉沉细弦,舌红,苔薄腻。

中医诊断：癥瘕病。

辨证：肾虚肝旺,冲任瘀滞。

治法：清养肝肾,化瘀调冲。

处方：

细生地 9 g	茯苓神^各 18 g	淮小麦 30 g	杜仲 9 g
茜草 30 g	百合 30 g	芡实 18 g	仙鹤草 30 g
墨旱莲 18 g	续断 9 g	熟大黄 9 g	莲须 18 g
煅牡蛎 30 g	紫草 30 g	藕节炭 18 g	花蕊石 30 g

7 剂水煎服,早晚分服。嘱停用维生素 E、哈士蟆、燕窝、雪蛤等。

二诊：2021 年 1 月 6 日。时值经期,痛经稍减,有血块,现月经第五日量少。面部痤疮时起。脉沉细无力,舌红,苔薄白。治拟益肾清肝,固摄冲任。

处方：

白芍 9 g	白术 9 g	生熟地^各 9 g	女贞子 9 g
杜仲 9 g	茜草 30 g	百合 30 g	桑椹子 9 g
墨旱莲 18 g	绿豆衣 18 g	续断 9 g	牡丹皮 9 g
桑白皮 18 g			

14 剂水煎服,早晚分服。

三诊：2021 年 1 月 27 日。LMP 2021 年 1 月 2 日,5 日净,PMP 2020 年 12 月 2 日,淋漓不净。刻下：脉沉细无力,舌红,苔薄黄腻。辅检 B 超(2021 年 1 月 6 日)：内膜 7 mm,子宫肌瘤 14 mm×12 mm,右侧卵巢囊肿 38 mm×35 mm。

处方：

生熟地^各 9 g	淡黄芩 6 g	紫丹参 18 g	女贞子 9 g
墨旱莲 18 g	生牡蛎 30 g	茜草 18 g	紫草 18 g
仙鹤草 30 g	山楂炭 9 g	淡竹叶 9 g	牡丹皮 9 g
荷叶 18 g	生薏苡仁 18 g		

14 剂水煎服,早晚分服。

四诊：2021 年 2 月 17 日。LMP 2021 年 1 月 30 日,量少,淋漓不净,痛经不

明显。PMP 2021 年 1 月 2 日,5 日净。脉细涩,舌淡红边有齿印,苔薄白。治拟化瘀调冲止血。处方:

蒲黄炭 20 g	茜草炭 18 g	紫草 18 g	生牡蛎 30 g
炒芡莲须^各 18 g	益母草 18 g	仙鹤草 50 g	生薏苡仁 18 g
川续断 9 g	杜仲 9 g	墨旱莲 18 g	桑白皮 18 g
绿豆衣 18 g	穞豆衣 18 g	藕节炭 18 g	灯心草 9 g
夜交藤 18 g			

14 剂水煎服,早晚分服。

五诊:2021 年 3 月 17 日。经转期准。LMP 2021 年 3 月 1 日,5 日净,量多,痛经明显,无血块。刻下:胃胀痛,返酸。脉细弦无力,舌红苔薄黄腻。处方:

生黄芪 18 g	白芍 30 g	花蕊石 15 g	浙贝母 12 g
生薏苡仁 18 g	厚朴花 9 g	炒枳壳 9 g	旋覆花 9 g
茜草根 18 g	炮姜炭 9 g	生蒲黄 20 g	青陈皮^各 9 g
柴延胡^各 9 g	茯苓神^各 18 g	三七粉^{冲服} 2 g	

14 剂,水煎服,早晚分服。

【按】患者子宫腺肌病之痛经合并月经过多,崩漏时有经期延长。时值更年,肾气衰退,精血不足,阴阳失和。肾者主蛰,封藏之本,肝藏血,罢极之本,肝肾乃冲任之本。故初诊予以生地、熟地、桑椹子、女贞子,补肝肾,摄精气,固冲任。方中熟大黄、茜草、仙鹤草、益母草、蒲黄炭,取朱氏妇科名方将军斩关汤之义,通涩并用,通补兼施。加之患者舌红有热象,加之百合、墨旱莲、紫草、花蕊石凉血化瘀止血。

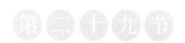

HPV 感染(带下病案)

案例 1(脾虚湿盛,带脉不固)

蒙某,女,43 岁。2015 年 10 月 25 日初诊。

主诉:HPV 持续感染 1 年余,白带增多 2 周。

现病史:患者月经规律 7/30 日,量中等,痛经(-),LMP 2015 年 10 月 3 日。患者 1 年前因体检行宫颈筛查示:HPV16(+)、HPV18(+),TCT:ASC-

US,阴道镜活检病理:(3、6、12)点鳞状上皮细胞,9点处局灶低级别病变。因宫颈重度糜烂行LEEP术,术后病理:宫颈低级别上皮内瘤变。术后予重组人干扰素α2b阴道泡腾胶囊(辛复宁)阴道纳药3月,复查HPV18(+)。近2周白带增多,色白,质稠,无异味,无阴部瘙痒,白带清洁度检查:Ⅰ度。平素经常小腹隐痛,经前经后带下绵绵不绝,腰酸,乏力嗜睡。胃纳可,小便清长,大便溏。脉细,舌红、苔薄黄腻。经带胎产史:月经规律7/30日,已婚育,1-0-3-1。

中医诊断:带下病。

辨证:脾虚湿盛,带脉不固。

治法:健脾化湿,固涩止带。

处方:

党沙参^各12 g	苍白术^各15 g	茯苓12 g	山药12 g
薏苡仁12 g	桑寄生12 g	川续断12 g	菟丝子12 g
椿根皮12 g	川楝子9 g	柴延胡^各9 g	

14剂,水煎服,每日1剂,早晚饭后温服。

二诊:2015年11月20日。LMP 2015年11月3日,量如常。经后白带稍有增多,色偏黄,逢月中,轻微腹痛。情志不舒,善太息。纳平,大便渐实。夜寐欠安。脉细,舌淡偏红、边有齿印、苔薄黄腻。处方:

红藤18 g	败酱草12 g	生地15 g	知柏^各12 g
白术芍^各9 g	女贞子12 g	墨旱莲12 g	川续断12 g
狗脊12 g	山药12 g	合欢皮12 g	广郁金12 g
钩藤12 g	小青皮6 g		

14剂,水煎服,每日1剂,早晚饭后温服。

三诊:2016年2月10日。LMP 2016年2月4日。经水如期而至,量如常。经后略感乏力,带下腹痛已瘥。脉沉细,舌红、苔薄腻、有齿印,仍为湿热蕴阻冲任日久,肝肾耗损。治拟益气健脾,清养肝肾。处方:

太子参20 g	生黄芪15 g	当归12 g	赤白芍^各12 g
女贞子12 g	菟丝子12 g	墨旱莲12 g	淮山药12 g
茯苓12 g	柴胡6 g	广郁金12 g	制香附9 g

14剂,水煎服,每日1剂,早晚饭后温服。并嘱患者保持心情愉悦,加强食物营养。

坚持服药半年,复查HPV均转阴性,TCT:未见上皮内病变细胞或恶性细胞。

【按】本例患者虽经宫颈手术治疗，病灶已清除，但 HPV18 持续感染，并有白带绵绵不绝，腹痛腰酸，乏力嗜睡等临床症状。其病机为脾虚运化失司，湿热蕴阻冲任日久，肝肾耗损，带脉不固。脉细沉，舌红边有齿印，苔薄黄腻均为其佐证。故应肝、脾、肾三经同治。脾胃乃后天之本，为医者上医治未病，未病先防，既病防变。先安未病之地，因此注重脾胃调护，脾胃健运，则谷安经生，化源不竭，气血充盈，他脏有后天水谷精微滋养，可功能健运。《傅青主女科》云："升提肝木之气，则肝血不燥，何至下克脾土；补益脾土之元，则脾气不湿，何难分消水气。"故以苍术、白术、茯苓、山药健脾运湿，柴胡升阳举陷，升提肝气，佐以椿根皮、知母、黄柏、红藤、败酱草清泻肝热，合欢皮、广郁金、钩藤疏肝理气。生地、续断、狗脊、女贞子、菟丝子、枸杞子、墨旱莲滋养肝肾。全方健脾除湿，益胃升阳，佐以疏肝补肾，任督二脉已固，则带脉约束有权，带止而邪祛。

案例 2 （脾肾两虚，湿毒内蕴）

李某，女，41 岁。2022 年 10 月 25 日初诊。

主诉：发现宫颈 HPV 阳性及宫颈低级别病变（LSIL）1 年余。

现病史：MC 6/30 日，量中，有痛经。LMP 2022 年 10 月 12 日，6 日净；PMP 2022 年 9 月 13 日。1 年前体检发现 HPV16 阳性及 LSIL，曾 2 次激光治疗，4 次光动力治疗。平素带下正常，神疲乏力，腰酸腹坠，纳可寐易醒，便溏。脉沉细无力，舌淡红苔黄腻。

中医诊断：带下病。

辨证：脾肾两虚，湿毒内蕴。

治法：健脾益气祛湿，清热解毒化浊。

处方：

生黄芪 18 g	太子参 12 g	白术芍^各 9 g	茯苓 18 g
生薏苡仁 18 g	苦参 9 g	椿根皮 18 g	白花蛇舌草 18 g
炒芡实 18 g	菟丝子 18 g	浙贝母 9 g	

14 剂，水煎服，每日 1 剂，早晚饭后温服。

二诊：2022 年 11 月 8 日。LMP 2022 年 10 月 12 日，6 日净。时值经前，无乳腹胀痛，带下正常，感疲乏，寐欠佳早醒，纳可便溏。脉沉细无力，舌淡苔薄。

处方：

生黄芪 18 g	太子参 12 g	白术 12 g	茯苓 18 g

苦参 9 g	椿根皮 18 g	白花蛇舌草 18 g	生龙齿 15 g
炒芡实 18 g	炒山药 12 g	川续断 18 g	酸枣仁 12 g
淮小麦 30 g	炮姜 6 g		

14 剂,水煎服,每日 1 剂,早晚饭后温服。

三诊:2022 年 11 月 21 日。LMP 2022 年 11 月 9 日。周期准,量中色红,夹血块,小腹隐痛,经前乳胀,带下正常,纳可,寐尚安,便溏。脉沉细无力,舌淡苔薄黄腻。处方:

太子参 12 g	白术芍^各 12 g	茯苓 18 g	椿根皮 18 g
土茯苓 15 g	苦参 6 g	马鞭草 15 g	车前草 15 g
酸枣仁 18 g	生龙齿 15 g	夜交藤 18 g	远志 9 g

14 剂,水煎服,每日 1 剂,早晚饭后温服。

四诊:2022 年 12 月 6 日。LMP 2022 年 11 月 9 日周期尚准,时值经前,无乳胀,无腰酸,带下正常,纳可,夜寐改善,便溏。脉细软,舌淡红边有齿印,苔薄。辅检:2022 年 11 月 23 日体检阴超示子宫肌瘤大小约 44 mm×33 mm。处方:

全当归 12 g	赤白芍^各 9 g	鸡血藤 18 g	苦参 12 g
椿根皮 18 g	生薏苡仁 18 g	炒芡实 18 g	浙贝母 12 g
海藻 12 g	小青皮 9 g	石见穿 15 g	桂枝 6 g
茯苓 18 g			

14 剂,水煎服,每日 1 剂,早晚饭后温服。

五诊:2023 年 1 月 10 日。LMP 2023 年 1 月 8 日,经转如期,第 1 日稍有痛经,现经期第 3 日,量常,偶咳嗽痰白,气短乏力,纳可寐安便溏。脉沉细弦,舌淡红边有齿印苔薄白。12 月行 HPV 复查已转阴,TCT 正常。处方:

全当归 12 g	莪白术^各 9 g	苦参 9 g	椿根皮 18 g
土茯苓 18 g	石见穿 15 g	海藻 12 g	夏枯草 9 g
生牡蛎 30 g	小青皮 9 g	太子参 12 g	

14 剂,水煎服,每日 1 剂,早晚饭后温服。

【按】中医古籍无 HPV 病毒感染相关记载,根据其白带异常、量多、异味、急慢性宫颈炎症、宫颈接触性出血等临床症状,多将其归入带下病范畴,《诸病源候论》首次提出带下病名:"带下病者,由劳伤血气,损伤冲脉、任脉,致令其血与秽液兼带而下也。"本病以湿毒为主,以虚为本,以湿为标,病位在冲任。基于本虚标实理论,治以扶正祛邪,临床以健脾运脾祛湿为主。临证处方常以经方四君子汤扶正固本佐以苦参、椿根皮、土茯苓、生薏苡仁等清热解毒利湿以化湿毒之品基础上辨证随证加减,因患者查出子宫肌瘤,故加海藻、夏枯草、白花蛇舌草、浙贝母、生牡蛎等软坚散结消瘤药物。全程以扶正基础上清热利湿、软坚散结,扶正祛邪并举,连续服用2月后复查HPV及TCT均转正常。

HPV持续感染,总责之于正气亏虚,余邪不尽,因此必应调畅情志,均衡饮食,改善体质,以辅助药物增强人体正气驱邪外出,防止复发。

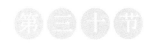

绝经前后诸证案

病案1 (心肾不交)

乔某,女,49岁。2011年6月8日初诊。

主诉:潮热汗出半年,加重1个月。

现病史:患者近半年潮热,汗出量多,加重1个月。伴心烦易怒,偶感头痛头晕,喉中痰阻,质黏稠难咯,双乳小叶增生史,纳可,时有胃脘胀满,夜寐难,易醒,大便1～2日一行。平素月经准行,量少,色红,无血块。脉细软,舌淡红苔薄。经带胎产史:月经5/28日,量中等。已婚育1-0-1-1。

中医诊断:绝经前后诸证。

辨证:心肾不交。

治法:补肾宁心安神。

处方:

紫草根30g	白花蛇舌草30g	女贞子12g	桑椹子12g
淮小麦30g	夜交藤15g	合欢皮12g	远志9g
炒酸枣仁9g	广郁金12g	青皮9g	黄连3g

14剂,水煎服,每日1剂,早晚分2次服。

二诊:2011年6月22日。患者症状改善不显,证治同前。予以胡氏更年清(紫草30g;淮小麦30g,百合18g,桑椹子12g,女贞子9g,墨旱莲12g,夜交藤15g,合欢皮9g,瘪桃干30g,糯稻根30g,黄连6g)加广郁金12g,炒酸枣仁9g,炒谷芽9g,炒麦芽9g,川贝母9g。14剂,水煎服,每日1剂,早晚分2次服。

患者服胡氏更年清加减至2011年7月20日四诊,诸症改善明显,唯潮热汗出偶有,但较前改善,夜寐欠安,余无所苦。继续予以胡氏更年清加减方14剂巩固。

【按】绝经前后,肾气渐衰,天癸渐竭,故本病病机以肾虚为本,"肾为先天之本",又"五脏相移,穷必及肾",故肾的阴阳失调,易波及其他脏腑,主要以心、肝、脾为主;而其他脏腑病变,久则必然累及于肾,故本病之本在肾,常累及他脏,从而发生一系列的病理变化。临床运用中医辨证分型,主要有肾阴虚、肾阳虚、肾阴阳两虚、心脾两虚、肝旺肾虚 5 种。治以补益肾之阴阳为基础,兼以调理心、肝、脾的生理功能。该患者年至七七,肾阴亏虚,不能潜阳,虚阳上越,故潮热汗出;肾精血亏虚,不能涵养心肝,致心火偏亢,上扰心神,故夜难以入寐。胡氏更年清以桑椹子、女贞子、墨旱莲滋补肾阴;紫草入心肝二经,清热凉血,黄连主入心经,清泻心火,二者合用清心火、凉血,交通心肾;淮小麦、合欢皮、百合、夜交藤宁心安神;生龙齿镇静安神,清热除烦;瘪桃干、糯稻根固表敛汗。全方通过调补肾之阴阳,结合清肝养血、健脾化湿、交通心肾等法综合施治,疗效明显。此外,除中药治疗,还强调参加体育锻炼,情绪稳定,保持心情愉快,饮食清淡,多吃含维生素、蛋白质丰富的食物,综合调理,这样才能彻底消除更年期症状,恢复健康。

病案 2 (肾虚肝旺,心神失养)

陈某,女,52 岁。初诊时间:2018 年 1 月 23 日。

主诉:夜不入寐 1 年。

现病史:患者绝经 1 年余。月经停闭半年后开始出现夜寐欠安,入睡困难,喜叹息,胃纳欠馨,腹胀,便调。脉细弦无力,舌偏红,边有齿印,苔薄。经带胎产史:绝经 1 年,已婚育,1 - 0 - 1 - 1。

中医诊断:绝经前后诸证,不寐。

辨证:肾虚肝旺,心神失养。

治法:益肾清肝,养心安神。

处方:

淮小麦 30 g	百合 18 g	夜交藤 18 g	合欢皮 12 g
瓜蒌皮 18 g	八月札 9 g	厚朴 9 g	枳壳 9 g
生龙骨 30 g	酸枣仁 9 g	茯苓神^各 18 g	女贞子 12 g
墨旱莲 18 g	炒谷麦芽^各 18 g		

14 剂,水煎服,每日 1 剂,早晚分 2 次服。

二诊:2018 年 2 月 6 日。夜寐转安,四肢清冷,皮肤干痒,西医诊断为神经

性皮炎,胃纳转佳,便调。脉细数,舌淡红苔薄。处方:

淮小麦 30 g	百合 18 g	夜交藤 18 g	合欢皮 12 g
女贞子 12 g	桑椹子 12 g	菟丝子 12 g	墨旱莲 15 g
生龙骨 30 g	茯苓神^各 18 g	生麦芽 30 g	枳壳 9 g

21 剂,水煎服,每日 1 剂,早晚分 2 次服。

三诊:2018 年 3 月 13 日。夜寐欠安,难入睡,四肢清冷,颈部皮肤发疹,脉沉细数,舌淡红苔薄。处方:

淮小麦 30 g	百合 18 g	夜交藤 18 g	合欢皮 12 g
女贞子 12 g	墨旱莲 15 g	生龙骨 30 g	桑枝 12 g
茯苓神^各 18 g	夜交藤 18 g	土茯苓 18 g	枳壳 9 g

14 剂,水煎服,每日 1 剂,早晚分 2 次服。

四诊:2018 年 3 月 27 日。夜寐胃纳转佳,阴天手脚冰冷,头晕,余无所苦。脉细数,舌淡红苔薄中有裂纹。处方:

淮小麦 30 g	百合 18 g	夜交藤 18 g	合欢皮 12 g
女贞子 12 g	墨旱莲 15 g	生龙骨 30 g	桑枝 12 g
茯苓神^各 18 g	夜交藤 18 g	土茯苓 18 g	枳壳 9 g
葛根 18 g	天麻 18 g		

14 剂,水煎服,每日 1 剂,早晚分 2 次服。

经调治 4 月,2018 年 6 月 12 日就诊,患者诸症均明显好转,夜寐安,胃纳可,头晕未作,无明显不适。

【按】患者年逾七七,天癸已竭,肾水亏乏,心神失养,则见夜寐欠安,入睡困难,肝郁气滞则见喜叹息,肝郁横克脾胃,则胃纳欠馨,腹胀。临床取甘麦大枣汤及百合地黄汤之意,配以二至丸滋养肝肾,酸枣仁、淮小麦、首乌藤、合欢皮、茯苓、茯神解郁怡情,养心安神,生龙骨重镇安神,百合养阴清热安神,八月札、厚朴、枳壳疏肝理气宽中,炒谷芽、炒麦芽消食和胃,头晕加天麻,平肝祛风。该患者治则谨守肾虚肝旺,心神失养之病机,以滋养肝肾,宁心安神为主,患者调治 5 月后夜寐安,纳谷馨,腹胀除。

病案 3 (肾虚肝旺,心神失养)

蒋某,女,50 岁。2022 年 9 月 6 日初诊。

主诉:停经 7 月余伴烦躁、焦虑、汗出。已婚已育,2-0-2-2。LMP 2022 年 2 月,PMP 2021 年 11 月。经阻 7 月,其间偶有点滴出血,情绪急躁易怒,焦虑,神疲乏力,汗多,纳可,寐欠佳,便调。脉细弦数,舌偏红苔薄少津。辅检:阴超示子宫黏膜下肌瘤约 2.6 cm。

中医诊断:绝经前后诸证。

辨证:肾虚肝旺,心神失养。

治法:益肾清肝,清心安神。

处方:

淮小麦 30 g	百合 30 g	生地 12 g	酸枣仁 18 g
生龙齿 15 g	红藤 18 g	女贞子 9 g	墨旱莲 18 g
夜交藤 15 g	合欢皮 9 g	川续断 18 g	杜仲 18 g
茜草 18 g	灯心草 9 g	淡竹叶 9 g	生甘草 6 g

14 剂,水煎服,每日 1 剂,早晚分 2 次服。

二诊:2022 年 9 月 20 日。药后焦虑、疲劳、汗出诸症减轻,寐安,纳平,便调。脉细弦数,舌淡红苔薄。

辅检:9 月 7 日阴超示黏膜下肌瘤约 21 mm×15 mm×18 mm,子宫多发小肌瘤,子宫内膜厚约 1 mm,宫腔分离约 3 mm。处方:

原方减去灯心草、淡竹叶,加太子参 9 g、生麦芽 30 g。

21 剂,水煎服,每日 1 剂,早晚分 2 次服。

三诊:2022 年 10 月 11 日。药后潮热汗出,焦虑烦躁明显改善,纳可,寐欠佳,便调。脉细弦数尺弱,舌偏红苔薄腻。处方:

紫草根 15 g	淮小麦 30 g	百合 30 g	女贞子 9 g
墨旱莲 18 g	糯稻根 30 g	瘪桃干 30 g	青蒿 9 g
茯苓神^各 18 g	夜交藤 15 g	生麦芽 30 g	太子参 12 g

14 剂,水煎服,每日 1 剂,早晚分 2 次服。

【按】本患者年逾七七,肾气已衰,天癸将竭,冲任二脉虚衰,故月经失调、甚至经闭,直至绝经。肾为肝之母,肝肾阴虚,相火上扰,阴虚内热,虚阳上越则潮热汗出;肾精亏虚,水不济火,心肾不交,心火亢盛,故焦虑少寐;肾精不足,水不涵木,木失调达,则烦躁易怒。诸证皆因肝肾阴虚所致,治拟益肾清肝,清心安神。绝经前后诸证胡国华常重用淮小麦与百合,两药一对为君,取甘麦大枣汤及百合地黄汤之意,《金匮要略论注》曰:"小麦能和肝阴之客热,而养心液,且有消烦利溲止汗之功,故以为君。"淮小麦有养心阴、益心气、安心神、除烦热之功;百合清心安神,配合生地滋阴清热。女贞子与墨旱莲取二至丸之意滋补肝肾;川续断与杜仲补益肾气,以补其不足。加入酸枣仁、夜交藤养心安神,合欢皮解郁安神,生龙齿重镇安神,灯心草、淡竹叶善清心火以安神。处方精专,药对增效,患者复诊诸证明显改善。治宗原法巩固疗效,因兼有子宫肌瘤加入紫草根清热凉血,消瘤断经,且现代药理研究表明其有拮抗雌激素作用。潮热汗出反复加入糯稻根、瘪桃干敛阴止汗。治宗原法、临诊加减药后症状大减,以至平复。

病案4 (肾肝阴虚,冲任瘀滞)

王某,女,47 岁。初诊日期:2015 年 6 月 8 日。

主诉:发现子宫肌瘤 4 年,经事淋漓 30 余日未净。

现病史:2012 年妇科普查 B 超示子宫 102 mm×73 mm×42 mm,见浆膜下 27 mm×22 mm×34 mm,21 mm×26 mm×29 mm 实质性暗区,提示多发性子宫肌瘤。近 2 年来出现月经先期,甚则半月一转。LMP 2015 年 5 月 1 日,行经 30 余日至今未净,曾在外院行刮宫术,服用止血药物对症治疗无效。刻下:血量适中,色黯红夹血块,神疲乏力,头晕,腰酸腹胀,口干,纳平,寐安,二便尚可。舌黯偏红,边有瘀紫,苔腻少津,脉细弦带数。辅检:血常规,红细胞 $4×10^{12}$/L,血红蛋白 90 g/L,血小板 $240×10^{9}$/L。病理:增生期子宫内膜。B 超:多发性宫肌瘤(最大者 23 mm×25 mm×29 mm)。

中医诊断:绝经前后诸证,崩漏。

辨证:肾肝阴虚,冲任瘀滞。

治法:化瘀止血。

处方:

蒲黄炭 18 g	炒五灵脂 12 g	大黄炭 5 g	炮姜炭 4.5 g
茜草炭 15 g	焦楂炭 9 g	藕节炭 12 g	仙鹤草 30 g
女贞子 12 g	墨旱莲 15 g	玉米须 20 g	三七粉[吞服] 2 g
桑海螵蛸[各] 12 g			

7 剂,水煎服,每日 1 剂,早晚分 2 次服。

二诊:2015 年 6 月 15 日。上药 4 剂经血已止。余症未减,仍感腰膝酸软,神疲乏力,嗜睡,纳平口干。舌黯红,边有瘀点,苔腻少津,脉细弦数。患者出血日久,阴血耗损,肝火乃旺。治宜益肾清肝,消瘤缩宫。处方:

紫草根 30 g	白花蛇舌草 30 g	生牡蛎[先煎] 30 g	夏枯草 12 g
细生地 15 g	女贞子 12 g	墨旱莲 15 g	枸杞子 12 g
桑椹子 12 g	仙鹤草 30 g	川续断 12 g	桑寄生 12 g

太子参 15 g

14 剂，水煎服，每日 1 剂，早晚分 2 次服。

【按】本案患者时届更年，经水未绝，肾水匮乏，肝火旺盛，兼有石瘕，热破冲任，瘀阻胞宫，热瘀交阻，冲任不摄，崩漏不止，虚实夹杂。初诊以将军斩关汤化瘀止血，血止后以紫蛇消瘤断经汤以消瘤缩宫断经，调治 1 年，经水每 3~4 月一行，经量减少 5~6 日净，面色转润，寐安纳调。复查子宫肌瘤均已缩小。

病案 5 膏方案（肾虚肝旺）

施某，女，54 岁。2015 年 11 月 4 日膏方门诊。

现病史：年近七八，天癸已竭，肾精亏虚，潮热汗出，心烦心悸，头晕耳鸣，腰脊酸楚，纳呆便稀，脉弦细数。舌暗苔薄腻少津。

中医诊断：绝经前后诸证。

辨证：肝旺肾虚，冲任失调。

治法：清养肝肾，调补冲任。时值冬令，以膏代煎，以缓诸症。

处方：

西洋参 100 g	生黄芪 60 g	党沙参^各 100 g	白术芍^各 90 g
茯苓神^各 90 g	女贞子 120 g	桑椹子 120 g	墨旱莲 120 g
枸杞子 120 g	池菊花 90 g	淮小麦 300 g	夜交藤 180 g
合欢皮 120 g	生熟地^各 90 g	缩砂仁 300 g	紫草根 300 g
蛇舌草 300 g	川黄连 60 g	川楝子 90 g	明天麻 120 g
嫩钩藤 120 g	糯稻根 300 g	瘪桃干 300 g	灯心草 90 g
川续断 120 g	桑寄生 120 g	川杜仲 120	伸筋草 120 g
络石藤 120 g	鸡血藤 120 g	炒牡丹皮 90 g	福泽泻 90 g
炒栀子 90 g	肉苁蓉 120 g	生甘草 60 g	蒲公英 300 g
橘核络^各 90 g	小青皮 90 g		

另加：

陈阿胶 250 g	鳖甲胶 200 g	蜂蜜 200 g	湘莲肉 150 g
核桃肉 250 g	灵芝 120 g	文冰 400 g	黄酒 500 g

【按】该患者肾阴亏虚，阴虚生热，迫津外泄，故潮热盗汗；阴虚不能涵养心神，心神失养，不能下交于肾，而化为心火独亢于上，故见心烦心悸；阴虚不能涵养肝木，肝经郁而化火，肝阳上亢，故见头晕耳鸣之象。肝阳上亢，肝木乘脾，运化失常，水湿不运，故其纳呆而便溏；"腰为肾之府"，肾虚故腰脊酸楚。舌苔脉象

亦可佐证。可见,患者之疾皆因肾阴不足,阴虚火旺而起,故兹以滋阴泻火之法。方以杞菊地黄丸、二至丸加桑寄生、肉苁蓉、川续断之品滋养肾阴,以川楝子、炒栀子、黄连、灯心草清心肝火热,在此基础上辅以对症之品以糯稻根、瘪桃干敛汗;合欢皮、夜交藤助眠;砂仁、橘核、橘络、青皮醒脾行气助运化,伸筋草、鸡血藤活血通络缓解腰膝酸楚。全方标本同治,既滋阴泻火以治本,又以敛汗安神,醒脾通络之法兼顾其症,诸药合用达到清养肝肾,调补冲任之效。

第五章

匠心传承篇

工作室团队建设

2012 年起先后成立"海派中医朱氏妇科流派传承研究分基地""胡国华上海市名老中医学术经验研究工作室""胡国华上海中医药大学名老中医药专家学术经验研究工作室""胡国华全国名老中医药专家传承工作室",传承工作室现有人员 17 名,胡国华为首席专家和分基地负责人,上海市中医医院中医妇科陈静主任为工作室负责人。其中高级职称医师 10 名,中级职称医师 7 名;博士 5 名、硕士 11 名。通过系统传承研究,总结整理和继承发扬朱氏妇科以及胡国华的学术思想与临床经验,提高妇科理论研究和临床诊疗水平,培养高层次中医药人才和新一代名中医,促进中医药事业的持续发展。工作室经过 10 余年的建设,成效丰硕,主要建设成果如下。

一、学术研究,硕果累累

经过工作室建设,整理总结了胡国华及朱氏妇科第三代传人朱南孙国医大师回顾性病案、前瞻性病案 300 余份,并撰写按语,胡国华亲自审阅。收集胡国华膏方病案近 300 份,精选其中部分膏方整理总结,撰写并完成《胡国华膏方经验集》,已出版。工作室成员收集整理胡国华治疗盆腔炎性疾病后遗症和子宫内膜异位性疾病两类妇科因素慢性盆腔痛医案 161 例,620 诊次;子宫内膜异位性疾病所致慢性盆腔痛医案 92 例,523 诊次。并将其录入到平台软件中,运用"数据统计"功能对医案内容进行包括频数分析、描述性分析、关联规则分析、网络图分析、聚类分析在内的统计分析,总结其用药规律和辨证特点。胡国华带领工作室团队主编出版医学专著 20 余部,如《海派中医妇科膏方选》《海派中医妇科流派研究》《全国中医妇科流派研究》《全国妇科流派名方精选》《江南中医妇科流派膏方精选》等,发表学术论文 90 余篇。

二、临床研究,成绩显著

胡国华作为朱氏妇科传承人,医教研并进,承担上海市科委、教委及卫生局等课题和项目 10 余项,其中"柴胡皂苷 d 雌激素样作用的发现及作用机制研究"获上海中医药科技奖三等奖,"传承和发展活血化瘀法治疗子宫肌瘤的临床实践及作用机制"获上海市科学技术奖三等奖。

在胡国华的带领下，近3年工作室成员开展以名老中医学术思想和临床经验为主题的课题研究13项，其中有国家基金委2项、上海市科委2项、上海市卫生和计划生育委员5项，其他项目4项。相关研究内容如"基于'以平为期'理论中医药联合辅助生殖技术治疗不孕症的多中心临床研究""第三轮中医三年行动计划——女性慢性盆腔痛多学科一体化中医诊疗模式探索""痛经宁巴布剂结合中医外治法经络学说治疗血瘀型子宫内膜异位症相关性痛经的临床研究"等，研究经费合计725万元，其中胡国华负责的课题项目共2项，其中主持的上海市科委多中心临床研究项目经费400万元。

三、人才培养，遍地开花

工作室团队在胡国华带领下，围绕名老中医药专家学术经验定期开展交流研讨、病案讨论或医案评价等人才培养相关活动每月4次，主题鲜明，并保留相关资料，如PPT、照片、会议记录等。

2012年起胡国华担任第五批、六批、七批全国老中医药专家学术经验继承班指导老师，培养学术继承人6人，其中2人获得传承型博士学位。作为上海中医药大学研究生导师，培养研究生博士6名，硕士24名。胡国华创新开展"协同带教"形式，在上海正式收广州中医药大学优秀博士、北京中医药大学博士4人为徒，传授朱氏妇科和自己学术思想和临床经验，并带教全国优秀临床人才培养对象2人，全国中医临床特色技术传承骨干人才2人，"上海中医药事业发展三年行动计划——中医药（传统中医妇科）（中西医结合妇科）专门人才计划"各1名。

2018—2020年胡国华主持上海市卫生健康委员会"海派中医妇科流派专科联盟项目"，以技术支持、人才培养、服务衔接、信息共享为四大任务，聘请上海12家中医妇科流派的20名流派传承人和传承骨干，承担上海市40名基层社区医生为期2年的带教任务，融各单一流派为海派中医妇科联盟，形成合力，承担重任，创全专结合新模式，夯实基层，提高中医妇科诊治能力，改流派自身封闭建设为开放拓展建设，教学相长，促进流派传承与建设新模式。

四、交流推广，形式多样

工作室成员积极组织和参与学术交流推广活动，已经举办省级及以上中医药继续教育项目 4 次,且外埠学员均>30%,参与学术推广活动 10 余次,推广和介绍朱氏妇科学术思想和临床经验。讲课题目如"基于'以平为期'配合辅助生殖技术治疗不孕思路""朱南孙教授诊治不孕症经验浅析""海派朱氏妇科治疗妇科出血经验拾粹""朱氏妇科治疗痛症的经验"等。完成胡国华名医网站建设,并有专人维护,定期更新相关内容。工作室成员参加各种形式的义诊活动 60 余次,并紧跟时代潮流,申请并开通"胡院长助好孕"抖音,开展科普宣传,目前浏览量已经超 7 万人次。

五、学以致用,服务临床

胡国华临证善于融汇古今中医之所论,博采众长,从中医四大经典及历代妇科名著、名家、名论、名案、名流中充分吸取学术之精髓、实用之经验,融合海派朱氏重肝肾和津门哈氏重脾胃的特色,强调肝脾肾并调,重视疏利冲任,气血同治,药食同源。提出"三调"法,即调体、调经、调神,"动静结合,以平为期"。注重临床疗效,尤其强调大道至简,诊断要抓主证,临床多应用妇科经方化裁治疗各种妇科疾患,用药轻简灵动,纯正平和,认为轻可去实,不尚峻攻峻补、滋腻碍胃、大苦大寒、大热过燥之品的应用。对治疗妇科痛证(如原发性痛经、子宫内膜异位症、子宫肌腺病、盆腔炎性疾病、产后身痛等)有独特见解,擅长以中医药治疗不孕症、月经失调、卵巢早衰、绝经前后诸证、习惯性流产、崩漏等疾病。

工作室成员跟随胡国华认真学习朱氏妇科治疗妇科疾病的学术经验和医德医风,经多年跟师学习,临床水平得到很大提高,将所学应用于临床。目前工作室成员在多家医疗机构开展临床诊疗活动,如上海市中医医院、上海市中医文献馆、上海市长宁区妇幼保健院、上海市第七人民医院、上海交通大学医学院附属第九人民医院黄浦分院、上海市浦东新区公立医院、泰坤堂中医医院、上海市普陀区中心医院、上海市普陀区人民医院、上海市嘉定区南翔镇社区卫生服务中心、上海市杨浦区大桥社区卫生服务中心、宁波市中医院等。并开展特色专科门诊如辅助生殖中医门诊、不孕不育门诊、围绝经期综合征门诊、月经病专科门诊、女性慢性盆腔痛专科门诊等。

附　篇

一、胡国华及工作室团队发表论文一览

[1] 胡国华.祖国医学对乳汁生成及缺乳原因的认识[J].天津中医学院学报,1987(2):
　　50-53,15.

[2] 胡国华,哈荔田.浅述女性乳房亦属肾[J].上海中医药杂志,1987(1):38-39.

[3] 胡国华.朱南孙老中医治疗子宫肌瘤[J].天津中医,1992(6):4-5.

[4] 胡国华,哈荔田.产后恶露不绝对乳汁分泌影响的临床调研[J].天津中医学院学
　　报,1993(4):20-22.

[5] 胡国华.朱南孙妇科运用蒲黄的经验[J].天津中医,1993(3):11-12.

[6] 胡国华.朱南孙医话拾萃[J].上海中医药杂志,1993(3):20-21.

[7] 胡国华.通涩清养　止血四法——朱南孙治疗妇女出血病证的经验[J].天津中医,
　　1994(2):5-6,13.

[8] 胡国华.补肾摄冲法治疗青春期功血86例——附西药对照组20例[J].辽宁中医
　　杂志,1998(7):24.

[9] 王晓燕,胡国华,谈月娣.中西医舌诊与妇科疾病关系的临床研究进展[J].医学综
　　述,2006(14):893-895.

[10] 左玲,胡国华,叶元康,等.新型培养基检测解脲支原体的实用性分析[J].检验医学
　　与临床,2007(6):507-508.

[11] 左玲,胡国华.中药对乳酸杆菌与解脲脲原体临床分离株的体外抑制实验研究[J].
　　时珍国医国药,2008,19(12):2999-3000.

[12] 徐海霞,胡国华,夏亦冬.卵巢早衰的中西医治疗进展[J].中国医药导刊,2009,11
　　(12):2044-2045.

[13] 钱俏红,胡国华.多囊卵巢综合征中医研究进展[J].河南中医学院学报,2009,24
　　(1):99-102.

[14] 胡国华.中医学术流派研究纳入教学的实践和设想[J].新疆中医药,2010,28(6):
　　54-56.

[15] 贝鹏剑,胡国华.朱南孙治疗妇科炎症验案二则[J].中医文献杂志,2010,28(5)：43-44.

[16] 索承美,胡国华.紫草在妇科及生殖内分泌方面的研究进展[J].浙江中医杂志,2010,45(9)：692-695.

[17] 胡国华,钱俏红,贝鹏剑,等.多囊卵巢综合征证候规律初探[J].中国医药导刊,2010,12(2)：209-210.

[18] 贝鹏剑,胡国华,左玲.解脲支原体感染的中医药研究概况[J].中国医药导刊,2010,12(1)：50-51.

[19] 张亚楠,黄素英,胡国华.海派中医妇科流派简介[J].中医文献杂志,2011,29(4)：31-35.

[20] 李运延,胡国华.紫草素及其衍生物抗肿瘤作用的研究进展[J].陕西中医,2011,32(7)：927-928.

[21] 徐海霞,胡国华,夏亦冬.育肾养血方治疗卵巢早衰的实验研究[J].上海交通大学学报(医学版),2011,31(5)：571-575.

[22] 张亚楠,黄素英,胡国华.海派中医妇科流派调经助孕经验浅述[J].四川中医,2012,30(6)：33-34.

[23] 张亚楠,胡国华,黄素英.海派中医妇科治疗血证经验浅析[J].四川中医,2012,30(3)：20-22.

[24] 张亚楠,胡国华,黄素英.海派中医妇科学术特点探析[J].江苏中医药,2012,44(3)：63-65.

[25] 郭慧宁,张静,胡国华.海派中医妇科诊治不孕症的临床经验探讨[J].河北中医,2013,35(12)：1806-1809.

[26] 钱赟,胡国华,张勤华,等.针药结合法治疗盆腔炎性疾病后遗症的临床效果观察[J].中国医药导报,2013,10(32)：109-113.

[27] 张蔚苓,胡国华,张静.朱南孙治疗先兆流产经验[J].江苏中医药,2013,45(10)：17-19.

[28] 余思云,李运延,胡国华.紫草素诱导子宫内膜癌 Ishikawa 细胞凋亡及其机制的研究[J].辽宁中医杂志,2013,40(9)：1930-1932.

[29] 陈瑞银,胡国华,余思云.朱南孙教授治疗慢性盆腔炎[J].吉林中医药,2013,33(9)：881-883.

[30] 王晓燕,胡国华,谈月娣,等.宫复汤促进剖宫产术后康复临床研究[J].吉林中医药 2013,33(7)：697-698.

[31] 朱晓宏,胡国华,王采文.朱南孙"怡情更年汤"治疗更年期综合征[J].实用中医内科杂志,2013,27(13)：4-5.

［32］　张静,郭慧宁,胡国华.清法消法在慢性盆腔疼痛中的应用［J］.四川中医,2013,31
　　　　(5)：34 - 36.

［33］　郭慧宁,张静,胡国华.中医名家学术传承方法的思考与探索［J］.湖南中医杂志,
　　　　2013,29(4)：7 - 9.

［34］　陈瑞银,胡国华.读《傅青主女科》心得［J］.四川中医,2013,31(4)：23 - 25.

［35］　陈瑞银,胡国华.胡国华教授治疗慢性盆腔炎的经验介绍［J］.临床合理用药杂志,
　　　　2013,6(9)：90.

［36］　郭慧宁,胡国华,叶茜,等.备孕女性偏颇体质的中医调理［J］.成都中医药大学学
　　　　报,2013,36(1)：110 - 112.

［37］　郭慧宁,张静,胡国华.慢性盆腔炎中西医治疗浅谈［J］.黑龙江中医药,2013,42
　　　　(2)：4 - 5.

［38］　张蔚苓,胡国华.输卵管性不孕中医外治法概述［J］.辽宁中医药大学学报,2013,15
　　　　(2)：104 - 106.

［39］　左玲,贝鹏剑,胡国华.盆炎汤对感染解脲脲原体小鼠生殖细胞凋亡的影响［J］.世
　　　　界中医药,2012,7(5)：450 - 452.

［40］　余思云,黄彩梅,胡国华.紫草素通过 PI3K/Akt 信号通路诱导子宫内膜癌
　　　　Ishikawa 细胞凋亡［J］.世界中西医结合杂志,2014,9(12)：1303 - 1306.

［41］　张蔚苓,胡国华.胡国华教授治疗原发性痛经经验［J］.时珍国医国药,2014,25(7)：
　　　　1713 - 1714.

［42］　张静,谷灿灿,胡国华.海派中医妇科名家胡国华教授诊治多囊卵巢综合征临证经
　　　　验［J］.四川中医,2014,32(7)：3 - 5.

［43］　张蔚苓,胡国华.朱南孙用加味没竭汤治疗膜样痛经经验［J］.辽宁中医杂志,2014,
　　　　41(6)：1107 - 1108.

［44］　张静,郭慧宁,张蔚苓,等.朱南孙促卵助孕汤治疗卵巢功能障碍性不孕症经验［J］.
　　　　辽宁中医杂志,2014,41(4)：639 - 641.

［45］　张亚楠,胡国华.海派中医妇科流派调经经验浅析［J］.江苏中医药,2014,46(4)：
　　　　70 - 72.

［46］　张蔚苓,胡国华,叶利群.中西医治疗宫颈人乳头瘤病毒感染研究概况［J］.山东中
　　　　医药大学学报,2014,38(2)：190 - 192.

［47］　朱春兰,胡国华,夏亦冬.育肾养血方结合不同剂量雌孕激素治疗卵巢早衰大鼠研
　　　　究［J］.中华中医药杂志,2014,29(3)：904 - 907.

［48］　张蔚苓,胡国华,张静.胡国华治疗月经过少经验［J］.辽宁中医杂志,2014,41(2)：
　　　　220 - 222.

［49］　张静,谷灿灿,胡国华.海派中医妇科流派安胎特色与经验浅述［J］.世界中西结

合杂志,2015,10(12)：1640-1642,1646.

[50] 左玲,张静,胡国华.朱氏盆炎汤对慢性盆腔炎大鼠IL-2、IL-6及TNF-α的影响[J].长春中医药大学学报,2015,31(6)：1112-1114.

[51] 何珏,付芳华,谷灿灿,等.清热化瘀方治疗血瘀型子宫腺肌病临床观察[J].上海中医药杂志,2015,49(12)：52-55.

[52] 王春艳,胡国华.胡国华妇科药膳调治思路浅析[J].中医文献杂志,2015,33(5)：43-46.

[53] 王春艳,胡国华.胡国华临证辨治痛经特色[J].上海中医药杂志,2015,49(10)：18-19,31.

[54] 谷灿灿,李娟,胡国华.胡国华教授从"虚"论治慢性盆腔炎经验[J].时珍国医国药,2015,26(9)：2257-2258.

[55] 黄彩梅,夏亦冬,胡国华.中药治疗子宫内膜癌作用机制研究进展[J].吉林中医药,2015,35(9)：969-972.

[56] 王春艳,陈静,胡国华.《傅青主女科》诊治妇科痛证学术特色探析[J].贵阳中医学院学报,2015,37(4)：5-7.

[57] 张静,胡国华.胡国华运用膏方治疗盆腔炎2则[J].河南中医,2015,35(4)：808-809.

[58] 张静,郭慧宁,胡国华.海派朱氏妇科治疗妇科痛证之治法与用药浅析[J].中华中医药杂志,2015,30(4)：1145-1147.

[59] 陈静,胡国华.胡国华治疗子宫腺肌病痛经经验[J].世界中西医结合杂志,2016,11(11)：1481-1483,1488.

[60] 郭慧宁,谷灿灿,左玲,等.海派名医胡国华治疗绝经前后诸证经验总结[J].光明中医,2016,31(23)：3399-3401.

[61] 黄彩梅,夏亦冬,胡国华.紫草素对子宫内膜癌Ishikawa细胞雌激素信号通路表达的影响[J].世界中医药,2016,11(9)：1842-1845.

[62] 何珏,秦艳,蔡颖超,等.胡国华治疗持续性HPV感染临床经验撷英[J].江苏中医药,2016,48(9)：24-26.

[63] 何珏,马立红,李娟,等.朱南孙教授辨治复发性子宫内膜异位症经验[J].时珍国医国药,2016,27(7)：1749-1751.

[64] 李娟,何珏,张静,等.朱南孙教授膏方治疗更年期综合征[J].吉林中医药,2016,36(5)：445-447.

[65] 谷灿灿,何珏,黄彩梅,等.胡国华教授妇科膏方经验浅析[J].光明中医,2016,31(8)：1070-1072.

[66] 张静,李丽蓉,胡国华.朱南孙教授对妇人脉象的辨识[J].时珍国医国药,2016,27

(4)：975 - 976.

[67] 黄彩梅,胡国华,谷灿灿.朱南孙从调理冲任治疗不孕症经验[J].辽宁中医杂志,
2016,43(3)：478 - 479.

[68] 谷灿灿,张静,胡国华.朱氏盆炎汤治疗盆腔炎性疾病后遗症(湿热瘀结型)疗效观
察[J].世界中西医结合杂志,2016,11(1)：74 - 76.

[69] 谷灿灿,张亚楠,蔡颖超,等.朱南孙治疗妇科血证经验浅析[J].江苏中医药,2016,
48(1)：17 - 19.

[70] 陈静,叶妮,郭慧宁,等.痛经宁治疗气滞血瘀型子宫内膜异位症及子宫腺肌病痛经
的临床观察[J].上海中医药杂志,2017,51(S1)：127 - 129,132.

[71] 何珏,秦艳,董升栋,等.朱氏清热化瘀方治疗瘀热互结型子宫内膜异位症盆腔相关
性疼痛的多中心随机对照研究[J].上海中医药杂志,2017,51(11)：55 - 59.

[72] 张翠英,胡国华.胡国华辨治围绝经期综合征[J].河南中医,2017,37(9)：1520 -
1522.

[73] 蔡颖超,谷灿灿,何珏,等.朱南孙调经助孕经验[J].河南中医,2017,37(8)：1353 -
1355.

[74] 李娟,蔡颖超,江雯雯,等.朱南孙教授通涩清养法治疗妊娠腹痛[J].吉林中医药,
2017,37(7)：661 - 663.

[75] 蔡颖超,谷灿灿,何珏,等.江南妇科流派治疗崩漏经验浅析[J].四川中医,2017,35
(7)：3 - 5.

[76] 左玲,张静,胡国华.朱氏盆炎汤治疗湿热瘀结型盆腔炎性疾病后遗症疗效观察
[J].河南中医,2017,37(6)：1043 - 1045.

[77] 蔡颖超,谷灿灿,何珏,等.朱南孙教授辨治产后恶露不绝[J].吉林中医药,2017,37
(5)：453 - 456.

[78] 何珏,徐妍,益敏辉,等.清热化瘀方对子宫内膜异位症大鼠 VEGF、COX - 2、NF -
κB 的影响[J].上海中医药大学学报,2017,31(2)：74 - 79.

[79] 何珏,胡国华.子宫内膜异位症(子宫腺肌病)痛经的中医治疗方法研究进展[J].中
华中医药学刊,2017,35(3)：692 - 695.

[80] 李娟,张静,何珏,等.胡国华运用"通""养"法治疗产后身痛经验[J].河南中医,
2017,37(3)：404 - 406.

[81] 何珏,冯颖,张琪,等.胡国华中医干预辅助生殖技术思路与方法[J].河南中医,
2017,37(2)：328 - 331.

[82] 张亚楠,胡国华,王隆卉,等.海派朱氏妇科调经经验浅析[J].中医文献杂志,2018,
36(6)：56 - 59.

[83] 黄彩梅,夏亦冬,胡国华.胡国华教授应用调理气血法治疗月经病[J].吉林中医药,

2018,38(8)：890-893.

[84] 叶妮,张敏,杨红,等.痛经宁对子宫内膜异位症大鼠在位及异位内膜中 ICAM-1、MMP-9 及 VEGF 表达的影响[J].上海中医药大学学报,2018,32(2)：75-81.

[85] Huang C M, Hu G H. Shikonin suppresses proliferation and induces apoptosis in endometrioid endometrial cancer cells via modulating miR-106b/PTEN/AKT/mTOR signaling pathway[J]. Biosci Rep, 2018，38(2)：BSR20171546.

[86] 王春艳,胡国华,陈静,等.温疏活血定痛方治疗寒凝血瘀型原发性痛经临床研究[J].河北中医,2019,41(7)：996-999.

[87] 黄彩梅,胡国华,何虹,等.揿针穴位按压联合硬膜外麻醉对分娩痛的影响[J].上海针灸杂志,2019(12)：1346-1349.

[88] 毕丽娟,胡国华.胡国华教授清肝益肾宁心安神法治疗围绝经期失眠经验撷英[J].贵阳中医学院学报,2019(5)：8-10,15.

[89] 毕丽娟.从傅青主女科治疗未老经水断浅析早发性卵巢功能不全治疗思路[J].云南中医中药杂志,2019(8)：9-11.

[90] 毕丽娟,胡国华.胡国华治疗经期延长经验撷英[J].河南中医,2019(7)：1024-1027.

[91] 张亚楠,胡国华,王隆卉,等.止崩三法在中医妇科流派中的运用[J].中医文献杂志,2019(6)：48-50.

[92] 何珏,朱怡,徐妍,等.清热化瘀方对子宫内膜异位症患者雌激素、NGF 和炎症因子的影响[J].中医药信息,2019(5)：71-75.

[93] 何珏,徐妍,顾颖,等.清热化瘀方对瘀热互结型子宫内膜异位症患者疼痛及凝血功能的影响[J].河北中医,2020(1)：16-21,41.

[94] 何珏,胡国华."补""清"二法治疗女性盆底功能障碍性疾病的临床经验[J].西部中医药,2020(4)：68-70.

[95] 胡国华.以史为鉴 经典传承[J].中医文献杂志,2020,38(3)：3.

[96] 张静,胡国华.海派中医妇科名家消瘿通经特色与经验浅述[J].中华中医药杂志,2020,35(1)：57-59.

[97] 杨艺娇,杨玲,倪晓容,等.胡国华治疗子宫内膜异位症经验[J].辽宁中医杂志,2020,47(5)：64-67.

[98] 黄家宓,顾娟,陈建芳,等.胡国华教授膏方辅助生殖技术治疗不孕症经验浅析[J].时珍国医国药,2021,32(10)：2523-2524.

[99] 黄彩梅,胡国华,金超,等.中医体质辨识在产妇健康管理中的应用[J].中华中医药杂志,2021,36(7)：4296-4299.

[100] 黄家宓,万怡婷,胡国华,等.痛经宁方对气滞血瘀型子宫内膜异位症患者临床疗

效研究[J]. 广州中医药大学学报,2021,38(11):2364-2369.

[101]　李娟,陈静,李永恒,等. 国医大师朱南孙滋水涵木法治疗围绝经期干眼症[J]. 中华中医药杂志,2021,36(11):6468-6470.

[102]　任宏丽,何珏,陈静,等. 产后妇女会阴疼痛循证证据总结及护理研究[J]. 山西医药杂志,2021,50(16):2491-2494.

[103]　黄家宓,陈静,万怡婷,等. 基于网络药理学探讨痛经宁方治疗子宫内膜异位症的分子机制[J]. 世界中西医结合杂志,2021,16(6):1049-1057.

[104]　杨艺娇,杨玲,倪晓容,等. 胡国华运用膏方治疗产后月经过少经验撷英[J]. 西部中医药,2021,34(6):41-44.

[105]　张旭,陈静,胡国华,等. 海派朱氏妇科运用膏方治疗更年期失眠经验[J]. 中医文献杂志,2021,39(1):48-50.

[106]　黄彩梅,陈建凤,余思云,等. 紫草素对子宫内膜癌 Ishikawa 细胞 Nrf2/NQO1 信号通路的机制研究[J/OL]. 世界中医药:1-13[2023-01-06].

[107]　黄家宓,王佳云,陈静,等. 三调理论治疗卵巢早衰临证经验[J]. 中华中医药杂志,2022,37(9):5178-5180.

[108]　陈建凤,黄彩梅,胡国华. 胡国华从血论治不孕症经验[J]. 河南中医,2022,42(7):1016-1020.

[109]　毕丽娟,胡国华. 胡国华教授"三调法"治疗不孕症[J]. 吉林中医药,2022,42(5):546-549.

[110]　孙淑云,陈静,胡国华. 胡国华论治卵巢储备功能下降性不孕症经验[J]. 新中医,2022,54(8):224-227.

[111]　黄家宓,胡国华,万怡婷,等. 育肾活血方治疗子宫腺肌病继发性痛经血瘀证的临床研究[J]. 北京中医药大学学报,2022,45(1):73-80.

[112]　何珏,华宇,徐妍,等. HR-HPV 持续感染患者中医证候分析及清肝益肾方的干预效果[J]. 西部中医药,2022,35(1):12-16.

[113]　陈建凤,黄彩梅,胡国华. 胡国华教授治疗卵巢囊肿从"痰""瘀"论[J]. 成都中医药大学学报,2022,45(1):1-4.

二、胡国华著作一览

主审

(1)《海派中医妇科流派常见病诊疗特色集锦》,上海科学技术出版社,2022年2月。

(2)《妇科名家诊治不孕症临证经验》,人民卫生出版社,2019 年 9 月。

(3)《得了多囊卵巢综合征怎么办》,上海科学技术出版社,2014 年 1 月。

(4)《草庐丛书——康复集萃》,上海交通大学出版社,2011 年 10 月。

主编

(1)《全国中医妇科流派名方精粹》,中国中医药出版社,2016 年 10 月。

(2)《中医妇科应知应会手册》,上海浦江教育出版社,2014 年 10 月。

(3)《江南中医妇科流派膏方精选》,中国中医药出版社,2014 年 9 月。

(4)《妇科名家诊治多囊卵巢综合征临证经验》,人民卫生出版社,2014 年 7 月。

(5)《草庐丛书——百病调摄》,上海交通大学出版社,2012 年 4 月。

(6)《全国中医妇科流派研究》,人民卫生出版社,2012 年 2 月。

(7)《海派中医妇科流派》,中国中医药出版社,2012 年 1 月。

(8)《草庐丛书——师承心悟》,上海交通大学出版社,2011 年 10 月。

(9)《跟名医做临床——妇科难病》,中国中医药出版社,2009 年 12 月。

(10)《草庐丛书——医案荟萃》,上海交通大学出版社,2009 年 11 月。

(11)《海派中医妇科膏方选》,上海交通大学出版社,2008 年 12 月。

(12)《冬令调补择膏方》,中国中医药出版社,2008 年 10 月。

(13)《草庐医案集》,上海交通大学出版社,2007 年 9 月。

(14)《实用男女病性病临床手册》,中国医药科技出版社,1996 年 7 月。

(15)《新编袖珍中西医结合手册》,中国医药科技出版社,1994 年 6 月。

(16)《新编妇女大全良方》,中国医药科技出版社,1991 年 12 月。

副主编

(1)《中华医学百科全书·中医妇科学》,中国协和医科大学出版社,2022 年 12 月。

(2)《海上中医名家膏方经验集》,人民卫生出版社,2019 年 3 月。

(3)《海派中医——朱氏妇科》,上海科学技术出版社,2016 年 5 月。

(4)《妇产科中成药合理应用手册》,人民卫生出版社,2009 年 12 月。

(5)《草庐丛书——讲坛集锦》,上海交通大学出版社,2009 年 11 月。

(6)《中医妇科名家经验心悟》,人民卫生出版社,2009 年 2 月。

(7)《中医妇科临床研究》(全国高等中医药院校研究生教育"十一五"规划教材),人民卫生出版社,2009 年 1 月。

(8)《中医养生保健学》(中医类别全科医师岗位培训规划教材),中国中医药出版社,2009 年 1 月。

编委

(1)《朱氏妇科朱南孙临证经验集》,科学出版社,2022 年 8 月。

(2)《上海市名老中医学术经验集》,人民卫生出版社,2006 年 11 月。

(3)《朱南孙膏方经验选》,上海科学技术出版社,2010 年 1 月。

(4)《上海新中医医案精粹》,人民卫生出版社,2009 年 3 月。

(5)《中医妇科学》(全国高等中医药院校规划教材),中国中医药出版社,2007 年 8 月。

(6)《朱南孙妇科临床秘验》,中国医药科技出版社,1994 年 8 月。

三、全国中医妇科流派大事记

时　间	地　点	事　件
2004 年 4 月	上海	召开全国中医妇科流派特色学术研讨会,恰逢朱南孙教授八十大寿暨朱南孙教授行医六十周年盛宴
2004 年 11 月	南通	召开江浙沪中医妇科流派名家论坛
2006 年 7 月	成都	举办成都-上海中医妇科研究生学术研讨会
2008 年 1 月	上海	召开《中医妇科临床研究》启动会
2008 年 8 月	聊城	召开《中医妇科临床研究》定稿会
2009 年 3 月	九华山	召开九华山医学论——中医学术流派与中国文化
2010 年 4 月	合肥	《全国中医妇科流派研究》启动会
2010 年 8 月	上海、成都	开展沪蜀中医妇科研究生学生交流活动
2010 年 9 月	上海	《全国中医妇科流派研究》初审会暨膏方高级培训班
2010 年 12 月	昆明	《全国中医妇科流派研究》统稿会
2012 年 1 月		《海派中医妇科流派研究》出版
2012 年 2 月	上海	举行《全国中医妇科流派研究》发行仪式
2012 年 3 月	香港	中国中医妇科四大流派召开国际学术会议
2013 年 2 月	广州	第一批全国妇科学术流派研讨会暨岭南罗氏妇科传承工作室启动会

续　表

时　间	地　点	事　件
2013 年 6 月	哈尔滨	召开妇科诊治疑难病诊治经验治经验高层论坛暨中医药标准化培训、《中医妇科名家诊治多囊卵巢综合征临证经验》定稿会
2013 年 2 月	广州	举办第一批全国中医妇科流派学术研讨会暨岭南罗氏妇科传承工作室启动会
2013 年		全国中医妇科流派联盟成立
2013 年 8 月	上海	举办"全国中医妇科流派传承与创新"研究生暑期学校
2013 年 9 月	上海	举行蔡小荪教授行医七十周年纪念活动
2014 年 3 月	天津	召开全国中医妇科流派传承学术交流会暨天津哈氏妇科治疗痛经经验研讨会
2014 年 4 月	杭州	举办全国中医妇科流派传承学术交流暨中医妇科疑难病治疗经验研修班；成立全国中医妇科流派联盟网公众号
2014 年 9 月	杭州	举办中医经典与妇科流派传承创新高级培训班
2014 年 9 月	山西	召开三晋王氏妇科、龙江韩式妇科诊治月经病诊疗经验学习班"妇科名家诊治多囊卵巢综合征临证经验"暨《江南中医妇科流派膏方精选》新书发布会
2014 年 11 月	上海	召开全国中医妇科流派膏方学术研讨班
2014 年 11 月	广州	召开纪念罗元恺教授百年诞辰学术研讨会暨岭南罗氏妇科流派传承继续教育学习班
2014 年 12 月	昆明	召开中医妇科流派学术特色暨姚氏妇科诊疗经验研修班
2015 年 2 月	上海	举办岭南罗氏妇科、海派朱氏妇科协同带教拜师会
2015 年 6 月	上海	蔡氏妇科痛证学术思想研讨暨优势病种临床经验总结
2015 年 8 月	哈尔滨	举办全国中医妇科流派传承学术交流暨龙江韩氏妇科诊疗经验学习班
2015 年 8 月	贵阳	召开全国中医妇科流派传承学术交流暨丁氏妇科诊疗经验研修班
2015 年 9 月	山西	召开全国中医妇科流派学术交流会暨三晋王氏妇科诊治妇科盆腔炎性疾病研修班
2015 年 10 月	天津	召开全国中医妇科流派首届全国中医妇科流派青年论坛
2015 年 12 月	上海	中国中医药研究促进会妇科流派分会成立

时　间	地　点	事　件
2015 年 12 月		《全国中医妇科流派研究》获中华中医药学会学术著作奖一等奖（胡国华、罗颂平主编）
2016 年 3 月	台湾	妇科流派访问团受邀参加第 86 届台湾地区的中医节日活动暨第 8 届台北国际中医药学术论坛、2016 台湾地区中医药临床学术大会"中医妇科名家学术论坛"会议
2016 年 5 月	上海	海派朱氏妇科举办"朱南孙教授行医 75 周年大会"、全国中医妇科流派互联网医疗中心启动
2016 年 10 月	苏州	召开中国中医药研究促进会妇科流派分会学术年会
2016 年 10 月		《全国中医妇科流派名方精粹》出版
2016 年 12 月	广州	举行全国中医学术流派传承工作室建设项目答辩会
2017 年 6 月		海派朱氏妇科朱南孙教授荣获第三届"国医大师"称号
2017 年 9 月	天津	召开"中国中医药研究促进会妇科流派分会暨读经典、用经典高级研修班"
2018 年 6 月	杭州	中国中医药研究促进会妇科流派分会 2018 年度学术年会暨妇科流派诊治难治性疾病经验研讨会召开
2019 年 5 月	武汉	召开中国中医药研究促进会妇科流派分会 2019 年度学术年会
2020 年 6 月		成立长三角妇科流派联盟
2021 年 8 月	上海	召开中国中医药研究促进会妇科流派分会第二届委员会换届大会
2022 年 2 月		燕京肖氏妇科肖承悰教授荣获第四届"国医大师"称号
2023 年 12 月	上海	举办中国中医药研究促进会妇科流派分会 2023 年度年会暨"福护女性生殖健康　发挥流派经典经验学术大会"； 纪念蔡小荪先生诞辰一百周年学术研讨会； 花红杯研究生校际交流 15 周年庆； "女科流派书院"成立

主要参考文献

［1］ 张伯礼.津沽杏林三杰哈荔田、何世英、郭霭春百年诞辰纪念文集［M］.北京：中国
中医药出版社，2012：5-19，98-101.

［2］ 朱南孙.朱南孙妇科临床秘验［M］.北京：中国医药科技出版社，1994：3，5-8.

［3］ 上海市中医文献馆.海派中医之光［M］.上海：上海科学技术出版社，2014：
10-12.

［4］ 苏礼.中医医案学概论［M］.北京：人民卫生出版社，2009：20.

［5］ 谢秋娟.妇科领域中西医结合的研究进展［J］.医药产业资讯，2006，3(11)：131-
132.

［6］ 明·李中梓.医宗必读［M］.天津：天津科学技术出版社，1999：17.

［7］ 清·祁坤编.外科大成［M］.上海：科技卫生出版社，1958：13.

［8］ 明·朱丹溪.丹溪心法［M］.沈阳：辽宁科学技术出版社，1997：3.

［9］ 明·徐春甫.古今医统大全［M］.合肥：安徽科学技术出版社，1993：150.

［10］ 何文斌，谭一松.素问［M］.北京：中国医药科技出版社，1998：1.

［11］ 徐灵胎.医学源流论［M］.刘洋校注.北京：中国中医药出版社，2008：83.

［12］ 魏·吴普.神农本草经［M］.长春：时代文艺出版社，2008：20.

［13］ 徐怀谦，李四平.京城四大名医［M］.北京：当代中国出版社，2007：68.

［14］ 朱南孙.朱南孙妇科临床秘验［M］.北京：中国中医药出版社，1994：191.